小児の歯科治療
シンプルなベストを求めて

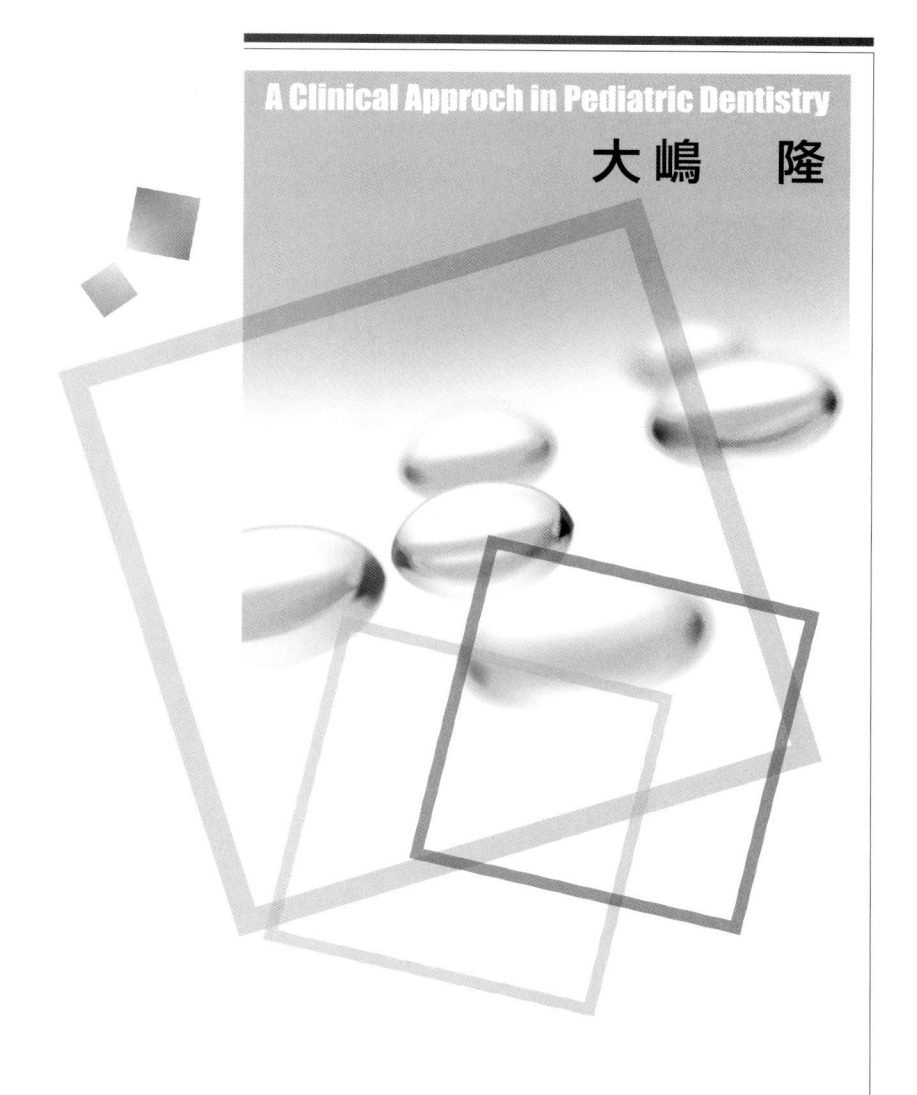

A Clinical Approch in Pediatric Dentistry

大嶋 隆

大阪大学出版会

はじめに

　歯科患者として来院した小児に対しては，大人の患者に対する以上に慎重な診査と治療計画が必要となる．これは，
  ① 患者である小児自身が受診の動機を理解していない．
  ② 歯の形成は胎生期のみならず出生後の全身状態の影響を受けやすいため，保護者，特に母親からの詳しい問診を必要とする．
  ③ 成長期にあるため，永久歯列が完了するまでの変化を想定しなければならない．
などの理由によっている．特に成長期における変化を正しく想定することは，経験に富んだ小児歯科医にとっても難しいことである．とは言うものの，成長期にある小児の歯科治療は，大人に対するもの以上に楽しく，実りあるものである．

　最近60年間の出生数の推移を見ると，1949年と1973年に200万人を超える大きなピークが認められ，それ以降減少が続いている．2014年の出生数は100万人で，女性1人が一生の間に生む平均の子ども数は1.42となり，2005年からわずかに上昇しているものの，少子化が明確化していることを示している．一方において，子どもの主要な歯科疾患であるう蝕は，12歳児のDMFT（Decayed, Missing, and Filled Teeth；う蝕経験歯数）が1975年には5.61であったものがそれ以降減少を続け，2013年には1.05と，う蝕の発生も明確に減少している．このことは，子どもを対象とする小児歯科が，一方では対象者の減少，他方でも主要疾患における罹患率の減少という，存立する上できわめて苦しい状況におかれているとの印象を与えている．

　もともと小児歯科は，蔓延する小児う蝕に対処できる歯科医を養成する目的で設立された．この目的で設立された小児歯科も，設立の当初こそう蝕の治療に専念していたものの，時間の経過とともに小児に発生するあらゆる歯科疾患を対象とするようになり，現在では「健全な永久歯列を完成させる」ことにその目的をおいている．そのため小児歯科においては，「健全な永久歯列を完成させる」上で障害となるあらゆる疾患，奇形，習癖の治療と予防がその対象となっている．たとえばう蝕は，「健全な永久歯列を完成させる」上で最も大きな障害となる疾患である．このため，う蝕の予防と治療は小児歯科医療の目的を達成する上で最も重要な手段であるものの，最終目的ではない．「健全

な永久歯列を完成させる」ことがその目的であることを認識して，小児歯科診療を行わねばならない．

　小児歯科医療の目的が「健全な永久歯列を完成させる」ことにあることから，この目的を障害するすべての歯科疾患がその医療の対象となっている．う蝕は食生活の乱れによって発生し，歯周病は口腔清掃の不良によって生じる．必然的に，小児歯科医療には食事指導と口腔衛生指導が含まれることになる．このことは，小児歯科医療が単に口腔疾患の予防や治療にとどまらず，成長期にある小児の保健指導に携わることを意味している．このため小児歯科は，歯科医療のなかで最も重要な位置を占めるべき医療であるにもかかわらず，日本では小児歯科ほど軽視されている歯科領域はない．これは小児歯科医療の主要な仕事が「予防」にあり，「予防」の重要性を評価し，それにふさわしい対応のできる人が少ないためである．

　本書は，歯科医師を志す歯学部学生，小児歯科専門医を目指す研修歯科医，あるいは小児の歯科診療に苦闘されている若い勤務医を対象として，小児の歯科治療を行うに当たって知っておかねばならない基本事項を記載したものである．ここで記載した内容は，著者が小児歯科医を志して40年間に経験し，学習し，あるいは研究して得られた知識に基づいている．このため，小児歯科臨床のすべての領域を等しく含んでいるわけではない．ここで記載した事項を理解され，この知識を基盤として臨床の場に臨まれれば，より有益な小児歯科臨床を経験することになると確信している．本書が歯科医としての能力を高め，小児を治療する歯科医としての自信につながれば幸いである．

2016年5月31日

大　嶋　　　隆

目次

はじめに i

第1章　診療室における小児との接し方 ———————————— 1

    1　小児との接し方 2
    2　3歳未満の小児との接し方 4
    3　3歳から小学校低学年の小児との接し方 5
    4　小学校高学年の小児との接し方 7
    5　非協力な小児との接し方 7

第2章　小児における歯科診療システム ———————————— 9

    1　治療前の診査 10
        1）問診　2）全身診査　3）口腔診査　4）う蝕活動性試験
    2　応急処置と診断 16
        1）摂食時の痛み　2）自発痛あるいは夜間痛を伴うもの
        3）自発痛だけでなく歯肉の腫脹を伴うもの
    3　治療計画 16
        1）3歳未満の小児に対する治療計画　2）乳歯列期の小児に対する治療計画
        3）混合歯列期の小児に対する治療計画

第3章　母親教室 ———————————————————————— 19

    1　母親教室の目的 19
    2　母親教室での指導内容 20
        1）集団指導　2）個人指導

第4章　小児期の歯科疾患　　31

1. 唇顎口蓋裂　　31
2. 先天歯　　33
3. 乳・幼児期の囊胞　　34
   1）エプスタイン真珠　2）ボーンの結節：いわゆる上皮真珠　3）萌出性囊胞
4. 乳歯の萌出異常　　35
5. 乳歯の数の異常　　36
   1）先天欠如　2）過剰歯
6. 乳歯の大きさの異常　　38
   1）乳歯の歯冠幅径（近遠心幅径）　2）巨大歯　3）矮小歯
7. 乳歯の形態異常　　39
   1）臼傍結節　2）カラベリー結節　3）基底結節　4）中心結節
   5）歯内歯　6）長胴歯　7）癒合歯
8. 乳歯のエナメル質減形成　　40
9. 永久歯の萌出異常　　42
10. 永久歯の数の異常　　43
    1）先天欠如　2）上顎第一大臼歯の先天欠如　3）過剰歯
11. 永久歯の大きさの異常　　45
    1）永久歯の歯冠幅径（近遠心幅径）　2）巨大歯　3）矮小歯
12. 永久歯の形態異常　　45
    1）臼傍結節　2）カラベリー結節　3）切歯結節　4）中心結節　5）癒合歯
13. 永久歯のエナメル質減形成　　48

第5章　歯の外傷　　51

1. 外傷歯の分類　　51
2. 外傷の原因　　53
3. 外傷の疫学　　53
4. 外傷歯の診査　　54
   1）全身的既往歴　2）局所的既往歴　3）外傷歴　4）口腔診査

5 外傷乳歯の治療 ……………………………………………………… 57
   1）歯冠亀裂（エナメル質亀裂）
   2）エナメル質のみの乳歯歯冠破折（エリスの分類：1級）
   3）象牙質まで及ぶ乳歯歯冠破折（エリスの分類：2級）
   4）露髄を伴う乳歯歯冠破折（エリスの分類：3級）
   5）歯髄死に陥った外傷乳歯（エリスの分類：4級）
   6）完全脱臼した外傷乳歯（エリスの分類：5級）
   7）歯根破折を伴う乳歯外傷（エリスの分類：6級）
   8）外傷による乳歯の転位（エリスの分類：7級）
   9）歯冠から歯根に及ぶ乳歯の破折（エリスの分類：8級）

6 外傷永久歯の治療 …………………………………………………… 64
   1）歯冠亀裂（エナメル質亀裂）
   2）エナメル質のみの歯冠破折（エリスの分類：1級）
   3）象牙質まで及ぶ歯冠破折（エリスの分類：2級）
   4）露髄を伴う歯冠破折（エリスの分類：3級）
   5）歯髄死に陥った外傷歯（エリスの分類：4級）
   6）完全脱臼した外傷歯（エリスの分類：5級）
   7）歯根破折を伴う外傷（エリスの分類：6級）
   8）外傷による歯の転位（エリスの分類：7級）
   9）歯冠から歯根に及ぶ歯牙破折（エリスの分類：8級）

7 外傷歯の予後観察 …………………………………………………… 78
   1）歯の色調　2）歯の動揺

8 乳歯の外傷が後継永久歯に及ぼす影響 …………………………… 79
   1）発生頻度　2）後継永久歯に現れる後遺症

9 外傷の予防 …………………………………………………………… 81
   1）幼児における外傷の予防　2）児童における外傷の予防
   3）スポーツ少年における外傷の予防

第6章　小児う蝕の特徴 ———— 85

1　乳歯う蝕 ———— 85
　　1）乳歯のう蝕罹患率　2）乳歯う蝕の発症パターン　3）哺乳う蝕
　　4）乳臼歯咬合面う蝕と隣接面う蝕　5）乳臼歯の隣接面う蝕
　　6）乳歯と永久歯のう蝕罹患　7）親子におけるう蝕罹患
2　幼若永久歯のう蝕 ———— 90

第7章　小児う蝕の予防法 ———— 93

1　小児う蝕発生のプロセス ———— 93
2　小児う蝕の予防法 ———— 94
　　1）ミュータンスレンサ球菌の感染防止　2）プラーク形成の抑制
　　3）エナメル質脱灰の抑制
3　う蝕予防のための代用糖 ———— 99
　　1）分類　2）所要性質　3）代用糖の性状
4　小児う蝕予防のためのプロトコール ———— 103
　　1）3歳までう蝕を経験させない　2）第一大臼歯をう蝕にしない

第8章　小児う蝕の治療 ———— 107

1　う蝕病巣の除去 ———— 107
　　1）目的　2）方法
2　乳歯の歯冠修復 ———— 108
　　1）目的　2）部位別の修復方法　3）乳歯の歯冠修復を行う上での注意点
　　4）グラスアイオノマーセメント修復　5）レジン修復　6）レジン冠修復
　　7）乳歯インレー修復　8）乳歯既製冠修復
3　幼若永久歯の歯冠修復 ———— 116
　　1）目的　2）幼若永久歯の歯冠修復を行う上での注意点
　　3）グラスアイオノマーセメント修復　4）レジン修復　5）レジン冠修復

   6）乳歯既製冠修復
 4　乳歯の歯髄処置 ———————————————————————— 118
   1）歯髄炎の診断　2）間接覆髄法　3）直接覆髄法
   4）生活歯髄切断法（水酸化カルシウム断髄）　5）抜髄法
   6）感染根管治療
 5　幼若永久歯の歯髄処置 —————————————————————— 123
   1）間接覆髄法　2）暫間的間接覆髄法　3）直接覆髄法
   4）部分歯髄切断法（部分断髄）　5）生活歯髄切断法　6）感染根管治療
 6　抜歯 ——————————————————————————————— 128
   1）原則　2）適応症　3）術式　4）歯根分割法による抜歯
   5）幼若永久歯の抜歯　6）術後処置

第9章　小児歯科における咬合管理 ———————————————— 133

 1　乳歯列期の咬合管理 ——————————————————————— 134
   1）乳歯の萌出時期　2）乳歯列期の正常咬合　3）ターミナルプレーン
   4）乳歯列期の歯間空隙　5）乳歯列に不正咬合が少ない理由
   6）乳歯列期の不正咬合　7）乳歯う蝕と不正咬合
   8）乳歯の早期喪失と不正咬合　9）保隙装置　10）吸指癖による咬合異常
   11）永久歯の先天欠如　12）過剰歯
 2　混合歯列期の咬合診査 —————————————————————— 149
   1）主訴　2）既往歴　3）家族歴　4）全身診査　5）顔貌診査
   6）口腔内診査　7）スペース分析
 3　混合歯列期の咬合管理 —————————————————————— 152
   1）永久歯の萌出時期　2）不適当な萌出順序による歯列不正　3）異所萌出
   4）乳歯の早期喪失に伴う第一大臼歯の近心移動
   5）前歯部スペース不足による叢生　6）連続抜去法
   7）永久切歯の交叉咬合　8）正中離開　9）永久歯の萌出不全
   10）第一大臼歯の早期喪失　11）小児歯科医の行う咬合誘導

第 10 章　小児の歯周疾患 ——————— 163

1　小児の正常な歯肉組織 ——————— 163
　　1）乳歯列期　2）混合歯列期
2　小児の歯周疾患の分類 ——————— 164
3　歯肉炎 ——————— 165
　　1）単純性歯肉炎　2）思春期性歯肉炎　3）急性壊死性潰瘍性歯肉炎
　　4）ウイルス性口内炎
4　歯周炎 ——————— 168
　　1）前思春期性歯周炎　2）局所侵襲型若年性歯周炎
5　歯肉退縮 ——————— 170
6　歯肉増殖 ——————— 170
　　1）薬物誘発性歯肉肥大　2）家族性歯肉線維腫
7　急性歯周炎 ——————— 172
8　異物挿入性歯周炎 ——————— 173
9　全身疾患に伴う歯周炎 ——————— 174
　　1）家族性周期性好中球減少症　2）低フォスファターゼ症

第 11 章　定期健診 ——————— 177

1　目的 ——————— 178
2　診査項目 ——————— 178
　　1）歯の診査　2）口腔軟組織の診査　3）歯列, 咬合の診査
　　4）口腔清掃の診査と指導　5）食事指導
3　3歳未満の幼児に対する定期健診 ——————— 180
　　1）う蝕のない幼児の場合
　　2）フッ化ジアンミン銀塗布でう蝕の進行を抑えている幼児の場合
4　小学校就学前の小児に対する定期健診 ——————— 180
　　1）う蝕のない小児の場合　2）う蝕処置の行われた小児の場合
5　小学生に対する定期健診 ——————— 182
6　中学生, 高校生に対する定期健診 ——————— 182

第12章　小児期に特異な所見を呈する歯科疾患 ── 185

  1 家族性低リン血症性ビタミンD抵抗性クル病 ── 185
  2 象牙質形成不全症 ── 188
  3 エナメル質形成不全症 ── 190
    1）エナメル質形成不全症Ⅰ型：低形成型
    2）エナメル質形成不全症Ⅱ型：低成熟型
    3）エナメル質形成不全症Ⅲ型：低石灰化型
    4）エナメル質形成不全症Ⅳ型：タウロドントを伴う低成熟―低形成型
  4 外胚葉異形成症 ── 193

第13章　う蝕と感染性心内膜炎 ── 195

  1 感染性心内膜炎とは ── 196
  2 感染性心内膜炎患者血液より分離した *S. mutans* の性状 ── 196
  3 循環器疾患病変組織における *S. mutans* の検出 ── 198
  4 歯科疾患に起因する感染性心内膜炎を予防するために ── 200
  5 脳出血の重症化における *k* 型 *S. mutans* の役割 ── 200

 おわりに ── 202
 文献 ── 206
 索引 ── 219

第1章
診療室における小児との接し方

―――――――――――― この章の要点 ――――――――――――

　小児の歯科治療は小児とのコミュニケーションのなかで行われる．コミュニケーションのとれる年齢に達すれば，ほとんどすべての小児が泣かずに治療することができる．

1. 診療室で泣く子どもは泣くように育てられている．
2. 小児は自尊心が強い．
3. 痛みのない治療には局所麻酔とラバーダムが必須である．
4. 保護者，特に母親の理解なしには，満足な治療はできない．
5. 母親の「賢かった」という一言が子どもをさらに賢くする．
6. 3歳未満の小児では保護者の不在は不安を引き起こす．
7. 4歳になれば母子を分離し，小児と歯科医のコミュニケーションのなかで治療を行う．
8. 小学生になれば大人として対応する．

　歯科診療室を訪れた小児がすべて泣くわけではない．泣くように育てられた小児は必ず泣くが，歯科診療室で何をするのかを親から説明を受けて来た小児が診療室で泣くことはない．小児は知らないことや初めてのことについては強い不安を抱いている．この不安から逃れるために，小児はこれまで成功した手段に訴えることになる．多くの場合，それは泣くことであり，叫ぶことである．このような態度を子どもがとった時に，その親がそれにうち勝つようにではなく，それから逃れるような育て方をすると，同じような状況に置かれた時に，その子どもは必ず同じ方法で，その苦境から逃れようとする．泣きさえすればどんな嫌なことからも解放される家庭で育った子どもは，歯科医院という初めての，それでいて何となく不安を与える環境下では，必ず泣くのである．歯科診療でも同じで，小児が泣いているからといって診療せずに帰してしまうと，次回来院したときその小児は必ず泣く．前回それで苦境から逃れることができたためである．しかし，歯科医が小児の態度とは関係なく治療を行えば，その小児は泣いても無駄であるこ

とを学び，次の新たな方法を考えるようになる．この試行錯誤のなかで，小児は泣かずに歯科治療を受けることが，自分にとって最も賢明な選択であることに気づくと，歯科治療時に泣かなくなる．

1　小児との接し方

　小児患者を扱う歯科医は，自分の患者はすべて可愛いと思わねばならない．しかしこのことは，小児には直感的に判断できるようで，小児の嫌いな歯科医が小児とうまく接することは難しい．小児は歯科医が自分を好いているとわかると安心し，父親や友達と接するのと同じような態度になる．小児患者とうまく接することができるかどうかは，この一点にかかっている．

　小児は，いつもと違うこと，新しいことに遭遇すると，きわめて警戒心が強くなる．このため歯科医は，常に同じ話し方で，同じように処置するよう心掛けねばならない．また小児は自尊心が強いことも忘れてはならない．嘘をついたり，その年令よりも幼く扱うと，小児は怒って歯科医の話すことを聞かなくなる．しかし，小児の好きな歯科医がすべて歯科治療に成功しているわけではない．その後の歯科医の対応の仕方により，何時でも小児は頑迷な泣き虫に変わってしまう．チェアーのそばにまで小児を連れてくることができても，小児の信頼をかちとらねば，治療を成功裏に終らすことはできない．痛くない歯科治療を行うことが小児に信頼感を与えるのである．その意味で，局所麻酔とラバーダムの使用は，小児の歯科治療を成功させる上でもっとも重要な手法と思われる．

　小児に局所麻酔を施す場合，まず表面麻酔を用いることを忘れてはならない（表1-1）．患者に対しては刺入時の痛みを軽減させるとともに，術者に対しては落ち着いた心境で局所麻酔をする余裕を与えることになる．通常の歯科治療で伝達麻酔を用いることはない．浸潤麻酔で十分な効果が得られる．麻酔すべき歯の歯根中央部よりやや歯根側の歯肉の粘膜下に静かに注射針を挿入し，粘膜がふくれるように静かに麻酔剤を注射する（図1-1）．その後，麻酔すべき歯の遠心の歯間乳頭部歯肉の骨膜下に，粘膜が白くなるまで注射する．つづいて近心側の歯間乳頭部歯肉の骨膜下にも注射する．その後すぐに処置を施すのではなく，ラバーダムの用意などに時間を費やした後，処置を施すことが大切である．

　小児におけるラバーダムでは，口腔内でシートをフレームに装着する方法はとらない．口腔外でラバーシートをフレームに装着した後，シート中央部にラバーダムパンチで穿孔し，クランプをシートに装着する（図1-2）．このフレームに装着されたラバーシートのクランプをフォーセプスで挟んで，歯に装着する（表1-2）．簡単にシートをフレ

表 1-1　小児歯科における局所麻酔法

1. 表面麻酔
　軟膏あるいはゼリー状の麻酔剤を，刺入点付近の粘膜に塗布することにより，刺入時の痛みを和らげる．
　［方法］
　　① 塗布部位をロールコットン（綿円柱）で乾燥させる．
　　② 刺入点付近に塗布しロールコットンで押さえる．
　　③ 30秒程おいた後，浸潤麻酔を行う．

2. 浸潤麻酔
　麻酔すべき歯の歯根中央部に相当する歯肉の粘膜下に麻酔剤を静かに注射する．この粘膜麻酔後，歯間乳頭部歯肉の骨膜下に注射を施し，目的とする神経を麻酔する．
　［方法］
　　① 刺入点付近を消毒し，乾燥させる．
　　② 表面麻酔剤を塗布する．
　　③ 小児の目に触れない方法で刺入する．
　　④ 痛みを和らげるため，静かに注射する．
　　⑤ 目を開かせ，反応を見ながら注射する．
　　⑥ 十分に麻酔が効いた後に処置する．
　　⑦ 麻酔後の咬傷に注意する．

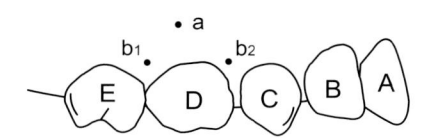

図 1-1　小児における浸潤麻酔の刺入点
まず歯根中央部よりやや歯根側の歯肉の粘膜下（a）に静かに注射し，その後，遠心側の歯冠乳頭部歯肉の骨膜下（b_1）に注射する．つづいて近心側の歯冠乳頭部歯肉の骨膜下（b_2）にも注射する．

　ームに装着することができるし，装着後すぐに処置を施すことができ，ラバーダムの装着時間を短くすることができる．この局所麻酔とラバーダムをうまく利用することが小児歯科治療を成功に導くことになる．

　小児は泣かずに治療できるし，来院ごとに賢くなる．そのためには，母親に子どもが診療室で賢かったと褒めてもらうことである．子どもにとってその母親に褒められることほどうれしいことはないし，母親に無視されることほど寂しいことはない．母親の歯科診療に対する一言がその子どもに大きな影響を与える．"よく頑張って賢かった"という母親の一言は，次回の診療が成功することを保証する．ところが母親が，歯科治療を脅しの材料に使ったり，歯科医は信用できないなどと公言すると，前回終了時には賢くなっていた子どもも，来院毎に初診の状態にもどり，歯科医は小児のコントロールに多くの時間を費やすことになる．

　このような点に注意すると，小児は泣かずに治療できるようになる．また最初は難しくても来院ごとに賢くなり，2回から3回の来院でどのような処置でも可能となる．

表 1–2　小児歯科におけるラバーダムの利用

1. 利点
   ① 小児を器具や薬品から守る物理的および精神的なバリアーとなる．
   ② 防湿しやすい．
   ③ 常に開口状態に保ち，舌や口唇が邪魔しないため処置しやすい．
   ④ 無菌に近い状態で処置できる．
   ⑤ 異物の誤飲や処置中の外傷，および不測の事態を防ぐことができる．
   ⑥ 処置歯のみが明示されるため，患者教育が容易である．
   ⑦ 小児に話をさせたり，うがいをさせたりしなくてすむため，処置時間が短い．
   ⑧ 術者にとって疲れにくく，楽である．
2. 方法
   ① ラバーシートをフレームに装着する．
   ② シート中央部にラバーダムパンチで穿孔する．
   ③ クランプを選択し，シートに装着する．
   ④ フォーセプスでクランプを挟み，歯に装着する．
   ⑤ クランプの翼の部分からラバーをはずし，防湿を完全なものとする．

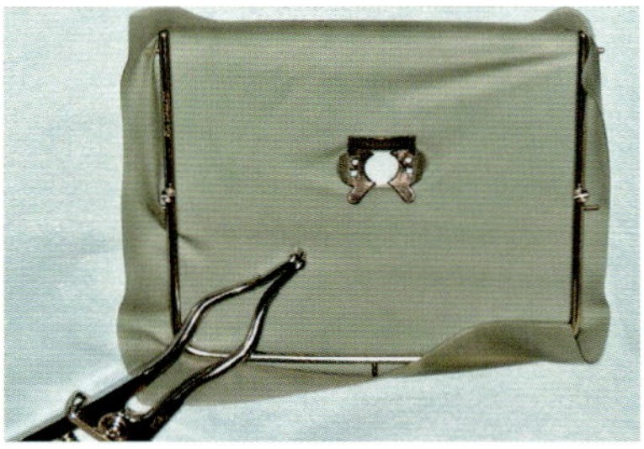

図 1–2　小児におけるラバーダム

小児では，口腔外でシートをフレームに装着した後，クランプをシート中央に装着する．このフレームに装着されたシートのクランプをフォーセプスで挟んで，歯に装着する．

2　3歳未満の小児との接し方

　3歳未満の小児に計画的な歯科治療を行うことは難しい．行えることは予防処置と応急処置のみで，できるかぎり早く終らせるよう心掛ける．また母親は子どもに見えるように，チェアーサイドに座らせる．3歳未満の小児にとって，母親の不在は不安を引き起こすことになる（図1–3）．

　小児は自尊心が強い．3歳未満の小児であっても決して赤ちゃん扱いしてはならない．お兄さんやお姉さんに話すのと同じように，その年齢よりは年上の小児に話すように話しかける必要がある．また，絶えず小児に話しかけ，褒め言葉を多用し，歯科医が小児を好いていることを理解させる．診療の終了時には今日賢かったことを必ず褒める．帰宅後，父親の前で子どもを褒めるように母親に話すことを忘れてならない．

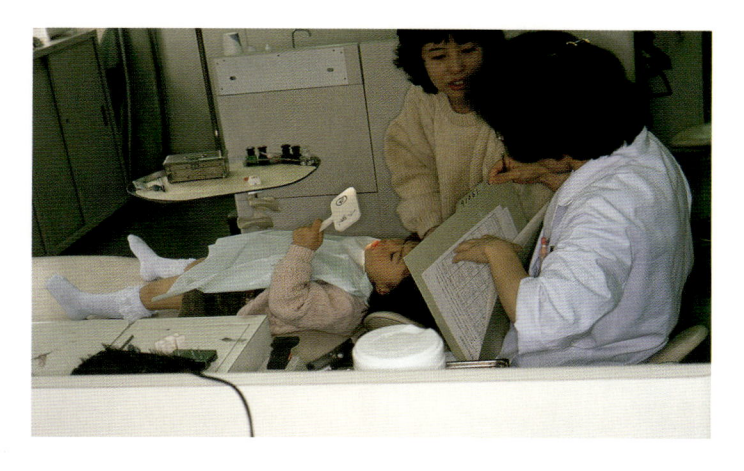

図 1-3　3 歳未満の小児は母と一緒に
3 歳未満の小児にとって，母親の不在は不安を引き起こす．

3　3 歳から小学校低学年の小児との接し方

　3 歳を過ぎると，小児も家族以外の社会と接触するようになる．同じ年頃の小児とのコミュニケーションは小児の視野を拡げ，歯科医との対話を可能とする．子どもの母親に対する依存心を取り除き，患者と歯科医とのコミュニケーションの場をつくるためには，母親を待合室で待たせる必要がある（女児の場合は 3 歳を過ぎれば可能であるが，男児の場合には 3 歳半を過ぎないと難しいことがある）．母親を離して初めて，歯科医と患者としての小児との会話が可能となる．その場合，安易であるが，大人に話すのと同じように話しかける必要がある．また小児は自尊心が強いため，決して小児を軽蔑する言葉や嘘をついてはいけない．また，恐怖を引き起こす言葉，「注射」，「切る」，「抜く」なども用いてはならない．「痛くない」という言葉は「痛み」を連想させることになる．小児にはわからない「切開」とか「抜歯」という言葉も，歯科医がいつもとは違う雰囲気で話すと，小児にパニックを引き起こすことになる．言葉は慎重に選ばねばならないし，平常と同じように話さねばならない．小児を歯科医のペースに持ち込むため，褒め言葉を多用し，絶えず小児に話しかけるよう心がけねばならない．小児が歯科医の言葉に耳を傾けない時には，うがいなどをさせて間を取り，歯科医のペースに持ち込む必要がある．

　3 歳を過ぎると治療計画に基づいて治療することが可能となる．予定した処置を完了させる必要はないが，何か一つは処置を終らせ，終了時にはその処置のできたことを褒めるのである．さらに帰宅後，父親の前で子どもを褒めるように母親に話すことも重要である．母親のこの一言が，次回の診療をさらに成功に導くことになる（図 1-4）．

　この年齢の小児に対しては，歯科医が行おうとしていることを，小児がわかるように

話して聞かせ（Tell），患者に手鏡を持たせて実際に見せながら（Show），歯科治療を行う（do）という，話す−見る−体験することにより恐れを軽減させる方法（Tell Show Do 法）も有効である（図 1-5）.

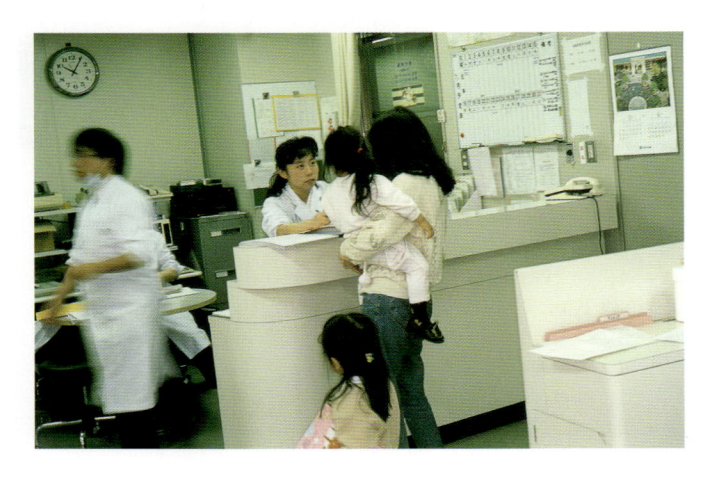

図 1-4　保護者への説明
「賢かった」という一言が次の診療を成功に導く．

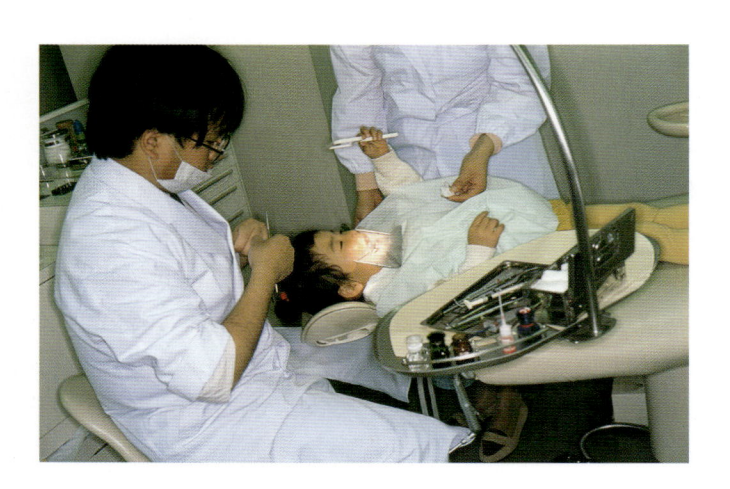

図 1-5　Tell Show Do 法
話す（Tell）−見る（Show）−体験する（Do）ことにより，恐れを軽減させる．

4　小学校高学年の小児との接し方

　小学校高学年の年齢になると，子どもとしてではなく大人として接すべきである．なぜ治療しなければならないのか．どういう順序で，どのように治療するのか．予防と治療に関するすべてのことを小児に説明し，理解させ，了解を得なければならない．しかし治療を拒否する小児に対しては，保護者の了解を得た上で，治療計画に基づいて治療すべきである．この場合，
　① 母親は待合室で待たせる．
　② わかりやすい言葉を用いて，大人に話すように話しかける．
　③ 歯科医のペースに持ち込んで，歯科治療の必要性を理解させる．
　④ 治療計画に基づいて治療する．
　⑤ 終了時には次回の処置内容を説明し理解させる．
ことが必要である．

5　非協力な小児との接し方

　患者が暴れて歯科医の意思がうまく伝わらないときにはハンドオーバーマウス法（Hand over mouth technique）を用いることがある．患者が騒ぎ始め，介護者がその動きを制御してもその動きが止まらず，さらに暴れるようであれば，歯科医は手で患者の口を覆い，発声を制止させる．と同時に患者に顔を近づけながら，「騒ぐのをやめて歯科医の言うことを聞くように」と，落ち着いた声で話す方法である．患者がこれで歯科医に同意すれば，すぐに手を離す．これで静かになれば，その時すぐにその小児を褒めて，治療の説明を行い，治療を再開する．再び患者が非協力的な行動をとるようであれば，再度手で口を押さえ，同じ手順を繰り返し，患者を鎮静化させる．この方法は子どもを押さえつけるために用いるのではなく，子どもとのコミュニケーションをとるために3歳以上の小児に用いるものであることを保護者に説明し，かならず保護者の同意を得る必要がある．ハンドオーバーマウス法を用いても非協力的な行動が納まらない場合には，抑制具を用いて治療を続行することがある．この場合にも，必ず保護者の同意を得る必要がある．

　普通の小児に抑制具を用いる事は稀で，母親が協力的であれば，抑制具を用いることなく治療できるものである．普通の小児であれば，初診時の最初にはたとえ非協力であっても，5分10分と相手をしているうちに協力的となり，多くの場合，次回来院時にはもっとスムーズに治療できるのが一般的である．ところが次回来院時にまた初診時のように非協力な状態にもどっている小児がいる．この小児を前回と同じように応対し，

最後にはうまく治療ができても，その次の来院時に再び非協力になっていることがある．このような場合，治療を受ける小児には問題がなく，その母親に問題のあることが多い．その家庭では，母親がその子どもに，歯科医院は懲罰の場所，歯科医は懲罰を加える者として教え込んでいるのである．いくら歯科医がうまく子どもと接していても，母親が歯科医を悪者扱いしていると，いつまでも非協力的な小児のままとなる．このような母親には，歯科医が子どもの味方であることを強く指導する必要がある．母親の協力なくては小児の歯科治療は難しい．

　普通の小児に対して鎮静剤や精神安定剤の前投与，あるいは笑気吸入を行うことにより鎮静させ，患者の不安，恐怖，あるいは緊張感を取り除いた状況で歯科治療を行う方法も記載されている．しかし私は，健康な小児の歯科治療は対話のなかで行われるものと信じている．

第2章
小児における歯科診療システム

この章の要点

　小児の歯科治療は，保健指導，疾病の診断と処置，定期健診の3過程から構成され，健全な永久歯列が完成した段階で終了する．この章では，小児歯科診療を行う上で必要な診査と治療計画のたて方について記載する．

1. 保護者からだけでなく，患者本人からも問診することを忘れてはならない．
2. パノラマエックス線写真は必ずとらなければならない．
3. う蝕活動性とはう蝕の進行速度であり，う蝕の現症と強く相関する．
4. 応急処置とは痛みをなくし，機能を早急に回復させることである．
5. 3歳未満の小児に対して計画的な歯科治療を行うことは難しい．
6. 4歳以降の小児には，ブロック毎の治療計画をたてる．

　小児歯科においても，主訴に対する問診とそれに関連するさまざまな診査を加えて診断を下すことから診療は始まる．この診断に基づいて，その時点での異常あるいは疾患を治療および予防することで一応の処置は完了する．しかし，成長を続ける小児においては，成長の過程で発生する異常や疾患を早期に発見し，早期に対処する定期健診が重要な役割を担うことになる．この定期健診における診断と処置を繰り返し，永久歯列が完成した段階で小児歯科医の役割は終了することになる．つまり小児歯科は，
　① 歯科治療前の診査・診断と保健指導，
　② 疾病の処置，
　③ 回復した健全な状態を維持するための定期健診，
の3点から構成される（表2-1）．

表2-1　小児歯科における診療システム

Ⅰ．治療前の診査，診断と保健指導
 1．問　　診
 2．全身診査
 3．口腔診査：う蝕活動性の評価も行う．
 4．診　　断：急性炎症のある場合には応急処置を行う．
 5．治療計画：保護者に診療システムを説明し，理解させる．
 6．母親教室
  ① 小児期に発生する疾患の原因と予防法を教育し，保護者の信頼と協力を得る．
  ② 口腔衛生指導
  ③ 食事指導
  ④ 主治医の小児治療に対する考えを説明する．
Ⅱ．疾病の処置
 1．う蝕予防処置
 2．歯冠修復処置，歯髄処置および外科処置
 3．咬合誘導処置
Ⅲ．定期健診
 健全な状態を維持し，疾病あるいは異常の発生を早期に発見し，対処する．

1　治療前の診査

1）問　診

(1) 主訴

来院した理由は明確にする必要がある．
 ① いつ，誰がその症状に気づいたのか．
 ② それは増悪しているのか，軽減しているのか．
 ③ その症状に関連する発熱や腫脹はなかったか．
など，主訴の原因を明らかにする所見はすべて記載する必要がある．

(2) 既往歴

① 全身の既往歴

妊娠中および出産時の異常，内科疾患および障害の有無を尋ねる．異常のある場合には，その疾患名，発症時期，経過，およびその疾患の担当医名などを記載する．また，乳児期の栄養方法（母乳ではう蝕が多い），授乳期間（授乳期間が長いとう蝕が多い），および授乳の規則性（不規則な授乳ではう蝕が多い）も調べておく必要がある．

② 局所の既往歴

これまで受けた歯科処置とその時にその小児がどのような行動をしたのかは，知っておく必要がある．また，口腔習癖があれば記載する．間食の摂取状況や歯磨きの状態も

調べておく．これまでに受けた口腔衛生指導やフッ素塗布についても記載する．

③ 家族歴

両親，兄弟や姉妹だけでなく，他に同居している人（祖母や祖父）がいるか，また近親者に患者の小児と同じ疾患の者がいないのかを調べる．

2) 全身診査

初診の小児患者が診療室に入ってくる時の態度や振る舞いを見逃してはならない．入室時の小児の振る舞いは，その小児が家庭でどのように育てられているのかを示している．賢いお母さんは，子どもの手を引いて静かに診療室に入ってくるものである．また身長や体重だけでなく，歩き方や顔色も，その小児のもつ障害や疾患を推測する手掛かりを与えてくれる．

問診も母親だけでなく，やさしいことであれば子ども自身にも問い掛けるべきである．言語発達の程度がわかるし，その話し方でその小児が家庭でどのように躾けられているのかも理解できる．母子手帳に残された記録も，その小児の発達の程度を知る大きな資料となるだけでなく，その記載内容は，その小児がどのような環境下で生まれ，育てられてきているのかを示している．

身長と体重の経年的変化は，それぞれの標準値と比較し，運動と言語の発現はそれぞれの平均年齢別発達と比べることにより，その小児の身体および精神発達の程度を知る手掛かりになる（表2-2）．

表2-2 全身診査

1. 身体発育
    身長と体重の経年的変化と標準値との比較
2. 運動の発達
    4ヵ月：首がすわる．
    7ヵ月：お座りができる．
    1歳：手を引いてもらうと歩ける．
    1歳3ヵ月：ひとり歩きができる．
    2歳：走ったりしゃがんだりすることができる．
    3歳：ジャンプができる．
3. 言葉の発達
    6〜9ヵ月：2音節音（ママ，パーパー）が言える．
    12ヵ月：意味のある単語を1，2語話せる．
    18〜24ヵ月：人や物の名前などの名詞を話す．
    2〜3歳：2語文が話せ，文章らしくなる．
    4歳：日常の会話には事欠かない．

3）口腔診査
(1) 歯の診査

　　口腔内に萌出している現存歯を調べ，う蝕があればその部位と程度を歯面単位でチャートに記載する（図2-1）．歯数，形態，形成状態，萌出位置などの異常も記録する．未萌出歯があれば，エックス線写真を撮影して異常がないかを調べる．

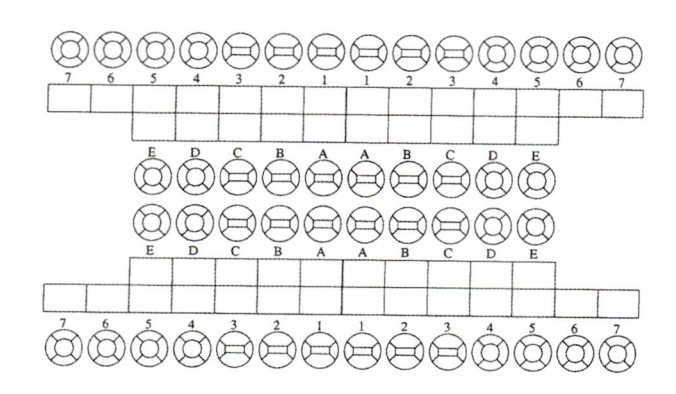

図 2-1　歯の検査チャート
歯面単位でう蝕の部位と程度を記入する．

　　口腔清掃の程度を調べるため，歯垢染色剤を用いてプラークを染めだし，プラーク指数を算出する（図2-2）．

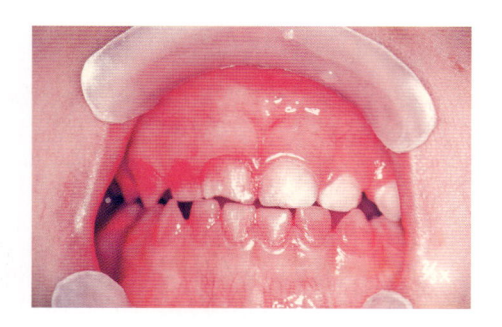

図 2-2　プラーク指数の算出
歯垢染色剤で染まった部分の歯面の割合を0から3の4段階で評価する．

　　唾液あるいはプラークを採取して，その中に含まれるミュータンスレンサ球菌数を調べ，患者のう蝕活動性（後述）を評価する資料とする．

(2) 歯列診査

　歯間空隙の有無および歯列形態の異常の有無を調べる．

(3) 咬合診査

　前歯部被蓋状態および臼歯部咬合状態の異常を調べる．乳歯列期においては，上下顎の乳犬歯および第二乳臼歯の咬合関係を調べる．交叉咬合が認められるときには，早期接触の有無と部位を調べる．混合歯列期においては，第一大臼歯の咬合関係を調べる．

(4) 軟組織診査

　軟組織疾患の有無を調べ，ある場合には，その疾患が歯に由来するものか否かを判別する．また小帯異常の有無も調べ，異常がある場合には，切除術がいつ必要であるのかを考察する．

(5) エックス線診査

　1枚のフィルム上に上下顎骨および両側の顎関節が撮影できるパノラマエックス線写真は，必ず撮影しなければならない（図2-3）．このパノラマエックス線診査では，フィルム上の像を等しく診査する習慣を付ける必要がある．最初に，萌出歯と未萌出歯とを数え，歯数に異常がないかを確かめる．つづいて，上顎左側の大臼歯部から右側の大臼歯部まで，まず上顎を診査する．その後，右側下顎枝から左側下顎枝まで，下顎に異常がないかを調べる．最後に，臨床症状の見られる部位について調べる．最初から症状のある部位に注目すると，そればかりに気をとられて，他の部位に病的所見があっても気づかないことがある．必要があれば，デンタル（2等分法，咬翼法），歯軸あるいは側方エックス線写真を撮影する．

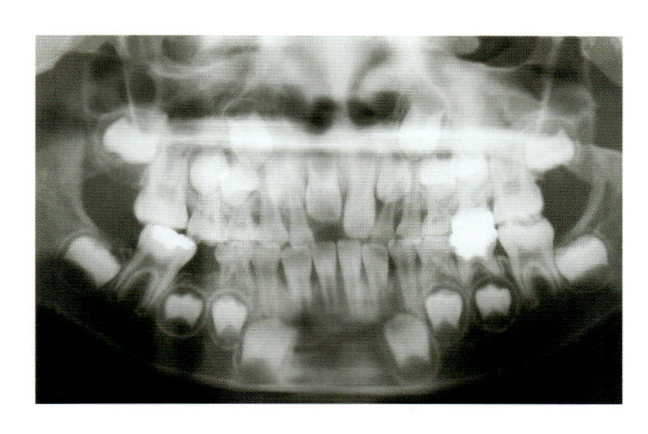

図2-3　パノラマエックス線写真
小児歯科では2年に1度は撮影することが望ましい．

4）う蝕活動性試験

(1) う蝕活動性の評価

う蝕活動性とは，歯を破壊するう蝕の速度と定義される．すなわち，一定の時間に発生したう蝕の数とう蝕の大きさの総計で示される．

① 評価の目的
- ハイリスク患者を選別する．
- 口腔衛生指導の内容と方法を決める基準にする．
- 治療計画を立てる基準にする．
- 修復物の種類を選択する基準にする．
- 定期健診の間隔を決める基準にする．

② 評価方法

将来どの程度のう蝕が発生するのかは，現在のう蝕罹患状態（deft あるいは defs），（DMFT あるいは DMFS）が最も強く相関する．たとえば，
- 2歳未満なのにう蝕がある．
- 3歳児で多数のう蝕がある．
- 4～5歳児で2本以上の隣接面う蝕がある．
- 萌出途上の第一大臼歯がう蝕に罹患している．
- 9～13歳で永久歯の隣接面あるいは平滑面にう蝕がある．

このような臨床所見は，高いう蝕活動性を示す．しかし，この方法では，
- う蝕が発生するまでう蝕活動性がわからない．
- 歯科検診の行える専門家にしかわからない．

などの問題点を抱えている．

(2) う蝕活動性試験

う蝕活動性試験は，誰にでも被験者のう蝕活動性がわかるように開発された検査法である．

① 所要性質
- 確かな理論的根拠を有する．
- 臨床状況（う蝕の現症と将来のう蝕発生）と強く相関する．
- 再現性に富む．
- 速やかに結果がわかる．
- 専門家でなくても簡単に扱える．

② 種類
- 唾液中ミュータンスレンサ球菌（ミュータンス菌）数
- プラーク細菌の酸産生能（カリオスタット®）

③ 各種う蝕活動性試験の特徴

a．唾液中ミュータンス菌数

(i) 理論的根拠

ヒトにおける主要なう蝕原性細菌であるミュータンス菌の唾液中の菌数を調べることによって，そのう蝕活動性を知る．

(ii) 方法

混合唾液を採取後，生理食塩水で連続希釈を行い，ミュータンス菌の選択培地であるMSB培地に0.1 mlずつ播種する．37℃で48時間培養後，寒天平板上に生育した集落を測定し，唾液1 ml当たりのミュータンス菌数を算出する．唾液1 ml当たりのミュータンス菌数が10^5CFU（Colony Forming Units：集落形成単位）を超えると，う蝕活動性が高いと考える．

(iii) 臨床所見との相関

唾液中ミュータンス菌数とう蝕罹患率との間に高い相関が認められる．

(iv) 長所と欠点

これまで報告されているう蝕活動性試験のなかでは最も臨床所見との相関は高い．しかし，専門的な知識と技術を必要とするため，一般の診療所では行うことができない．このため，唾液中ミュータンス菌数を簡便に計測できるキット（カリエススクリーン法，簡易スパチュラ法など）が市販されている．

b．プラーク細菌の酸産生能（カリオスタット®）

(i) 理論的根拠

高濃度スクロースの存在下で発育するプラーク構成細菌が，スクロースを分解して産生した酸の量を基準として，そのう蝕活動性を知る．

(ii) 方法

歯面より綿棒でぬぐいとったプラークを，スクロースとpH指示薬としての色素を加えた液体培地に入れ，37℃で培養する．48時間後，培地の色変化により（－）から（＋3）までの4段階で評価する．

(iii) 臨床所見との相関

カリオスタット値とその時のdeft数との間に有意の相関が認められる．

(iv) 長所と欠点

簡便で臨床所見ともよく一致する．

2　応急処置と診断

　　口腔診査資料と歯列模型およびエックス線写真を基に，歯，歯列，咬合および軟組織についての診断を下す．急性症状を伴って来院した患者に対しては，初診時に診断を下し，応急処置を加えねばならない．

1）摂食時の痛み
　　痛みが食物を摂取する時に限られる場合は，う蝕が象牙質に達したことを示しており，無麻酔下で，軽くう蝕象牙質を除去した後に，セメント充填を施す．後日，計画的な処置を施すときに再治療する．

2）自発痛あるいは夜間痛を伴うもの
　　急性の歯髄炎を起こしており，局所麻酔下で抜髄処置を施す必要がある．多くの歯にう蝕があり，どの歯に痛みの原因があるのかが明瞭でない場合，歯の動揺を調べる．最も動揺の大きな歯が原因歯である．この応急処置は根管充填するまで行う必要がある．

3）自発痛だけでなく歯肉の腫脹を伴うもの
　　歯髄壊疽による歯肉膿瘍あるいは歯槽膿瘍である．このような場合においても小児の歯髄の生命力は旺盛で，一部にバイタルな歯髄が残存する可能性がある．局所麻酔下で歯髄の開放と感染根管治療を行い，鎮痛薬と抗生物質の投与が必要である．排膿できる場合には膿瘍の切開を行う．膿瘍が消失し，根管充填するまで処置を続ける．

3　治療計画

1）3歳未満の小児に対する治療計画
　　3歳未満の小児に対して計画的な歯科治療を行うことは難しい．口腔衛生指導と食事指導を行うことによって，う蝕の発生を予防するとともに，浅在性のう蝕に対してはフッ化ジアンミン銀を塗布してう蝕の進行を抑制する．この処置を繰り返して現状を維持させ，計画治療の行える3歳半頃までもたせることを考える．

2）乳歯列期の小児に対する治療計画
　　乳歯列期の小児に対しては，口腔を6から8のブロックに分け，ブロックごとのう蝕治療を行う計画を立てる．この時期の小児に対して，特に前歯において，フッ化ジアンミン銀の塗布による観察を考慮してはならない．う蝕病巣を除去し，修復処置を施さね

ばならない．
① 痛みの除去を第一の処置とする．
② 食物を咀嚼できる部位を早期に回復させる．
③ 上下顎ともに同じような状態であれば，麻酔が効きやすく咬唇を起こしにくい，上顎から処置を始める．
④ 通常は臼歯部を処置した後，前歯部の処置を行う．
⑤ フッ化ジアンミン銀を塗布してう蝕の進行を抑制していた前歯に対しても，修復処置を施す．
⑥ 咬合誘導はう蝕処置が完了してから行う．

またこれらの処置内容を決めるに際しては，その個人のう蝕活動性を常に考慮する必要がある．う蝕活動性の高い小児の場合，小さなう蝕でも乳歯冠処置を行うことがある．

3）混合歯列期の小児に対する治療計画

混合歯列期の小児に対しては，乳歯のう蝕病巣を速やかに除去して，永久歯への波及を防ぐことに重点をおく．
① 永久歯の萌出に伴う乳歯根の吸収が認められる症例では，常に脱落の時期を考慮に入れておく．
② 永久歯にう蝕が認められる場合には，永久歯に対する処置が優先する．
③ 咬合誘導はう蝕処置が完了してから行う．

第3章
母親教室

この章の要点

　小児の歯科治療は，保護者，特に母親の協力なしには成功しない．母親に基本的な歯科知識を教育するとともに，自分の子どもの歯を健全に保つための指導を行うことは，小児歯科医療を行う上できわめて重要である．

1. 母親教室は集団指導と個人指導から構成される．
2. 集団指導では，う蝕の病因とその予防法，ならびに基本的な歯科知識を教育する．
3. 個人指導では，患者である子どもの歯を健全に保つために必要な口腔衛生指導と食事指導を行う．
4. 診療システムの説明を行い，小児歯科医療に対する主治医の考えを理解させる．

　小児の歯科疾患は，保護者，特に母親が正しい知識をもっていれば防ぐことのできるものが多い．特にう蝕は，母親によって作られると言っても過言でない．子どものもつミュータンス菌は母親の唾液を介して伝播したものである．また母親が歯ブラシをしなければ，その子どもは決して自分から歯を磨くことはない．さらに，三度の食事に注意を払わない母親の子どもは，間食を頻繁に摂取する．このように，子どもにう蝕を発生させる多くの因子が母親に由来しており，子どもをう蝕から守るには，母親にう蝕予防のための正しい知識を教育することが最も有効な方法となっている．

1　母親教室の目的

① う蝕の病因を小児とその母親にわかりやすく説明して，う蝕の予防法を理解させる．
② 正しい口腔清掃法を指導して，幼い時期に口腔清掃の習慣を身に付けさせ，良好な口腔衛生状態に保たせる．

③ 偏った食物摂取や乱れた食事パターンを指摘して，規則正しい食生活に改めさせる．
④ 歯および顎の成長・発育の仕組みを説明し，理解させる．
⑤ 診療システムの説明を行い，主治医の子どもに対する歯科医療の考えを理解させる．

　基本的には，患者とその母親に，長い人生を生きて行く上で歯の大切さを認識してもらうとともに，若年者における抜歯の最大の原因であるう蝕の予防法を理解させることである．このため母親教室では，集団指導と個人指導を組み合わせたシステムをとることになる．

2 母親教室での指導内容

1）集団指導

(1) う蝕の弊害について説明する．

① 乳歯列期のう蝕は永久歯列期のう蝕をもたらす．
② 若年者において歯を抜く原因の第1位はう蝕である．
③ 疼痛（自発痛）は，軽度でもきわめて不快であるが，重度では耐えられない痛みを発生する．
④ 物を咬む時の痛み（咬合痛）は，小児においては偏食（特に肉嫌い）を引き起こすことがある．
⑤ 垂直的，近遠心的なスペースロスを引き起こし，歯列不正の原因となる．
⑥ 重度の乳歯う蝕は，後継永久歯の形成不全（Turner tooth）を引き起こすことがある．
⑦ 歯性感染（Focal infection）：感染性心内膜炎患者の血液や病巣部からう蝕の主要な病原細菌である *Streptococcus mutans* が検出され，う蝕との関係が明らかにされている（第13章参照）．

(2) う蝕の病因について説明する．

① ミュータンス菌の特性

　う蝕の原因菌であるミュータンス菌（ミュータンスレンサ球菌；ヒトの場合，*S. mutans* と *Streptococcus sobrinus* をさす）は複数のグルカン合成酵素（グルコシルトランスフェラーゼ；Glucosyltransferases, GTFs）を産生し，スクロース（砂糖，Sucrose）から粘着性で不溶性のグルカン（グルコースのポリマー）を合成する（表3-1）．このグルカンを介して，ミュータンス菌は歯面に付着することができ，う蝕発生の基地となるプラークを形成する．このプラーク内部に細菌の代謝産物である酸が蓄積されると，エナメル質の脱灰が起こり，う蝕が発生する．このようにミュータンス菌は，スクロースの存在下ではきわめて強い病原性を発揮することになる．

表 3-1 ミュータンスレンサ球菌におけるスクロースの利用

1. 不溶性で粘着性のグルカンを合成し，菌体を歯面に付着させる．

$$\text{スクロース} \xrightarrow{\text{グルコシルトランスフェラーゼ (GTFs)}} \text{グルカン} + \text{フルクトース}$$
$$n \cdot (\text{Glc-Fru}) \qquad\qquad (\text{Glc})^n \qquad\qquad n \cdot \text{Fru}$$

2. エナメル質を脱灰するに十分な酸を産生する．

$$\text{スクロース} \xrightarrow{\text{インベルターゼ}} \text{グルコース Glc} + \text{フルクトース Fru} \rightarrow \text{乳酸}$$
$$\text{Glc-Fru} \qquad\qquad\qquad\qquad\qquad\qquad\qquad 4 \cdot \text{Lactate}$$

② ミュータンス菌の母から子どもへの伝播

子どもの口腔から検出されるミュータンス菌は，唾液を介して母親から伝播したものである（図3-1）（大嶋，1999）．この母から子への感染が成立するには一定の菌数が必要である．母親の唾液中のミュータンス菌数が多ければ多いほど，子どもへの伝播はより早期に，またより重度なものとなる（Ooshimaら，1988d）．また少ない菌数でも，感染の頻度が高ければ，感染が成立する．

一方，大量のミュータンス菌が子どもの口腔内に入っても，乳歯が未萌出であれば感染は成立しない．ミュータンス菌は，口腔内に硬組織（歯や義歯）が存在しなければ定着できないのである．萌出する歯の数が増えるに従って定着しやすくなる．特に第一乳臼歯の萌出は，この感染の成立を促進する（Fujiwaraら，1991）．また，ミュータンス菌が口腔内に入った時に，子どもの口腔内にスクロースがあれば，一定菌量より少ない菌数であっても感染が成立する（Ooshimaら，1988c）．

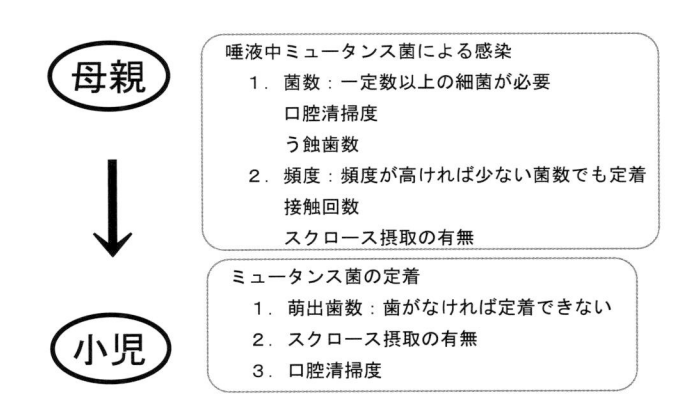

母親 → 小児

唾液中ミュータンス菌による感染
1. 菌数：一定数以上の細菌が必要
   口腔清掃度
   う蝕歯数
2. 頻度：頻度が高ければ少ない菌数でも定着
   接触回数
   スクロース摂取の有無

ミュータンス菌の定着
1. 萌出歯数：歯がなければ定着できない
2. スクロース摂取の有無
3. 口腔清掃度

図3-1 ミュータンスレンサ球菌の母からその子どもへの伝播

③ う蝕発生におけるスクロースの役割

スクロースがう蝕の発生に深く関与することは昔から経験的に広く知られていた．この経験的事実は，第二次世界大戦後のヒト疫学調査（スクロース消費量と12歳児におけるDMFTとの関連を調べた研究など），動物実験，およびヒト試験（Vipeholm研究など）により科学的に明らかにされている（表3-2）（浜田と大嶋，2006）．特に小児においては，間食の回数とう蝕歯数との間に強い相関のあることが知られている（図3-2）（WeissとTrithart，1960）．

④ 歯質とう蝕との関連

歯の形成期における障害（栄養不良や発熱など）はエナメル質の形成不全をもたらし，う蝕の発生を促進する．またフッ化物の利用はう蝕の発生を有意に減少させる．

⑤ 唾液とう蝕との関連

頭頸部の腫瘍に対して放射線治療を施され，唾液の分泌障害に陥った患者には，通常ではあまり見られない重度のう蝕が発生する．実験動物に放射線照射を行い，唾液の分泌障害を引き起こすと，それらの動物では重度のう蝕が発生する（Ooshimaら，1990）．また唾液の分泌量の低下する就寝時に甘味飲料を摂取させた幼児には，特徴的な重度のう蝕（哺乳う蝕；第6章を参照）が発生する．これらの所見は，唾液がう蝕の発生に抑制的に働くことを示している．

表3-2　スクロースがう蝕発生に深く関与することを示した調査・研究

1. ヒト疫学調査
    - スクロース消費量とう蝕罹患との相関
        12歳児のDMFTとその国のスクロース消費量との間には有意の相関がある．
    - 第二次世界大戦前後のスクロース消費とう蝕罹患との相関
        スクロース消費量の増減に伴いう蝕発生も増減する．
    - 間食の回数とう蝕罹患との間には相関が認められる．
    - 遺伝性フルクトース不耐症患者におけるう蝕発生
        スクロースを摂取できない病気の患者にはう蝕が少ない．
    - 菓子工場労働者におけるう蝕発生
        スクロースを摂取する機会の多いヒトにう蝕が多発する．
    - Hopewood house（ホープウッド孤児院）研究
        スクロースを摂取しない孤児院の子どもにはう蝕が少ない．
2. ヒトでの研究
    - Vipeholm（バイプホルム）研究
        スクロースを間食に歯に付きやすい形で与えると，う蝕が最も発生する．
    - Turk sugar（トウルクシュガー）研究
        スクロースを摂取するとう蝕が発生する．
3. 実験動物での研究
    - スクロースを多量に含む飼料を与えてミュータンスレンサ球菌を感染させると，実験動物にヒトう蝕に酷似する重度のう蝕が発生する．

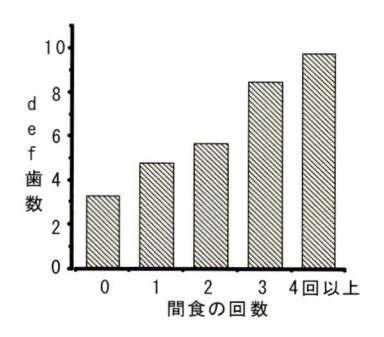

図 3-2　小児における間食の回数とう蝕罹患との相関
間食の回数が多い小児にはう蝕が多い．（Weiss と Trithart, 1960）

(3) う蝕の予防法

① 口腔清掃は口腔衛生の基本であり，歯科疾患を予防する上で，幼児期に正しい口腔清掃の習慣を付けさせることは重要である．また徹底した口腔清掃は唾液中のミュータンス菌数を減少させる．子どもの目の前で母親が楽しそうに歯を磨くことは，子どもに口腔清掃の習慣を付ける動機を与えるだけでなく，母から子へのミュータンス菌の伝播を予防することになる．基本的には歯ブラシを用いての歯面清掃であるが，子どもに自由に歯を磨かせた後，母親による点検磨きが必要となる（図3-3）．歯ブラシは植毛部が小さく，刷毛がやや硬いもので，柄の真っ直ぐなものを選び，毛先が丸くなれば換える（図3-4）．

② スクロース摂取の制限は，子どものう蝕を予防する上で最も重要な指導内容である．特に間食の時間と場所を決めることは，スクロース摂取の制限を行う基本となる．う蝕予防のための代用糖が開発され，さまざまな食品に利用されているが，小

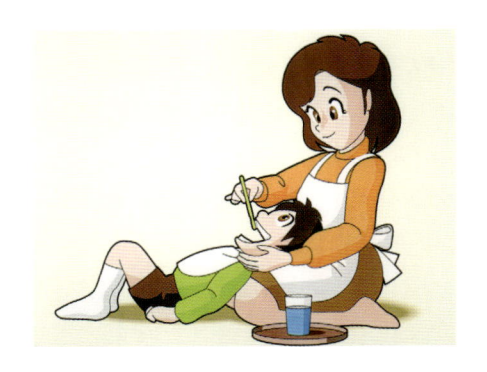

図 3-3　母親による点検磨き
幼児では，自分で歯を磨かせた後，母親が自分の膝の上に寝かせて点検磨きを行う．

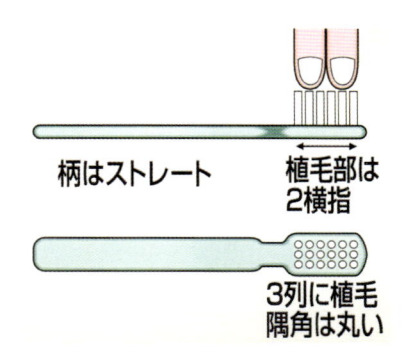

図 3-4　子どもの歯ブラシ
子どもの歯ブラシは，植毛部が小さく（子どもの指で2横指），毛が少し硬いものを選ぶ．

児のう蝕を予防するという条件を完全に満たすものはまだ開発されていない（第7章を参照）．

③ う蝕病巣の除去は口腔内のミュータンス菌を減少させるため，う蝕の治療はう蝕予防の面からも重要である．特にこれから結婚し，母親になる女性のう蝕治療は，唾液中のミュータンス菌数を減少させ，母から子への伝播を予防することになる．また乳歯のう蝕治療は，口腔内のミュータンス菌を減少させ，永久歯う蝕を予防することになる．

④ う蝕はスクロースの摂取，小児の場合には間食の回数の増加，により引き起こされる．しかし重度のう蝕に陥った小児の食生活を調べてみると，間食の回数が多いだけでなく，3度の食事に注意を払っていないことがわかる．簡単ですぐに食べられる食品，それも限られた食品で3度の食事を済ませているのである．このためすぐにお腹がすき，間食としてすぐに手に入る甘味食品でお腹を満たすことになる．このような間食が増えると本来の食事が十分にとれなくなり，これがまた間食の回数を増やすことになる．この悪循環がう蝕を発生させることにつながる．う蝕は甘味物質の頻回摂取により引き起こされる疾患であるが，間食の回数を減らすように指導する前に，**3度の食事を規則正しくとる**ように指導することが大切である．小児の食生活を調べるためには，1週間に摂取したすべての食品とその摂取時間を記載する食事カードを，母親教室までに記載してもらう必要がある（図3-5参照）．

⑤ フッ素はう蝕予防作用の認められた唯一の物質である．その予防効果を考えると水道水のフッ素化が最も有効であるが，歯科医院におけるフッ化物局所塗布と家庭でのフッ素含有歯磨剤の利用も有効である．ただフッ素含有歯磨剤については，水道水フッ素化に用いるフッ素濃度よりも高い濃度であるため，上手にうがいのできる4歳以降に使用するように薦めるべきである．

(4) 咬合の変化とその異常

① 歯の萌出時期とその順序

乳歯は，平均的には8ヵ月頃に下顎乳中切歯が生え始め，最後に上顎第二乳臼歯が萌出し，3歳の時点ではすべての乳歯が萌出している．永久歯は，6歳頃に下顎中切歯あるいは下顎第一大臼歯の萌出で始まり，12歳頃に上顎第二大臼歯の萌出で，第三大臼歯を除く永久歯のすべてが萌出する．歯の萌出は個人差が大きいが，乳歯の萌出が遅い小児では永久歯の萌出も遅く，乳歯の萌出が早い小児では永久歯の萌出も早い（第4章，表4-1，表4-2を参照）．

② 乳歯列期の特徴

乳歯列期の咬合異常は少ない．しかし稀に機能性の不正咬合が見られる．これらの咬合異常については5歳までに治療しておく必要がある（第9章を参照）．

③ 混合歯列期の特徴

　一般的には永久歯の萌出に先立って顎の成長が見られる．この顎の成長が遅れる小児においては下顎前歯部の叢生を引き起こす．この叢生を治すために早期に乳犬歯を抜歯すると，叢生は是正されるものの，切歯の舌側傾斜をもたらし，スペースのロスを引き起こす．乳歯の大切さを認識させるとともに，最も大きい第二乳臼歯が最後に生え換わることの重要性を説明する必要がある．

　これらの内容を，スライドにまとめてわかりやすく説明する．

2）個人指導

　集団指導でう蝕予防のための一般的知識を教育した後，「自分の子どもをう蝕から守るためにはどうすればよいか」という個人指導を行う．個人指導では，食事指導と口腔衛生指導が主体となる．

(1) 食事指導

　食事指導は，患者の日常の食生活を調べることから始まる．そのためには，前もって食事カードを渡し，できれば1週間，無理ならば土・日曜日を含む4日間の間食を含めたすべての食事内容を記載してもらう（図3-5）．

① 食事についての調査事項

- 朝食，昼食，夕食を規則正しく食べているか．
- 食材の種類など栄養学的なバランスを考えて食事をつくっているか．

	月	火	水	木	金	土	日
6:00							
9:00	トースト2枚 目玉焼き 牛乳1杯						
12:00	プリン 1個						
3:00	焼きめし スープ						
6:00	紅茶 1杯 クッキー 3枚						
9:00	ご飯1杯 焼き魚 みそ汁 ひじき						
12:00	お茶1杯 おかき 2枚						

図3-5　食事カード
一週間に摂取した食物のすべてを記載してもらい，規則正しく3度の食事をとっているか，間食のとり方に問題がないかを調べ，保護者に指導する．

・外食（偏った食事になりやすい）はどの程度するのか．
・偏食はないのか．

② **間食についての調査事項**
・夕食後，スクロースを含む食品を食べていないか．
・スクロースを含む食品をどの程度食べているのか．
・間食の時間と場所を決めているか．
・間食を1日何回とり，子どもが勝手に食べることはないか．
・間食に何を食べるのかを決めるのは誰か．

食事カードについて，これらの点に注意し，3度の食事の重要性とう蝕発生における間食の役割について説明し，指導を行う．

(2) 口腔衛生指導

歯磨き指導は，その患者の歯面がどの程度汚れているかを，患者自身あるいはその母親に示すことから始まる．年齢が4歳を過ぎているのに，歯を全く磨かない子どもの場合，両親，特にその母親に歯を磨くという習慣がないことがある．親が家庭でしないことをその子どもが自発的にすることはほとんどない．両親が子どもの前で歯を磨いていると，子どもは幼い時期から歯を磨こうとする．親の習慣はすぐ子どもにうつるのである．

歯磨きを1日何回，いつ，そして誰が行っているのかを問診することも大切である．初診の患者の場合，歯磨きの回数と歯面清掃度は一致しないことが多い．適切な口腔衛生指導は，小児の口腔を一変させる．幼い時期に正しい口腔清掃法をマスターさせることこそ，小児歯科診療の基本と言っても過言でない．

(3) 妊婦および乳児をもつ母親への指導

乳歯は胎生期から幼児期にかけて，永久歯は出生前後から中学生の頃までに形成される．歯の形成はその時の全身状態や栄養状態に敏感に影響するため，母親はバランスのとれた食事をとる必要がある．これが健全な歯の形成につながることになる．また甘味嗜好の子どもにしないために，母親は甘味を抑えた食事に慣れ親しむことが大切である．乳児期に不規則な授乳を受けていた小児では，幼児期になると間食の回数が増え，う蝕罹患率が高くなる傾向がある（図3-6）．規則正しく授乳し，規則正しく離乳食を与えるよう指導する必要がある．

ミュータンス菌は母から子どもに伝播する．両親の口腔内のミュータンス菌数を減らすために，両親はブラッシングする習慣を身に付けるとともに，う蝕を治療して口腔内にう蝕病巣をもたないように指導する．

① **食事指導**
・健全な歯を形成させるために，バランスのとれた食事をとる．
・甘味嗜好の子どもにしないために，甘味を抑えた食事をとる．

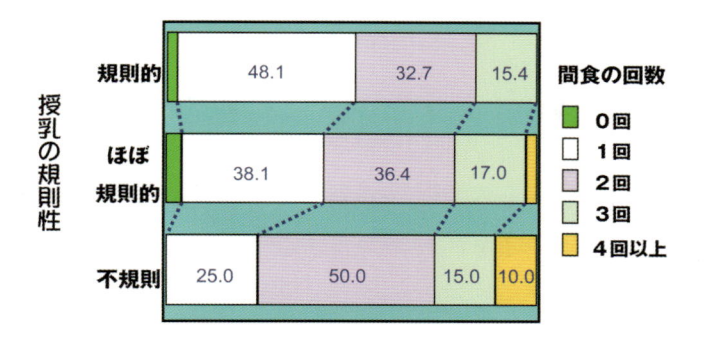

図3-6 授乳の規則性と間食の回数
乳児期に不規則な授乳を受けていた幼児には，間食の回数が多くなる傾向がある．

・規則正しく授乳し，規則正しく離乳食を与える．
② 刷掃指導
母親の口腔内のミュータンス菌数を減らし，子どもに歯ブラシの習慣を付けるために，両親が子どもの前で楽しそうにブラッシングする習慣を身に付ける．
③ う蝕の治療
両親の口腔内のミュータンス菌数を減らす．

(4) 3歳までの幼児をもつ母親への指導
この時期は食生活の基本を習得する時期に当たるため，栄養学的にバランスのとれた食事をとるだけでなく，食物を摂取する際には必ずテーブルの前で食事をする習慣を付ける必要がある．また，咬むことを覚える大切な時期でもあるため，飲み物を食事時に与えると，食物を飲料といっしょに飲み込むという習性の付くおそれがある．このため，飲料は食後に与えるように指導する．

3歳までの小児のう蝕治療はきわめて難しい．この時期の小児をう蝕から守る最も有効な方法はスクロースを与えないことである．幸い，この時期の子どもの世界は，母親あるいはその家族に限られている．母親さえその意志をもち，スクロースを与えずに生活すれば，3歳までの小児をカリエスフリーで保つことは容易である．3歳までの小児にはスクロースを含む間食は与えないよう指導すべきである．

この時期のう蝕は，口腔清掃の不良によって発生することが多い．歯が萌出すれば，親が歯ブラシで子どもの歯を磨く必要がある．またこの時期には，小児は常に母親を観察し，そのまねをしようとする．子どもの見ている前で両親がブラッシングすることは，小児にブラッシングの習慣を付ける上できわめて大切である．萌出直後の歯は最もう蝕感受性が高いだけでなく，フッ素の効果も大きい．定期的に歯の検査とフッ素塗布を受け，う蝕の早期発見に努めるよう指導する．

① **食事指導**
- 断乳時期に達すれば授乳や哺乳瓶の使用を止める．特に就寝時の授乳や，甘味飲料の摂取は哺乳う蝕（第6章に記載）をもたらすため，止めるように指導する．
- バランスのとれた食事をとる．
- スクロースを含む間食は与えない．
- テーブルの前で食事をする習慣を付ける．
- 飲料は食後に与える．

② **刷掃指導**
- 子どもの見ている前で両親がブラッシングする．
- 歯が萌出すれば，親が歯ブラシで子どもの歯を磨く．

③ **歯科医による定期診査**
- 定期的に歯の検査とフッ素塗布を受け，う蝕の発生を予防する．

(5) 就学前の幼児をもつ保護者への指導

この時期になると，色彩に富んだ食品を好むようになる．母親は栄養学的にバランスがとれているだけでなく，色彩的にも美しい食事を与えるよう心掛け，好き嫌いが起こらないよう注意する必要がある．また間食が重要となるため，間食の時間，回数，内容に気を付け，テーブルの前で時間を決めて与える習慣を付ける．スクロースを含む食品を好んで与える必要はないが，母親の管理下であれば甘いものを与えてもよい．その時には，必ず食後にブラッシングあるいは洗口させることを忘れてはならない．また，咬む習慣を付けるため，咀嚼機能を高める硬めの食品を与えることも忘れてはならない．

3歳を過ぎると，小児は自分で歯を磨こうとする．まだきれいには磨けないので，子どもに自分で歯を磨かせた後，親が磨き直す（点検磨き）必要がある．また母親には，歯垢染色剤で小児の歯のプラークを染めて，どの部位がうまく磨けていないかを見せ，親にブラッシング法を教える必要がある．3度の食事の後だけでなく，間食の後にも歯を磨かせる習慣を付けるよう指導する．

この時期によく発生する乳臼歯の隣接面う蝕は，素人である保護者には見つけにくい．定期的に小児歯科医の診査を受けるよう指導する．また，小学校に入学する前に第一大臼歯が萌出することがある．第一大臼歯の萌出にも気を付ける必要がある．

① **食事指導**
- 色彩に富んだ，バランスのとれた食事をとる．
- 間食の時間，回数，内容に気を付け，食卓で与える．
- 咀嚼機能を高めるやや硬い食品も与える．

② **刷掃指導**
- 歯垢染色剤でプラークを染め，親に磨きにくい部分を教える．
- 子どもに歯を磨かせた後，親が点検磨きをする．

- 間食の後に歯を磨かせる．
- フッ素入りの歯磨き剤を使用する．

③ 小児歯科医による定期診査
- 乳臼歯の隣接面う蝕は素人には見つけにくい．
- 第一大臼歯の萌出に気を付ける．

定期的に歯の検査とフッ素塗布を受け，必要があればフィシャーシーラントを施す．

(6) 小学生をもつ保護者への指導

　小学校に入ると給食が始まり，栄養学的には問題の少ない食事（所要カロリーの35％）を与えられる．しかし食事のマナーを教えるまでの余裕がないため，家庭では食事のマナーを教え，規則正しい食生活を送る習慣を身に付けさせる必要がある．またこの時期は，テレビ広告にまどわされやすく，容易にテレビで放送される広告商品を買い，食べる傾向に陥りやすい．間食は親が決めたものを，テーブルの前で食べる習慣を身に付けるよう指導する．

　この年齢になると，小児は自分で歯を磨くようになる．この習慣を身に付けることは大切であるが，小児の歯の磨き方はまだ不十分で，1週間に1度は親が仕上げ磨きをする必要がある．また，口腔清掃の不良は歯肉炎を起こすことを，子どもだけでなく親にも教える必要がある．親にとっては，歯周疾患はまだ先の病気と思っているからである．

　この時期は，乳歯の脱落と永久歯の萌出が起こる時期であり，う蝕だけでなく歯周病にも気を付ける必要がある．歯科医による定期診査を受け，う蝕や歯周病だけでなく，咬合問題も診査してもらう必要がある．

① 食事指導
- 食事のマナーを教え，規則正しい食生活を送る習慣を身に付ける．
- 間食は親が決めたものを，テーブルの前で与える．
- テレビ広告にまどわされない食事をとるように指導する．

② 刷掃指導
- 自分で歯を磨く習慣を身に付ける．
- 1週間に1度は，親が仕上げ磨きをする．
- 口腔清掃の不良は歯肉炎を起こすことを教える．

③ 歯科医による定期診査
- 永久歯のう蝕と歯周病に気を付ける．
- 乳歯の脱落と永久歯の萌出を調べ，咬合異常が起こらないようにする．
- 定期的に歯の検査とフッ素塗布を受け，必要があればフィシャーシーラントを施す．

第4章

小児期の歯科疾患

この章の要点

　小児期には，う蝕，歯周病，外傷，不正咬合以外にも多数の歯科疾患がある．その多くは稀なものであるが，その基本的な知識と対処法は理解しておく必要がある．

1. 唇顎口蓋裂児では成人に達するまで歯科管理が必要である．
2. 乳歯の先天欠如は後継永久歯の先天欠如を意味する．
3. 乳歯の萌出が遅い小児では永久歯の萌出も遅い．
4. 上顎第一大臼歯の萌出遅延の多くは，第一大臼歯の先天欠如と理解する方が論理的である．
5. 中心結節の破折は予後不良で，破折防止処置が必要である．

1　唇顎口蓋裂

(1) 発生頻度

　日本人においては，おおよそ400～600人に1人（0.2%）の割合で発生し，唇顎口蓋裂（Cleft lip and palate）は男性に多く，口蓋裂（Cleft palate）は女性に多い．

(2) 原因

①　遺伝的要因

　10～20%に関与し，近親者に唇顎口蓋裂の罹患者がいる場合，その発生率は健常な人の場合より高い．

②　環境的要因

　放射線，催奇形化学物質，ウイルス（風疹）感染などが関係する．

(3) 外科的処置

　唇裂形成術は口輪筋の発達する生後3ヵ月以後で体重が6kgに達した頃に，また口

蓋裂形成術は異常構音の発現，習慣化する以前の 1 歳半頃に行う．

(4) 治療過程
 ① **出生時**　哺乳指導
 ② **3〜5ヵ月頃**　唇裂形成術
 ③ **1歳半以降**
 口蓋裂形成術，鼻咽腔閉鎖関連筋の訓練，言語治療，鼻咽腔閉鎖不全に対してはスピーチエイドの作製，口腔衛生指導（歯ブラシ指導），食事指導，う蝕予防処置（フッ素塗布，フィシャーシーラント），う蝕治療など．
 ④ **7歳以降**
 う蝕予防処置と治療，歯列矯正（上顎劣成長），鼻咽腔閉鎖不全に対する処置，鼻翼の修正，歯科補綴など．

(5) **唇顎口蓋裂患児の歯科的問題点**
 ① 出生時から 20 代までと治療期間が長い．
 ② 出生直後の哺乳指導から歯列矯正終了後に行われる義歯や歯冠補綴まで，治療内容が多様である．
 ③ 口腔清掃が十分に行えず，甘いものを容易に与える傾向が高いため，う蝕が多発する．特に上顎の裂側でう蝕が発生しやすい（石田ら，1989）（図 4-1）．それに加えて，上顎にう蝕が多発するためにう蝕活動性が高くなり，下顎でもう蝕が増加する．

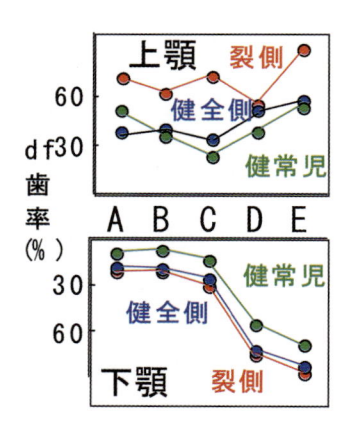

図 4-1　唇顎口蓋裂患児における高いう蝕罹患率
裂のある上顎だけでなく，下顎にもう蝕が多い．（石田ら，1989）

2　先天歯

(1) 定義
生後3ヵ月以内に萌出する乳歯は未成熟と診断され，出生時に萌出していた乳歯を先天歯（Natal tooth），生後30日以内に萌出した乳歯を新生歯（Neonatal tooth）と呼ぶ．

(2) 頻度
① 2,000～3,000人に1人の割合で発生し，性差はない．家族的に発生することが多い．
② 先天歯3に対して新生歯は1の割合で発生し，そのほとんどが乳歯の早期萌出である．きわめて稀に，過剰歯に属する石灰化物もある．
③ 約85%は下顎乳中切歯であり，1歯のことが多い（Masatomiら，1991）．

(3) 形態
① 歯冠は一般に小さく，エナメル質の減形成を認めることが多い．
② 歯冠の色も，茶褐色から灰色あるいは黄色がかっており，正常とは異なる．
③ 歯根はほとんど形成されず，動揺が著しい．

(4) 原因
① 歯胚が口腔の表面近くに位置しており，歯根が形成される前に萌出した．
② 遺伝的素因：常染色体性劣性遺伝するEllis-van Creveld症候群では，少なくとも25%に認められる．また，常染色体性優性遺伝するHallermann-Streiff症候群でもしばしば認められる．

(5) 処置
① 動揺が激しくて自然脱落するおそれのある場合，あるいは授乳障害のある場合には抜歯する．
② 舌下部に潰瘍を形成する場合（リガ・フェーデ病という），先天歯の切端を指先で触ると鋭利な部分を認める．その鋭利なエナメル質をカーボランダムポイントで研磨し，滑沢にすれば，潰瘍はひとりでに消失する（図4-2）．

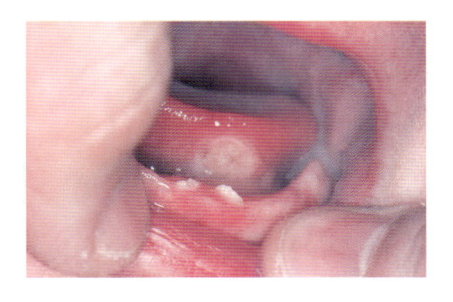

図4-2　先天歯とそれによるリガ・フェーデ病
鋭利な先天歯の切端を研磨し，滑沢にすれば，潰瘍は自然に消失する．

③　動揺があっても2ヵ月残存すれば，歯根が形成されて，本来の脱落期まで乳歯としての機能を営む．
　　④　きわめて稀に，先天歯が脱落（あるいは抜歯）後，乳切歯萌出時期になって，歯牙様硬組織が先天歯欠損部に萌出することがある（図4-3）（Ooshimaら，1986）．これは先天歯脱落時に歯肉内部に残された象牙質形成細胞が象牙質の形成を継続し，歯根様の硬組織（残遺先天歯；Residual natal tooth）を形成したためである（Tsuboneら，2002）．

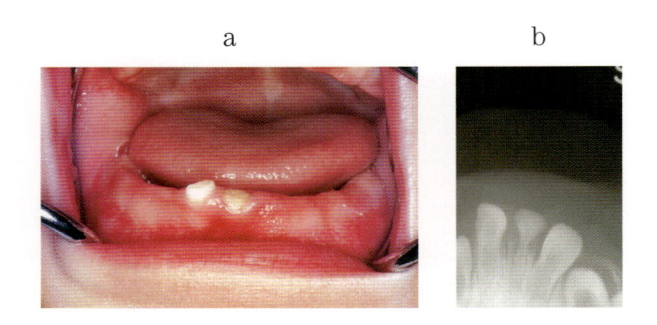

図4-3　残遺先天歯（Residual natal tooth）
脱落した先天歯の後に萌出する歯根様硬組織　a．口腔内写真　b．エックス線像（Ooshimaら，1986）

3　乳・幼児期の囊胞

1）エプスタイン真珠　Epstein pearl

　　出生直後から生後1〜2ヵ月頃，口蓋正中線上に現れる白色の腫瘤（直径1〜3mm）で，胎生期の外側口蓋突起の癒合部に埋入した上皮が角化したもの．通常2〜3週間以内に自然消失する．

2）ボーンの結節　Bohn nodules：いわゆる上皮真珠

　　出生直後から生後1〜2ヵ月頃，歯槽堤上に現れる白色の腫瘤（直径1〜3mm）で，胎生期の歯胚の残遺物が角化したもの（図4-4）．通常生後3ヵ月以内に自然消失する．

3）萌出性囊胞　Eruption cyst

　　乳歯の萌出時に，手指や対合歯などの刺激により萌出歯の歯小囊（Dental follicle）が炎症を起こし，組織液あるいは血液が貯瘤することにより起こる（図4-5）．血液が貯瘤することにより起こる場合を萌出性血腫（Eruption hematomas）と呼ぶ．囊胞が小さい場合には処置不要であるが，大きければ開窓して歯を露出させる必要がある．

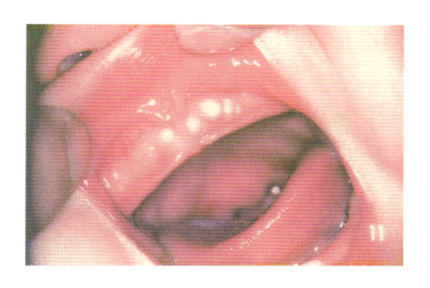

図 4-4 ボーンの結節（いわゆる上皮真珠）
歯槽堤上に現れる白色腫瘤をいい，上顎口蓋正中線上に現れる白色腫瘤はエプスタイン真珠という．

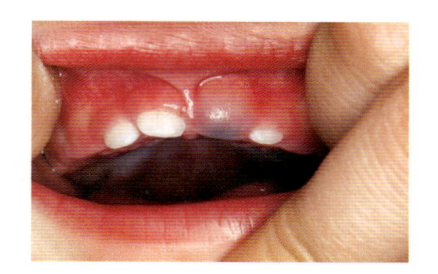

図 4-5 萌出性囊胞
血液を貯留している場合には，萌出性血腫という．

4　乳歯の萌出異常

(1) 萌出時期

　日本人の場合，一般に乳歯は生後8ヵ月頃萌出を始め，3歳までには終了する（表4-1）．最初に萌出する乳歯は下顎乳中切歯で，最後に萌出する乳歯は上顎第二乳臼歯であることが多い．しかし萌出時期には個体差が見られ，早い小児では4ヵ月，遅い小児では1歳を過ぎてから最初の乳歯が萌出することもある．乳歯の萌出時期に大きな性差はないが，男子でやや早く萌出する傾向が認められる．

表 4-1　日本人小児における乳歯の萌出時期

	男　児	女　児
上顎乳中切歯	0Y 10M	0Y 10M
乳側切歯	0Y 11M	0Y 11M
乳犬歯	1Y 6M	1Y 6M
第一乳臼歯	1Y 4M	1Y 4M
第二乳臼歯	2Y 5M	2Y 6M
下顎乳中切歯	0Y 8M	0Y 9M
乳側切歯	1Y 0M	1Y 0M
乳犬歯	1Y 7M	1Y 7M
第一乳臼歯	1Y 5M	1Y 5M
第二乳臼歯	2Y 3M	2Y 3M

多くの場合、最初に萌出する乳歯は下顎乳中切歯であり，最後に萌出するのは上顎第二乳臼歯である．（日本小児歯科学会，1988）

(2) 萌出時期の異常
① 生後4ヵ月以内に乳歯が萌出することは稀．
② 1歳になっても乳歯が全く萌出しないことは稀．
脳下垂体機能低下症，甲状腺機能低下症などでは歯の萌出が遅延する．1歳になっても乳歯が全く萌出しない場合には，エックス線診査を行い，先天欠如の有無を調べる．
③ 平均的には，1歳6ヵ月で12本，2歳0ヵ月で16本の乳歯が萌出し，2歳6ヵ月では20本すべての乳歯が萌出している．
④ 最初の乳歯萌出が遅い子どもは他の乳歯の萌出も遅く，平均的には，乳歯の萌出開始から終了までほぼ20ヵ月を要する．
⑤ 乳歯の萌出は個体差が大きい．

(3) 乳歯の萌出順序
① 最初に萌出する乳歯は，下顎の乳中切歯であることが多い．
② 最後に萌出する乳歯は，上顎の第二乳臼歯であることが多い．
③ 平均的な乳歯の萌出順序は，下顎乳中切歯→上顎乳中切歯→上顎乳側切歯→下顎乳側切歯→第一乳臼歯（上下顎ともにほぼ同時期）→乳犬歯（上下顎ともにほぼ同時期）→下顎第二乳臼歯→上顎第二乳臼歯である．
④ 萌出順序のばらつきはきわめて大きい．

5　乳歯の数の異常

1）先天欠如　Congenital missing

乳歯の先天欠如は，基本的には後継永久歯の先天欠如をもたらす．乳歯が先天欠如しているにもかかわらず後継永久歯のある場合には，永久歯胚の形成後，乳歯の形成が阻害され，永久歯胚のみ成長したものと考えられる（Ooshimaら，1988b）．

(1) 分類
① 完全無歯症　Total anodontia
全歯が先天欠如しているものをいう．単にAnodontiaと呼ぶことがある．
② 部分無歯症　Partial anodontia
単数あるいは複数の歯が先天欠如しているものをいう．
Hypodontia：1〜2歯が先天欠如しているものをいう．
Oligodontia：3歯以上の歯が先天欠如しているものをいう．

(2) 頻度
① 乳歯のHypodontiaは稀（0.1〜0.7％）で，ほとんどが乳側切歯である．

② 乳歯のOligodontiaあるいはAnodontiaはきわめて稀で，ほとんどが外胚葉異形成症（Ectodermal dysplasia）の患者である．

(3) 原因
① 歯堤の物理的障害．
② 歯上皮の機能的な異常．
③ 間葉組織の発育不全．

(4) 処置
① Hypodontiaの場合には補綴処置は行わない．
後継永久歯も先天欠如するので，矯正的処置で永久歯列を完成させることを考える．
② OligodontiaあるいはAnodontiaの場合には，義歯を作製する（Ooshimaら，1988b）（図4-6）．多数の後継永久歯も先天欠如するので，補綴処置で永久歯列を完成させることを考える．

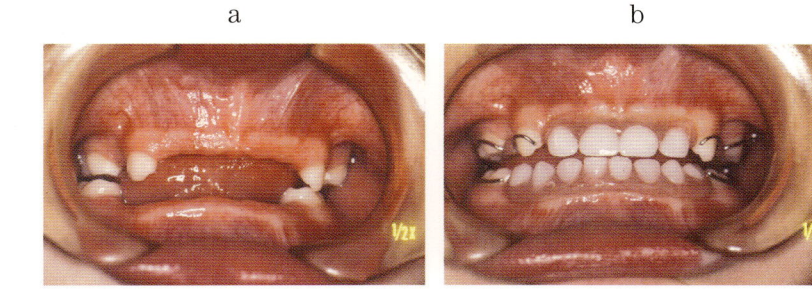

図4-6 乳歯の多数歯先天欠如に対する処置
多数乳歯の先天欠如に対しては義歯の作製を行う．a．口腔内写真　b．義歯装着時写真

2）過剰歯　Supernumerary tooth

(1) 頻度
乳歯の過剰歯は稀（0.3～0.6％）で，上顎前歯部に多い．多くの場合，乳前歯と同じ形態を呈している（図4-7）．

(2) 原因
成長しつつある歯堤上の細胞の過成長により，正常数以上の歯胚が形成されて起こる．

(3) 処置
歯列不正をもたらせば抜歯するが，通常は自然脱落するまで放置する．永久歯の過剰歯については抜歯する．

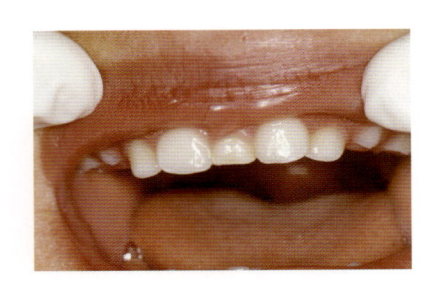

図 4-7　乳歯の過剰歯
上顎前歯部に多く，乳切歯の形態を示す．

6　乳歯の大きさの異常

1）乳歯の歯冠幅径（近遠心幅径）

下顎乳中切歯が最も小さく，下顎第二乳臼歯が最も大きい．また，女児よりも男児の乳歯の方が大きい（石田ら，1990）．

2）巨大歯　Macrodontia

歯冠幅径が平均値より 2SD（標準偏差；Standard deviation）以上大きい歯をいい，上顎乳中切歯と上下顎第一乳臼歯に多い．

①　全体型　General macrodontia
すべての歯が巨大歯の場合をいい，下垂体性巨人症患者に認められる．

②　局所型　Local macrodontia
1歯あるいは数歯が巨大歯の場合をいう．Hemifacial hypertrophy 患者で片側の歯すべてに認められる．よく臨床で見られる巨大歯は，乳歯同士の癒合歯の場合が多い．乳歯と過剰歯の癒合では，真性巨大歯との区別がつかない．

3）矮小歯　Microdontia

歯冠幅径が平均値より 2SD 以上小さい歯をいい，上下顎乳犬歯に多い．

①　全体型　General microdontia
すべての歯が矮小歯の場合をいい，下垂体性小人症，外胚葉異形成症，ダウン症候群患者に認められる．

②　局所型　Local microdontia
1歯あるいは数歯が矮小歯の場合をいい，Hypodontia あるいは Oligodontia を有する患者に認められることが多い（図 4-8）．

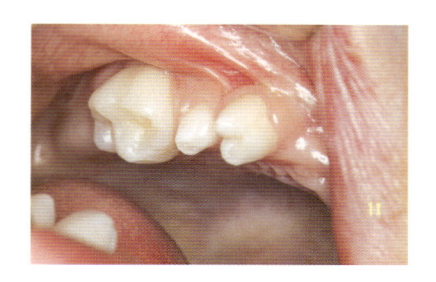

図 4-8　乳歯の矮小歯
上顎乳犬歯と第一乳臼歯の矮小歯で，先天欠如を有する患者に認められた．

7　乳歯の形態異常

1）臼傍結節　Paramolar cusp

　乳臼歯の近心頰側咬頭の頰側面に認められる小結節で，日本人小児における発生頻度は3.2%で，上顎第一乳臼歯に最も多い（石田ら，1990）．下顎乳臼歯の臼傍結節を特にプロトステリド（Protostylid）と呼び，0.8%の小児に認められる（図4-9）．

2）カラベリー結節　Carabelli tubercle

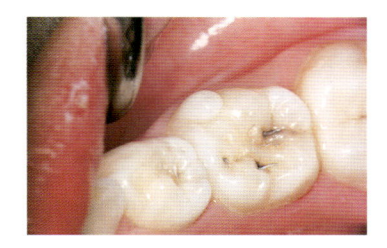

図 4-9　乳歯の臼傍結節
下顎の臼傍結節をプロトステリドと呼ぶ．

　上顎第二乳臼歯の口蓋側近心咬頭の口蓋側面に認められる小結節で，日本人小児における発生頻度は11.1%と高い（図4-10）．

3）切歯結節　Incisive tubercle

　上下顎乳前歯の口蓋側面に認められる結節で（図4-11），日本人小児における発生頻度は0.7%である．基底結節が発達したもので，エナメル質，象牙質，歯髄を伴うことが多く，破折すると歯髄感染を引き起こす．

①　破折予防法

　対合歯と機能を営む前に，切歯結節を接着性レジンで補強する．

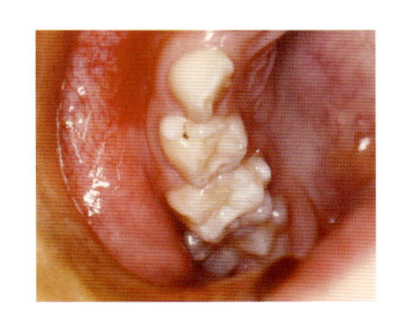

図 4-10　カラベリー結節
上顎第二乳臼歯の近心口蓋側にある結節．発生頻度は高い．

② 破折歯の処置
根管治療し，水酸化カルシウム糊剤を充填する．

4）中心結節　Central cusp
乳臼歯咬合面の中央部に発達した円錐状の咬頭結節で，日本人小児における発生頻度は 0.9％ である．下顎第一乳臼歯で最も多い．乳歯の中心結節が破折することは稀．

5）歯内歯　Dens in dente
乳前歯の舌側小窩が歯根側深くまで陥入したもので，肉眼的には正常に見えるが，エックス線像には歯の内部に歯が埋入した形で観察される．

6）長胴歯　Taurodont
歯髄腔が歯根まで伸びた胴の長い歯である（図 4-12）．これはヘルトビッヒ上皮鞘の陥入が正しい時期に行われなかったためと考えられている．

7）癒合歯　Fused teeth
正常な 2 本の乳歯胚が発達途上に合体して 1 つの歯となったもの．合体の時期により癒合の程度はさまざまであるが，必ず象牙質で結合している．癒合部はう蝕になりやすい．定期的に診査する必要がある．

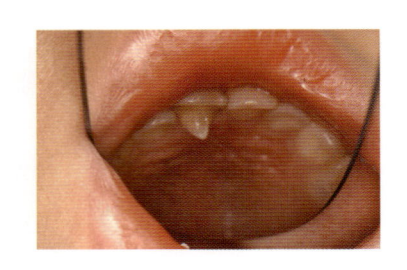

図 4-11　乳歯の切歯結節
乳前歯の口蓋側面の結節で，稀に破折する．

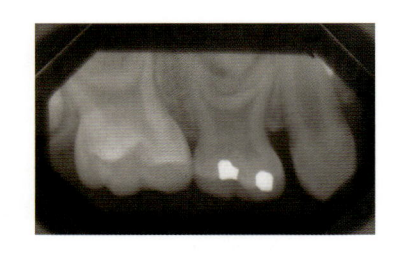

図 4-12　乳歯の長胴歯
エックス線診査で初めてわかることが多い．

8　乳歯のエナメル質減形成

(1) 原因

① 局所
局所的な原因で乳歯にエナメル質減形成が起こるのは稀．
- 感染：乳歯形成期の顎骨感染がエナメル質の形成を阻害して起こる．
- 外傷：出産時の乳前歯部への外傷がエナメル質減形成をもたらすことがある．
- 放射線照射：乳歯形成期の高度な放射線照射はエナメル質減形成をもたらす．

② 全身
全身的な原因で障害がもたらされると，形成途上のすべての乳歯のエナメル質が線状に形成不全を起こし，線状エナメル質減形成（Linear enamel hypoplasia）となる

（図4-13）.

- 栄養障害：胎生期の栄養障害，特にビタミンD，カルシウム，蛋白質の摂取不良は，乳歯の線状エナメル質減形成をもたらすことがある．
- 発疹性の疾患：胎生期の風疹（Rubella）や出生後の麻疹（Measles），水痘（Chicken pox），猩紅熱（Scarlet fever）は長期にわたる高熱をもたらし，乳歯の線状エナメル質減形成をもたらすことがある．

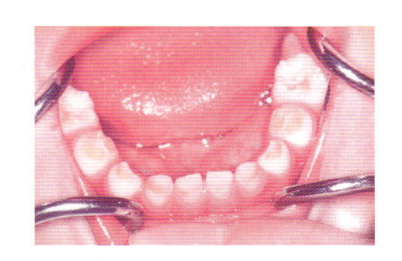

図 4-13 乳歯の線状エナメル質減形成
全身的な原因で障害が起こると，その時に形成されているすべての乳歯エナメル質に減形成が起こる．

- 先天性梅毒：母親の梅毒感染は，胎児乳歯の歯冠形態と大きさに影響する．
- 新生児期の溶血性貧血：乳歯はビリルビン沈着により着色するとともに，切歯切端部，犬歯および臼歯部の中央部にエナメル質減形成を呈することがある．
- フッ素の過剰摂取：歯牙形成期に，過剰なフッ素を含む飲料水を長期にわたって摂取した時，エナメル質減形成を発生する．フッ素濃度が上昇すればそれだけエナメル質減形成も重度となる．乳歯で起こることは少ない．
- テトラサイクリンの摂取：歯牙形成期に，テトラサイクリン系の抗生物質を摂取すると，歯の硬組織，特に象牙質に沈着して歯の着色をきたす（図4-14）．8歳未満の小児（胎児も含む）にテトラサイクリン系の抗生物質を投与してはならない．

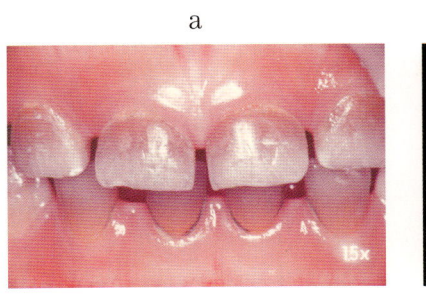

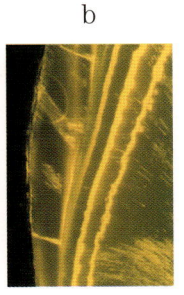

図 4-14 乳歯に認められたテトラサイクリン着色
研磨切片を作製し，紫外線照射すると着色線が認められる．a. 口腔内写真　b. 研磨切片の蛍光写真

9　永久歯の萌出異常

(1) 萌出時期

　一般に永久歯の萌出は 6 歳頃に始まり，12 歳頃完了する．最も最初に萌出する永久歯は下顎の中切歯で，平均 6 歳 1 ヵ月である（表 4-2）．しかし萌出時期には大きく個体差がみられ，早い小児で 4 歳 8 ヵ月，遅い小児では 9 歳 3 ヵ月頃になって萌出することもある．永久歯の萌出時期には性差が認められ，女児に早く萌出する傾向が認められる．

表 4-2　永久歯の萌出時期

	男児	女児
上顎中切歯	7Y 3M	7Y 0M
側切歯	8Y 5M	8Y 0M
犬歯	10Y 10M	10Y 2M
第一小臼歯	10Y 0M	9Y 4M
第二小臼歯	11Y 1M	10Y 7M
第一大臼歯	6Y 8M	6Y 7M
第二大臼歯	13Y 3M	12Y 9M
下顎中切歯	6Y 3M	6Y 1M
側切歯	7Y 3M	7Y 0M
犬歯	10Y 2M	9Y 3M
第一小臼歯	10Y 2M	9Y 7M
第二小臼歯	11Y 4M	10Y 9M
第一大臼歯	6Y 5M	6Y 2M
第二大臼歯	12Y 5M	11Y 8M

（日本小児歯科学会，1988）

(2) 萌出時期の異常

① 5 歳未満に永久歯が萌出することは稀．
② 9 歳になっても永久歯が全く萌出しないことは稀．
　　脳下垂体機能低下症，甲状腺機能低下症，ダウン症候群などでは歯の萌出が遅延する．
③ 平均的には，7 歳で 10 本，10 歳で 20 本の永久歯が萌出し，13 歳では 28 本の永久歯が萌出している．
④ 乳歯の萌出が遅い小児では，永久歯の萌出も遅い．

(3) 永久歯の萌出順序
① 最初に萌出する永久歯は下顎の中切歯であることが多い．
② 最後に萌出する永久歯は上顎の第二大臼歯であることが多い．
③ 平均的な永久歯の萌出順序は，下顎中切歯→下顎第一大臼歯→上顎第一大臼歯→上顎中切歯・下顎側切歯→上顎側切歯→上顎第一小臼歯→下顎犬歯・下顎第一小臼歯→上顎犬歯→上顎第二小臼歯→下顎第二小臼歯→下顎第二大臼歯→上顎第二大臼歯である．
④ 萌出順序のばらつきはきわめて大きい．

(4) 萌出順序の異常
永久歯の萌出順序の異常は歯列不正をもたらすことがある．
① 下顎歯列弓において，小臼歯に先行して第二大臼歯が萌出すると，第二小臼歯の舌側転位が起こる．
② 左右側で萌出の時期に大きな違いがあると，正中線の偏位が起こる．
③ 第二小臼歯が犬歯あるいは第一小臼歯より早期に萌出し，しかもこれらの側方歯群の萌出まで時間を要する時には，第一大臼歯の近心転位を引き起こし，リーウエイスペース（第9章を参照）の減少による側方歯群の叢生を引き起こす．

10　永久歯の数の異常

1) 先天欠如　Congenital missing

(1) 頻度
- 永久歯の Hypodontia はしばしば認められ（5.7%），下顎第二小臼歯で最も多く，下顎側切歯，上顎第二小臼歯がそれについで多い．
- 永久歯の Oligodontia あるいは Anodontia はきわめて稀で，ほとんどが外胚葉異形成症の患者である（図4-15）．

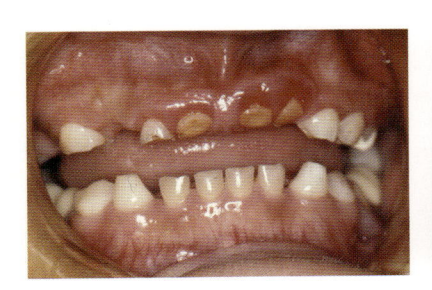

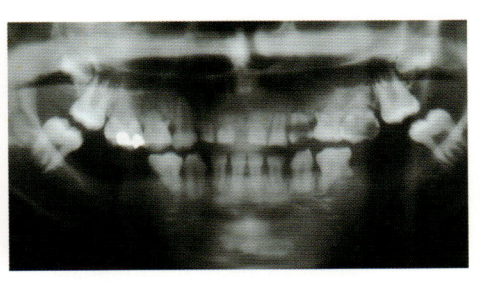

図4-15　永久歯の oligodontia
大臼歯以外の永久歯胚が認められない．できるかぎり乳歯の長期保存を図り，脱落すれば義歯を装着する．

・先天欠如を認めた者の永久歯の近遠心歯冠幅径は正常よりも小さいことが多い．

(2) 原因
歯上皮の機能的な異常や間葉組織の発育不全が挙げられる．

(3) 処置
① 永久歯の Oligodontia の場合には，できるかぎり乳歯の保存を図り，乳歯が脱落すれば補綴処置を施す．20歳くらいまでは可徹式の義歯を装着するが，顎の成長に伴い数回作り直す必要がある．多数歯の欠損の場合，顎堤も貧弱であるため，顎の成長が完了しても，直ちにインプラント処置の適応とはなりにくい．
② 下顎第二小臼歯の先天欠如に対する処置（第9章を参照）
③ 上顎側切歯の先天欠如に対する処置（第9章を参照）

2) 上顎第一大臼歯の先天欠如

下顎第一大臼歯が萌出してからかなりの時間が経過するのに，1側あるいは両側の上顎第一大臼歯の萌出が見られない時，先天欠如を疑い，パノラマエックス線診査を行う必要がある（図4-16）（Nakanoら，1999）．

① 第一大臼歯の位置に大臼歯の歯胚を認めるが，その歯年齢（パノラマエックス線写真に示される臼歯部の永久歯胚の形成の程度を調べ，標準値と比較してその歯年齢を計測するもの．Moorreesらの方法（1963）などがある）を調べると，第一大臼歯としてはかなり遅れており，第二大臼歯としてはかなり進んでいる．
② 同部の大臼歯歯胚は1つあるいは2つである（3つあることはない）．
③ 萌出した臼歯の歯冠形態は，第一大臼歯よりも第二大臼歯に近い．

このような所見が認められる場合，第一大臼歯の形成遅延というよりも，第一大

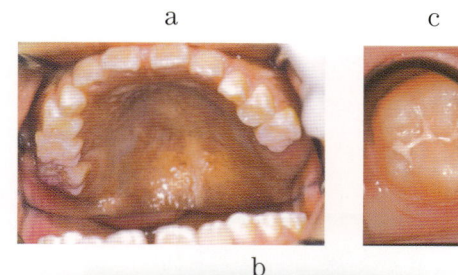

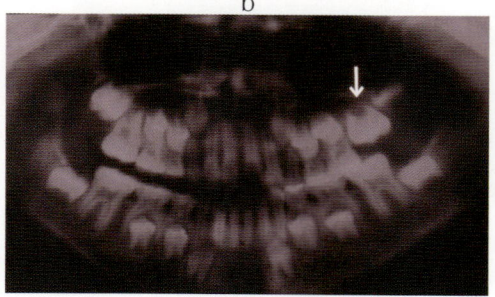

図4-16　上顎第一大臼歯の先天欠如

片側あるいは両側の上顎第一大臼歯の萌出が下顎に比べて異常に遅い時には，上顎第一大臼歯の先天欠如を考える．
a. 口腔内写真
　片側の上顎第一大臼歯の萌出が大幅に遅れている．
b. パノラマエックス線像
　・遅延した第一大臼歯の歯年齢が大幅に遅れている．
　・大臼歯の歯胚は2つしかない．
c. 萌出した大臼歯は第二大臼歯の形態を示す．

臼歯の先天欠如と考える方が論理的である．

3）過剰歯　Supernumerary tooth
(1) 頻度
- 永久歯の過剰歯は稀ではなく，日本人における発生頻度は約3％である．
- 女性より男性に多く，上顎，特に正中部に多い．第四大臼歯も稀にある．

(2) 原因
成長しつつある歯堤上の細胞の過成長により，正常数以上の歯胚が形成されて起こる．

(3) 上顎正中過剰歯の処置（第7章を参照）
- 萌出すれば抜歯する．
- 逆生歯で，①歯列不正の原因となる，②鼻腔方向に萌出する，③嚢胞を形成する，場合には抜歯する．これらの障害を引き起こさねば抜歯する必要はなく，定期的に異常がないかを診査する．

11　永久歯の大きさの異常

1）永久歯の歯冠幅径（近遠心幅径）
下顎中切歯が最も小さく，下顎第一大臼歯が最も大きい．女児よりも男児の方が大きい（石田ら，1990）．

2）巨大歯　Macrodontia
歯冠幅径が平均値より2SD以上大きい歯をいい，下顎中切歯と上下顎第二大臼歯に多い．

3）矮小歯　Microdontia
歯冠幅径が平均値より2SD以上小さい歯をいい，上顎側切歯に多い．乳幼児期に悪性腫瘍の治療のために化学療法を受けた小児に，永久歯の側切歯，犬歯，小臼歯に矮小歯を認めることがある．どのような処置，あるいはどのような薬物が原因であるのかはまだわかっていない．

12　永久歯の形態異常

1）臼傍結節　Paramolar cusp
永久臼歯の近心頬側咬頭の頬側面に認められる小結節で，日本人小児における発生頻

度は 1.3% である．上顎第二大臼歯に最も多い．永久歯のプロトステリド（Protostylid）は 0.3% の小児に認められる．

2）カラベリー結節　Carabelli tubercle
- 上顎第一大臼歯の口蓋側近心咬頭の口蓋側面に認められる小結節で，日本人小児における発生頻度は 7.1% である．
- カラベリー結節のある第一大臼歯は，近遠心幅径，頬舌側幅径ともに平均値よりも大きく，カラベリー結節の歯を有する人の永久歯の幅径はすべて日本人平均値より大きい．

3）切歯結節　Incisive tubercle
　　上下顎前歯の口蓋側面に認められる結節で，日本人小児における発生頻度は 1.1% である．上顎側切歯，犬歯で多い．

4）中心結節　Central cusp
- 臼歯咬合面の中央部に発達した円錐状の咬頭結節で，日本人小児における発生頻度は 2.6% である．下顎第二小臼歯で最も多い．
- 中心結節の歯を有する人の永久歯の近遠心幅径はすべて日本人平均値より大きい．
  ① 破折予防法
　　中心結節を認めた時，対合歯と機能を営む前に，中心結節を接着性レジンで補強する（図 4-17）．対合歯と接すると摩耗が始まり，修復象牙質が形成される．決して人工的な削合をしてはならない．人工的な削合は，自然な摩耗に比べて速度が速く，露髄をもたらす可能性が高い．

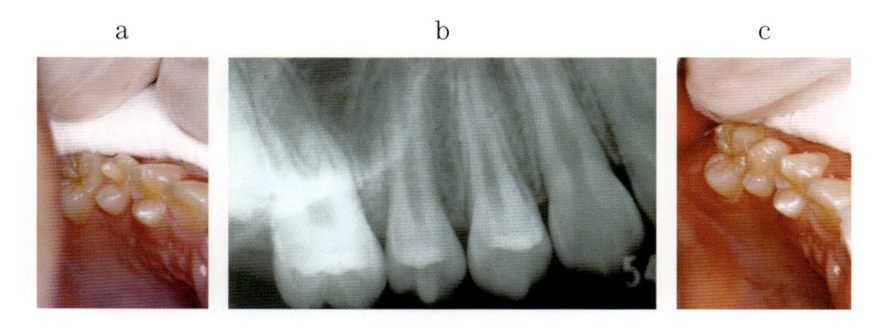

図 4-17　永久歯中心結節の破折防止
萌出した永久歯に中心結節を認めた場合には，機能を営む前に，結節の周囲を接着性レジンで補強し，破折の防止に努める．
a. 上顎第二小臼歯の中心結節　b. エックス線像　c. レジンで結節周囲を補強し，破折の防止を図る．

② 破折歯の処置

水酸化カルシウム糊剤を用いてアペキシフィケーション（Apexification；根尖閉鎖術，第8章を参照）を施す（図4-18）．

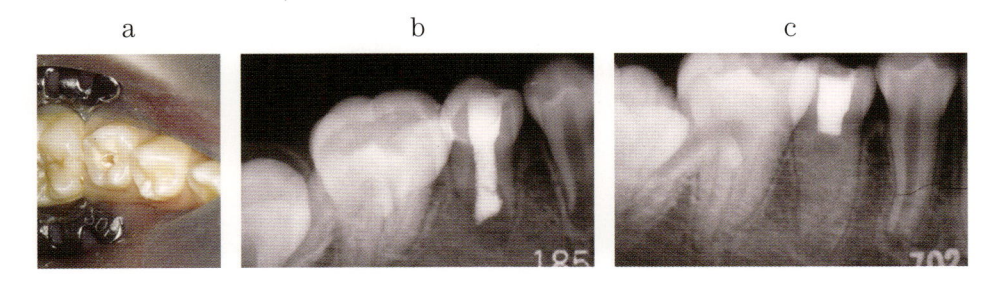

図4-18 下顎第二小臼歯中心結節の破折

中心結節が破折すると歯肉膿瘍を引き起こす．破折が明瞭でない場合には，歯肉膿瘍の原因がわかりにくい．小臼歯部の膿瘍である場合には，動揺を調べ，咬合面に破折の跡を認めれば，原因歯を特定できる．
 a．初診時口腔内写真（中心結節が破折している）
 b．アペキシフィケーション後のエックス線像
 c．2年後のエックス線像（歯根が成長し，歯髄腔が閉鎖している）

5）癒合歯　Fused teeth

- 正常な2本の永久歯胚が発達途上に合体して1つの歯となったもので，日本人小児における発生頻度は0.5%である．
- 乳歯が癒合歯の場合，その後継永久歯も癒合歯になることがある．
- 下顎前歯部（中切歯＋側切歯，側切歯＋犬歯）に多い（図4-19）．

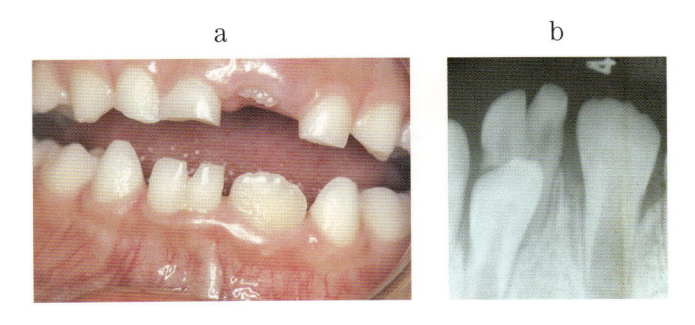

図4-19 乳歯およびその後継永久歯の癒合

乳歯が癒合歯の場合，永久歯も癒合していることがある．
 a．口腔内写真　　b．エックス線像

13　永久歯のエナメル質減形成

1）原因

① 局所

永久歯形成期の乳歯外傷あるいは乳歯根尖病巣がエナメル質の形成を阻害して起こる．乳歯の根尖病巣が原因の場合，ターナーの歯（Turner tooth）という（図4-20）．

② 全身

全身的な原因で障害がもたらされると，形成途上のすべての永久歯エナメル質が線状に形成不全を起こし，線状エナメル質減形成（Linear enamel hypoplasia）となる（図4-21）．

- 栄養障害：出生期から学童期の栄養障害，特にビタミンD，カルシウム，蛋白質の摂取不良は線状エナメル質減形成をもたらすことがある．
- 発疹性の疾患：胎生期の風疹（Rubella）や出生後の麻疹（Measles），水痘（Chicken pox），猩紅熱（Scarlet fever）は長期にわたる高熱をもたらし，永久歯の線状エナメル質減形成をもたらすことがある．
- 先天性梅毒：母親の梅毒感染は胎児永久歯の歯冠形態と大きさに影響する．特に永久切歯ではハッチンソンの歯，第一大臼歯ではマルベリー臼歯となる．
- 新生児期の溶血性貧血：永久歯はビリルビン沈着により着色するとともに，切歯および第一大臼歯にエナメル質減形成を呈することがある．
- フッ素の過剰摂取：歯牙形成期に，過剰なフッ素を含む飲料水を長期にわた

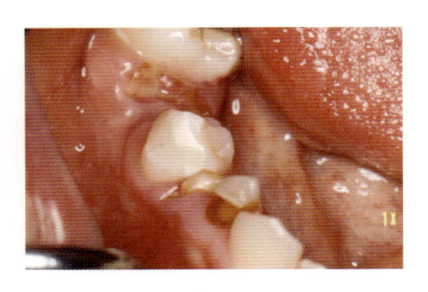

図4-20　永久歯における局所型エナメル質減形成

乳歯に根尖病巣があると，その後継永久歯にエナメル質減形成（ターナーの歯という）が認められることがある．

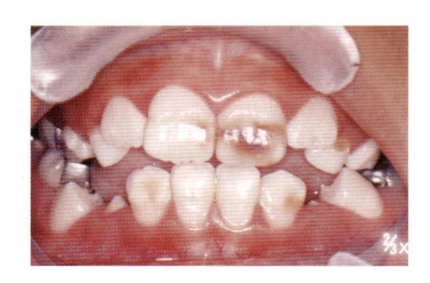

図4-21　永久歯に見られる線状エナメル質減形成

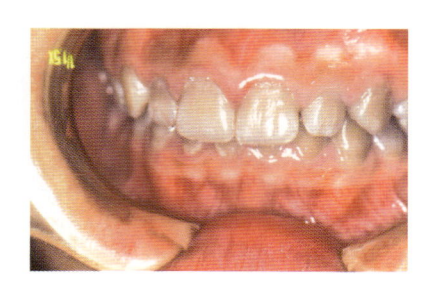

図4-22　永久歯におけるテトラサイクリンによる歯牙着色

って摂取した時，エナメル質減形成を発生する．フッ素濃度が上昇すればそれだけエナメル質減形成も重度となる．
・テトラサイクリンの摂取：歯牙形成期にテトラサイクリン系の抗生物質を摂取すると，歯牙硬組織，特に象牙質に沈着して歯牙着色をきたす（図4-22）．8歳未満の小児（胎児も含む）にテトラサイクリン系の抗生物質を投与してはならない．

第5章 歯の外傷

この章の要点

　歯の外傷は小児歯科における主要な治療対象である．最初の処置がその歯の予後を決めるため，慎重な対応が必要となる．また，症状が現れるのに時間を要することがしばしばあり，定期診査が必要となる．

1. 外傷歯の処置は時間との闘いである．
2. 外傷乳歯の処置は永久歯のそれとは異なることがある．
3. 乳歯の外傷は後継永久歯に後遺症を残す可能性がある．
4. 幼若永久歯の外傷に対しては抜髄を避け，できるかぎり歯髄を残すように心掛ける．

1　外傷歯の分類

　外傷歯の分類を治療方針を立てる面からみるとエリスの分類（表5-1）がシンプルで優れている．しかしアンドレーゼンの分類（表5-2）はすべての外傷を網羅しており，知っておく必要がある．

表5-1　エリスの分類　Ellis's classification

1級：エナメル質のみの歯の破折
2級：象牙質まで及ぶ歯の破折
3級：露髄を伴う歯の破折
4級：歯髄死に陥った外傷歯
5級：歯の完全脱臼
6級：歯根部の歯の破折
7級：外傷による転位（亜脱臼，陥入，挺出，側方転位など）
8級：歯冠から歯根に及ぶ歯の破折

表 5-2　アンドレーゼンの分類　Andreasen's classification

1. 歯硬組織および歯髄への外傷
   ① 歯冠亀裂　Crown infraction
     歯の破損を伴わないエナメル質の亀裂（Crack）
   ② 単純性歯冠破折　Uncomplicated crown fracture
     露髄を伴わないエナメル質・象牙質の破折
   ③ 複雑性歯冠破折　Complicated crown fracture
     露髄を伴うエナメル質・象牙質の破折
   ④ 単純性歯冠・歯根破折　Uncomplicated crown-root fracture
     露髄を伴わないエナメル質・象牙質・セメント質の破折
   ⑤ 複雑性歯冠・歯根破折　Complicated crown-root fracture
     露髄を伴うエナメル質・象牙質・セメント質の破折
   ⑥ 歯根破折　Root fracture
     象牙質・セメント質・歯髄を伴う歯根部の破折
2. 歯周組織への外傷
   ① 震盪　Concussion
     歯の動揺や転位はないが，打診痛のみ認めるもの
   ② 亜脱臼　Subluxation
     打診痛および歯の動揺は認めるが，転位してないもの
   ③ 陥入　Intrusive luxation
     歯槽骨内への歯の転位
   ④ 挺出　Extrusive luxation
     歯槽骨窩からの歯の部分的な脱臼
   ⑤ 側方転位　Lateral luxation
     歯軸方向以外への歯の転位
   ⑥ 完全脱臼　Exarticulation
     歯の歯槽骨窩からの完全な脱臼
3. 支持骨への外傷
   ① 歯槽骨窩への交通　Communication of alveolar socket
     歯の陥入あるいは側方転位により歯槽骨壁に押しつけられて起こる．
   ② 歯槽骨壁の破折　Fracture of alveolar socket wall
     唇側あるいは舌側の歯槽骨壁のみの破折
   ③ 歯槽骨突起の破折　Fracture of alveolar process
     歯槽骨窩の損傷にかかわらず，歯槽骨突起が破折したもの
   ④ 下顎骨・上顎骨の破折　Fracture of mandible or maxilla
     歯槽骨窩の損傷にかかわらず，顎骨の破折があるもの
4. 歯肉・口腔粘膜への外傷
   ① 歯肉・口腔粘膜の裂傷　Laceration
     鋭利なものによる粘膜の狭いが深い傷
   ② 歯肉・口腔粘膜の挫傷　Contusion
     鈍器による粘膜の損傷で，一般に粘膜断裂はなく，粘膜下出血を引き起こす．
   ③ 歯肉・口腔粘膜の剥離　Abrasion
     擦することによる粘膜の剥離

2　外傷の原因

　小児歯科診療室に来院する歯の外傷患者においては，ほとんどが転倒か転落（ともにFall）に起因している．ただ特殊な場合として，幼児虐待（Child abuse）による外傷は知っておかねばならない．この場合，顔面や頭部を中心に全身的な打撲傷がある．問診した時に，受傷原因と受傷部位に違和感がある場合には，幼児虐待を疑う必要がある．幼児虐待と判断した場合には，児童相談所に知らせねばならない．

　一般に直接的な外力は前歯部の障害を引き起こし，間接的な力で臼歯部の歯冠・歯根破折を，時には顎関節突起の破折をもたらす．オトガイ部にアザを作って来院した患者には，前歯部だけでなく，臼歯部や顎関節の精査を行わねばならない（図5-1）（Sasakiら，2000）．

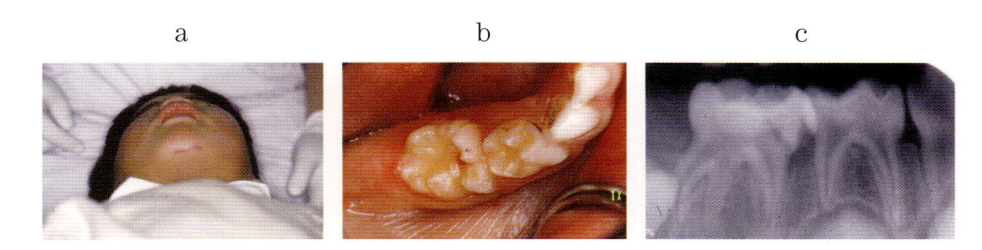

図5-1　臼歯の歯冠破折
オトガイ部の外傷は臼歯の歯冠破折をきたすことがある．
a．顔面写真　b．口腔内写真　c．エックス線像

3　外傷の疫学

(1)　発生頻度
　10〜30％．研究者間でバラツキがある．約3人に1人の割合で発生している．

(2)　性差
　男子に多い．乳歯列期では男子にやや多く，混合歯列期では男子が明確に多い．

(3)　好発年令
　ピークが2つある．
　乳歯列期では1〜3歳ごろ，永久歯列期では7〜9歳ごろの，それぞれ上顎乳中切歯および上顎中切歯の萌出直後に多発する（図5-2）．

(4)　受傷部位
　乳歯列，永久歯列ともに上顎（乳）中切歯で多発する．上顎前突の者は正常咬合の者より外傷の発生頻度が高い．

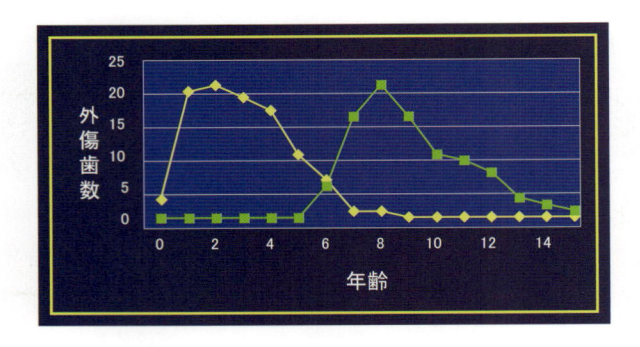

図 5-2　日本人小児における外傷の受傷時年齢
上顎乳中切歯および上顎中切歯の萌出直後に多発する．

(5) **外傷の種類**
　乳歯では転位（特に陥入）が多く，永久歯では歯の破折を伴うものが多い．乳歯で陥入が多いのは，
　① 乳前歯の植立方向が垂直である．
　② 口唇が上顎前歯を深く覆っている．
　③ 歯槽骨が脆弱である．
ことに起因する．

4　外傷歯の診査

1) 全身的既往歴
　薬物に対する過敏症，出血傾向，破傷風ワクチン接種の有無を尋ねる．

2) 局所的既往歴
　う蝕に罹患した歯では小さな衝撃で歯の破折を引き起こすことがあり，う蝕を有する歯の外傷では，実際の衝撃よりも強い外傷を受けたように見えることがある（図5-3）．また，外傷の既往のある歯は歯髄の回復力が弱い．

3) 外傷歴
　① 受傷の時刻：受傷から処置までの時間が予後に影響する．
　② 受傷の場所：不潔な場所での受傷には破傷風の予防を考慮する．
　③ 受傷の方法：衝撃の方向や大きさから外傷の程度を推測する．臨床所見と問診に相違がみられるときには幼児虐待を疑う．

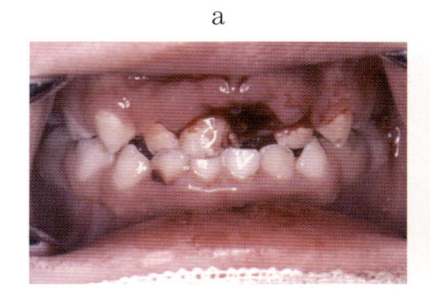

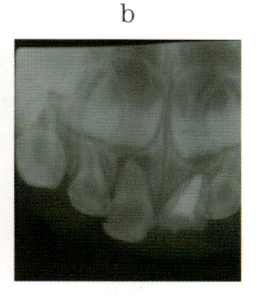

図 5-3　う蝕を有する乳歯の外傷
う蝕のため，弱い力での外傷により露髄した症例で，抜髄後，根充した．
a．初診時写真　b．根充後エックス線像

④　治療の経過：最初の処置が予後を決める．
⑤　外傷時の意識不明，記憶喪失，嘔吐，頭痛の有無：脳への損傷を疑い，まず脳外科を受診させる．
⑥　自発痛の有無：自発痛は露髄あるいは支持組織の損傷を意味する．
⑦　温度刺激痛の有無：温度刺激痛は歯髄あるいは象牙質の露出を示す．
⑧　咬合障害の有無：咬合障害は，歯の転位，歯槽骨骨折，顎骨骨折を示す．咬合障害のある場合には，開・閉口時の偏位および開口障害の有無を調べる．

4）口腔診査
(1) 軟組織の診査
①　顔面，口唇，歯肉などの裂傷や挫傷の部位を詳しく診査し，顔面骨を触診して骨折の有無を調べる．
②　損傷部に埋入した破折片や残渣を取り除く．
③　損傷部を清潔にして再診査する．
④　裂傷部を縫合する．
　　裂傷が口唇部から皮膚組織にまで及ぶ時には，瘢痕を生じやすいので，専門の形成外科医に縫合を依頼する．

(2) 硬組織の診査
①　歯冠破折の有無，程度を調べる．
　　エナメル質の亀裂は口蓋側からレジン重合用照射器で光照射して調べる．
②　露髄の有無，程度を調べる．
③　歯の転位，脱臼を調べる．
④　動揺を調べる．
⑤　打診に対する反応を調べる．

打診痛は歯周靱帯の損傷を，金属性の打診音は骨癒着（Tooth ankylosis）を示す．
　⑥　歯髄反応を調べる．
　　　外傷直後の歯はショック状態にあり，一時的な知覚異常（Paresthesia）に陥ることがある．このため，外傷直後では歯髄診に反応しないことがある．しかし，外傷後二週間を経過して反応しなければ，歯髄壊死をきたしている可能性が高い．
　⑦　隣在歯，対合歯の損傷を調べる．
　　　歯の外傷では，往々にして，最も重度に損傷している歯に注意が払われる傾向がある．その外傷歯だけでなく，その両隣在歯と対合歯も必ず診査する習慣を付ける必要がある．これらの歯も損傷を受けている可能性は高い．

(3) エックス線診査

①　歯髄の大きさと歯冠破折の程度を調べる．
②　歯根の形成程度と吸収度を診査する．
③　歯根破折の有無と程度を診査する．
　　破折線に対して15～20度の範囲内でエックス線撮影した時のみ，エックス線像に歯根破折が認められる（図5-4）．
④　脱臼の有無を診査する．
　　側方転位や挺出では歯根膜腔の拡大が認められ，陥入では歯根膜腔が不明瞭となる．
⑤　歯槽骨骨折の有無を診査する．
　　口蓋側転位では唇側の歯槽骨の破折が認められる．
⑥　根尖病巣の有無を診査する．

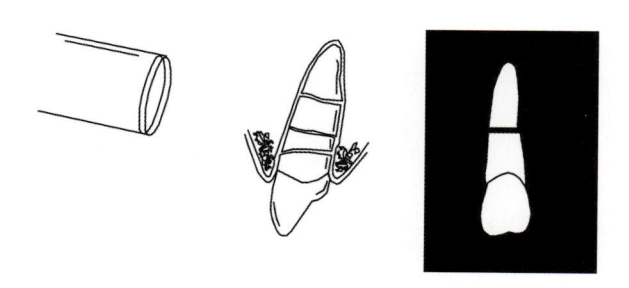

図5-4　歯根破折におけるエックス線診査
照射角度と歯根の破折線とが一致しないと像として映らない．

5　外傷乳歯の治療

乳歯の外傷は1～2歳頃に多発するため，小児のコントロールが難しい．このため，
① 満足できる治療ができないと考えられる．
② 損傷がひどく，その予後に疑問がある．
③ 治療のための来院回数が多くなる．
時などには，後継永久歯の周囲組織の健康を確保し，小児の心理的苦痛を少なくするため，抜歯を考慮に入れなければならない．

1）歯冠亀裂（エナメル質亀裂）

(1) 原因
歯冠部への直接的な衝撃によりエナメル質に亀裂を生じたもの．

(2) 処置
① 光照射器を用いて歯の口蓋側より照射して診査する．
② 他の外傷を併発することが多いが，この症状に対しては観察，あるいは，
②' エッチング後，ボンデイング剤を塗布する．

(3) 予後
歯冠亀裂のみで歯髄壊死を起こすことはない．

2）エナメル質のみの乳歯歯冠破折　（エリスの分類：1級）

(1) 原因
歯冠部への直接的な衝撃によりエナメル質のみが破折したもの．

(2) 処置
① 破折したエナメル質の破折端を平滑にする．あるいは
①' 接着性レジンを用いて修復する（図5-5）．

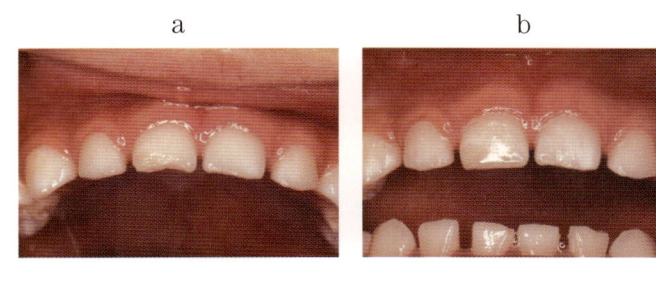

図5-5　乳歯のエナメル質破折
処置の行える小児であれば修復処置を施す．
a．処置前写真　b．処置後写真

② 6～8週後に歯髄の生活力を調べる．
(3) 予後
エナメル質破折のみで，歯髄壊死を起こすことはほとんどない．

3）象牙質まで及ぶ乳歯歯冠破折（エリスの分類：2級）
(1) 原因
歯冠部への直接的な衝撃により象牙質破折を生じたもの．
(2) 処置
① 治療の難しい乳幼児では観察．
①' 治療の可能な小児では，露出した象牙質を水酸化カルシウム糊剤で覆髄する．
②' 接着性レジンを用いて修復する．
③ 6～8週後に歯髄の生活力を調べる．
(3) 予後
歯髄壊死を引き起こす頻度は低い．しかし，露出象牙質の面積が広いほど，また治療を始めるまでの時間が長いほど，歯髄壊死を引き起こす確率が高くなる．

4）露髄を伴う乳歯歯冠破折（エリスの分類：3級）
露髄は露髄部の出血あるいはピンクスポットにより確認される．
(1) 原因
歯冠部への直接的な衝撃により歯冠破折が歯髄まで達したもの．
(2) 処置
① 治療の難しい乳幼児では抜歯．
①' 治療の可能な小児では抜髄後，水酸化カルシウム糊剤で根充する．
②' 歯髄処置の終了後，接着性レジンを用いて修復する．
③' 定期的にエックス線診査を行う．
(3) 予後
抜髄し，根管充填した乳歯の多くは，脱落期まで機能を果たす．

5）歯髄死に陥った外傷乳歯（エリスの分類：4級）
(1) 原因
以前に経験した乳歯外傷（亜脱臼などで保護者が気づかない外傷もある）
(2) 処置
① 観察する．
①' 処置できる年齢になれば，根管治療する．
髄腔の開放と髄腔内洗浄を行った後，水酸化カルシウム糊剤で根充する．

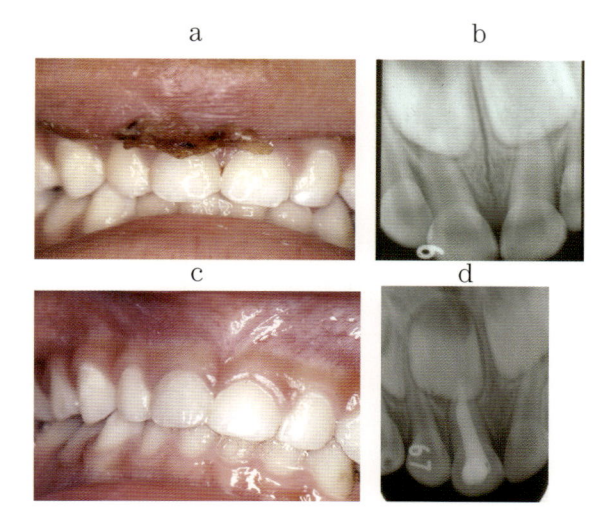

図 5-6　歯髄死に陥った外傷乳歯
受傷2ヵ月後に歯の変色が認められ，抜髄し根充処置を施した．
a．初診時写真　b．初診時エックス線像　c．2ヵ月後写真　d．根充後エックス線像

②' 歯髄処置の終了後，接着性レジンを用いて修復する（図5-6）．
③　定期的にエックス線診査を行う．

(3) 予後

　歯髄壊死に陥り変色しても，トラブルを起こすことなく自然脱落することがある．一方で，変色した外傷乳歯が歯肉膿瘍を起こして救急来院することもある．歯髄壊死した外傷歯の根管治療は痛みを伴わないことから，4歳くらいになれば，歯髄処置することが勧められる．

6）完全脱臼した外傷乳歯（エリスの分類：5級）

(1) 原因

　硬い物の上への転落や転倒

(2) 処置

　乳歯の再植は行わない．
①　脱落歯窩を洗浄する．
②　3歳を過ぎれば義歯を作成する．スペースの狭窄を防ぐとともに，審美性の回復を図る．5歳を過ぎると，顎の成長を阻害するおそれがあるため，義歯に付属するクラスプの除去や床縁の削除を必要とする（第9章を参照）．

(3) 予後

　後継永久歯に後遺症を残すことがある．

7）歯根破折を伴う乳歯外傷（エリスの分類：6級）

(1) 発生頻度

発生頻度は比較的低い．歯根の完成後に発生することが多く，乳歯では3～4歳頃多発する．

(2) 臨床所見

わずかに挺出し，口蓋側に転位することが多い．

破折の部位は，歯頸部に近いほど動揺が大きく，歯の動揺度で予測がつく．

(3) エックス線所見

外傷直後のエックス線像に歯根破折が認められないのに，定期診査時に認められるのは，破折部での線維組織あるいは骨組織の成長による．

(4) 歯根破折を伴う外傷の治療

① 歯頸部1／3の破折

抜歯する．難しい場合には歯冠側破折片のみを抜歯し，根尖側破折片は残す．残存した破折片は萌出する永久歯に吸収される．

② 中央部1／3あるいは根尖部1／3の破折

・転位し，動揺が激しく処置が難しい場合には抜歯する．
・転位したり動揺していても，処置できる場合には，整復し，約2ヵ月固定する．
・動揺の少ない場合には，観察する（図5-7）．

(5) 歯根破折の予後

整復固定できる症例は，破折部が永久歯萌出に伴い吸収されるため予後良好である．

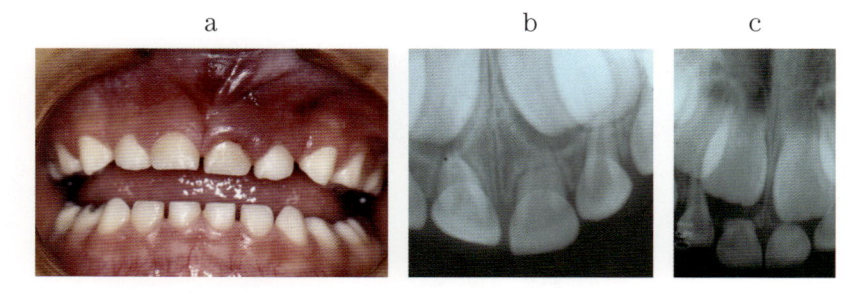

図5-7 乳歯歯根破折
根尖部での破折は永久歯の萌出による歯根吸収が起こるまで観察する．
a．初診時写真　b．初診時エックス線像　c．2年後エックス線像

8）外傷による乳歯の転位（エリスの分類：7級）
⑴ 分類
① 震盪　Concussion
歯の動揺や転位はないものの，打診痛のみ認められる．特に水平方向の打診に対して強く反応する．歯根膜靱帯中の浮腫や出血によりもたらされる．

② 亜脱臼　Subluxation
歯の動揺や打診痛はあるものの，転位は認められない．歯根膜靱帯の切断によりもたらされ，歯頸部からの出血が認められる（図5-24参照）．

③ 陥入　Intrusion luxation
歯の歯槽骨梁部への転位で，歯槽骨の破折を伴うことがある．エックス線像には，歯の転位と歯根膜腔の消失を認める．

④ 挺出　Extrusion luxation
歯槽骨窩からの歯の部分的な脱臼．エックス線像には，歯根膜腔の拡大を認める．通常，歯頸部からの出血が認められる．

⑤ 側方転位　Lateral luxation
歯の歯軸方向以外の転位で，歯槽骨への接触あるいは破折を伴う．

⑵ 頻度
乳歯外傷では最も多い．

⑶ 原因
ほとんどが転倒である．

⑷ 震盪，亜脱臼の処置
① 観察する．あるいは，咬合する下顎切歯の切端を削る．
② 定期的に診査する．
③ 歯髄壊死の発生率は低い．

⑸ 挺出の処置
① 抜歯する．
①' 可能ならば，整復し固定する．
② 歯髄壊死の発生率は高い．

⑹ 側方転位の処置
① 抜歯する．

外傷後，時間が経過して来院した場合には，転位した位置での修復機序が働き始めており，整復することが難しくなる．

①' 可能ならば，整復し固定する（図5-8）．

この場合，破折している唇側歯槽骨の整復も必要で，親指を唇側歯槽骨部に，人差し指を転位歯の口蓋側に当て，転位歯が元の位置にもどるように両指に同時に力をかけて

　　　　　　a　　　　　　　b　　　　　　　　c

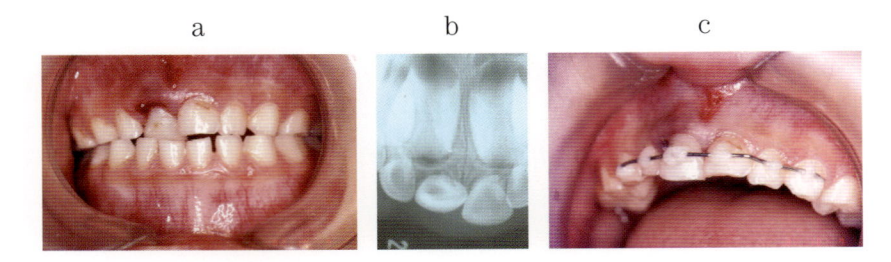

図 5−8　乳歯側方転位の整復・固定
唇側歯槽骨も骨折しているため，乳歯の整復だけでなく，歯槽骨の整復も必要．
a．初診時写真（口蓋側転位しているため咬合することができない）
b．初診時エックス線像　c．整復固定後写真（整復して咬合できるようにする）

整復する．
　②　歯髄壊死の発生率はきわめて高い．

(7) 陥入乳歯の処置

①　エックス線診査を行い，永久歯胚を傷つけている場合は抜歯する．
②　2日分の抗生物質を投与して，1週間後に観察する．
　　陥入による炎症は2日分の抗生物質の投与で通常は消失する．
③　1週間後，歯肉の発赤と腫脹が消失しないときには抜歯する．
④　歯肉の発赤と腫脹が消失するようであれば，そのまま観察する．
　　多くの乳歯は元の位置に自然萌出する（図5−9）．
⑤　元の位置にもどってから，必要があれば根管治療する．

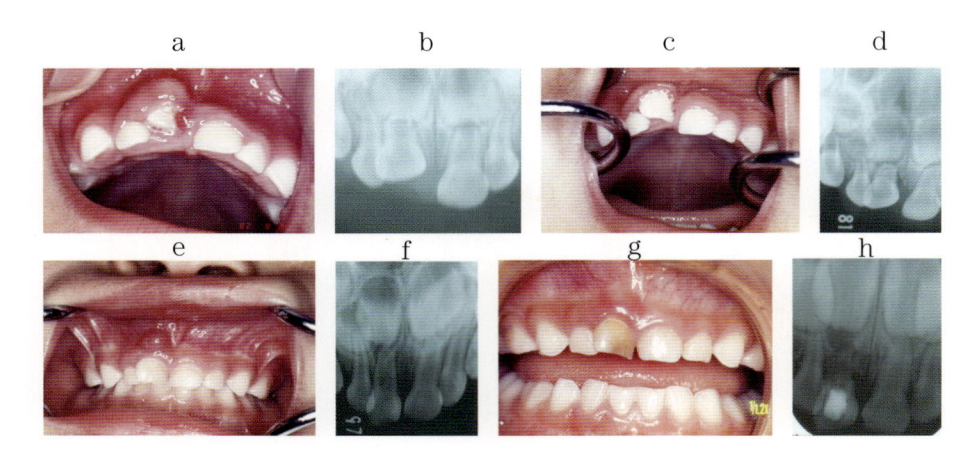

　　　a　　　　　　b　　　　　　c　　　　　　d
　　　e　　　　　　f　　　　　　g　　　　　　h

図 5−9　陥入乳歯の処置
陥入乳歯の多くは自然萌出する．
a．初診時写真　b．初診時エックス線像　c．1ヵ月後写真　d．1ヵ月後エックス線像
e．7ヵ月後写真　f．7ヵ月後エックス線像　g．1年後写真　h．1年後エックス線像

⑥　歯髄壊死の発生率はきわめて高い．
⑦　後継永久歯に後遺症を残すことが多い．

9）歯冠から歯根に及ぶ乳歯の破折（エリスの分類：8級）

(1) 分類
① 単純性：露髄を伴わないもの．
② 複雑性：露髄を伴うもの．

(2) 臨床所見
破折線は唇面歯頸部1〜2mmで始まり，斜め下方に走って歯根舌側部に至る．萌出が完了した歯では露髄を伴うことが多い．

(3) 処置
① 歯冠から歯根にまで縦の破折があれば抜歯する（図5-10）．
② 歯冠から歯頸部に達する斜走破折で，保存可能であればレジン修復する（図5-11）．

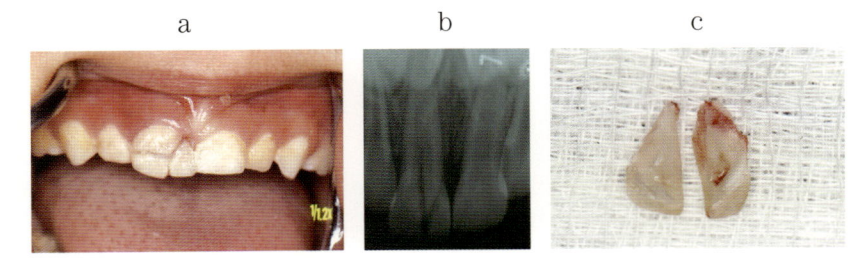

図5-10　歯冠から歯根に及ぶ乳歯破折
縦の破折があり，露髄を伴う場合には，抜歯する．
a．初診時写真　b．初診時エックス線像　c．抜去破折歯片

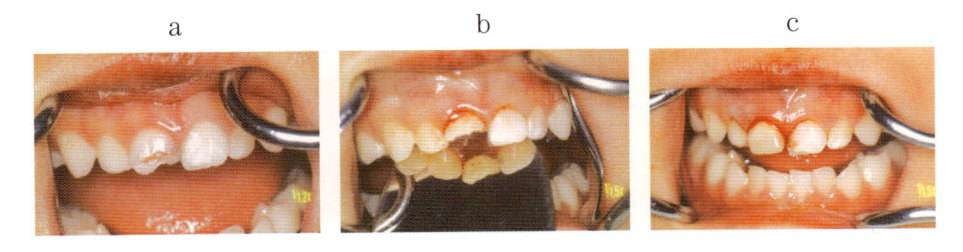

図5-11　歯冠から歯根に至る乳歯破折
斜めに走る破折で露髄していないため，保存した．
a．初診時写真　b．破折片除去後写真　c．修復処置後写真

6　外傷永久歯の治療

1）歯冠亀裂（エナメル質亀裂）

(1) 原因

歯冠部への直接的な衝撃によりエナメル質のみに亀裂を生じたもの．

(2) 診査

レジン重合用照射器を用いて，歯の口蓋側より光照射して診査する．

(3) 処置

① 他の外傷と併発することが多いが，この症状に対しては観察する．

①' あるいは，エッチング後，ボンデイング剤を塗布する．

② 6～8週後に歯髄の生活力を調べる．

(4) 予後

歯髄壊死を引き起こす頻度は低い．

2）エナメル質のみの歯冠破折（エリスの分類：1級）

(1) 原因

歯冠部への直接的な衝撃によりエナメル質の破折を生じたもの．

(2) 処置

① 接着性レジンを用いて修復する．

② 6～8週後に歯髄の生活力を調べる．

(3) 予後

歯髄壊死を引き起こすことはきわめて少ない．

3）象牙質まで及ぶ歯冠破折（エリスの分類：2級）

(1) 原因

歯冠部への直接的な衝撃により破折を生じたもの．

(2) 処置

① 露出した象牙質を水酸化カルシウム糊剤で保護する．

② 接着性レジンを用いて修復する．

②' 破折歯片が保存されている場合には，その破折歯片の象牙質と口蓋側エナメル質を軽く削除した後，歯に適合させて，レジンを用いて接着する（図5-12）．

③ 6～8週間後に歯髄の生活力を調べる．

(3) 予後

歯髄壊死を引き起こす頻度は低い．しかし，露出した象牙質の面積が広いほど，また外傷から治療を受けるまでの時間が長いほど歯髄壊死を引き起こす確率が高くなる．

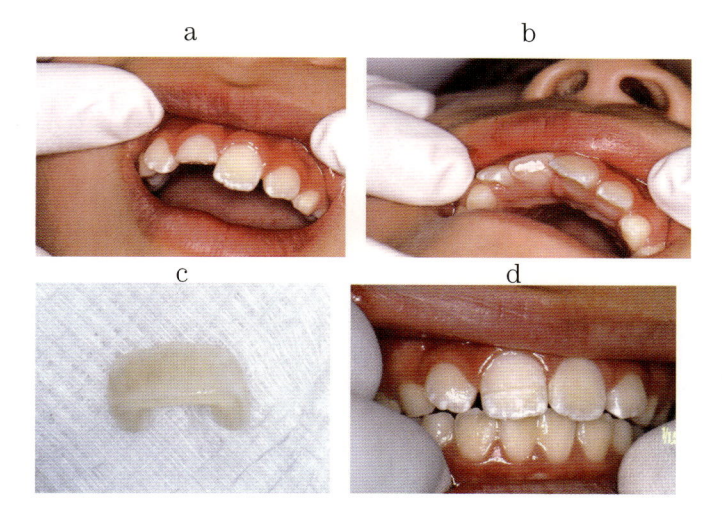

図 5-12 破折歯片を用いての外傷永久歯の修復
破折歯片が保持できる大きさであれば利用する．
a. 初診時写真　b. 覆髄後の写真（露出象牙質は必ず覆髄する）
c. 破折歯片（象牙質と口蓋側エナメル質をわずかに削除する）　d. 修復後写真

4）露髄を伴う歯冠破折（エリスの分類：3級）

露髄は温熱刺激による痛みや咬合時の痛みなどで判断できるが，一般には，露髄部の出血あるいはピンクスポットにより確認される．露髄に対する最も一般的な歯髄の反応は歯髄増殖（Pulp polyp）である．若年者の場合，露髄の 12 時間後には歯髄の過形成が見られる．

(1) 原因
歯冠部への直接的な衝撃により，エナメル質と象牙質が共に破折し，露髄したもの．

(2) 処置
① 露髄面が小さく，受傷後数時間以内に処置するときには，水酸化カルシウム糊剤で直接覆髄（Direct pulp capping；第 8 章を参照）する．成功率は 80% 程度あり，3 級外傷では最も望ましい処置である．

② 根尖が未閉鎖で，露髄面が大きいものの歯冠の破折が小さいときには，水酸化カルシウム糊剤による部分断髄（Partial pulpotomy；第 8 章を参照）を行う（図 5-13）．成功率は 90% を超える．

③ 根尖が未閉鎖で，露髄面も歯冠の崩壊も大きいときには，水酸化カルシウム糊剤による断髄（Pulpotomy；第 8 章参照）を行う（図 5-14）．成功率は 80% 程度であるが，成功した場合も，歯冠部象牙質は薄く歯冠破折する可能性が常にある．

④ 根尖未閉鎖で歯髄が壊死状態の時には，アペキシフィケーション（Apexification；第 8 章を参照）を行う．

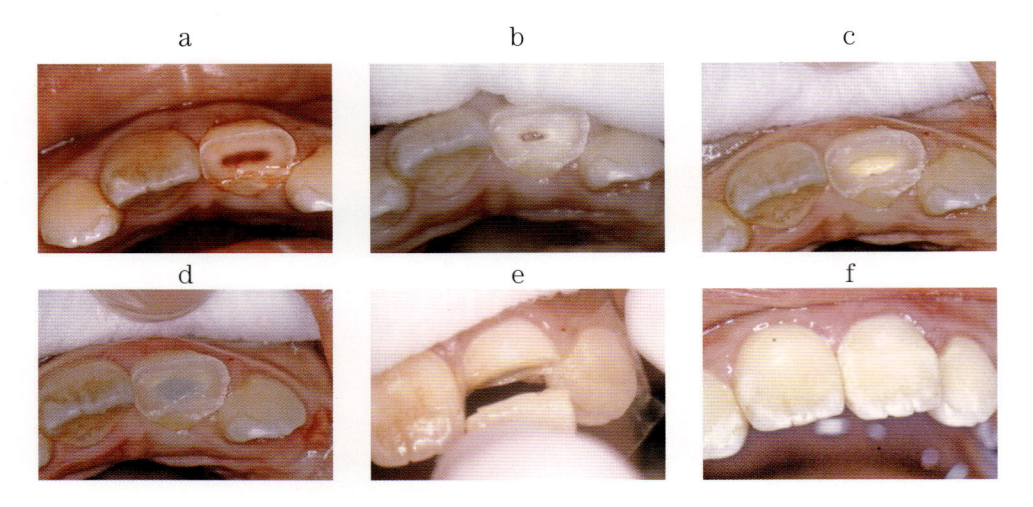

図 5-13 幼若永久歯に対する部分断髄

露髄面が大きく，出血していない症例においては部分断髄を施す．
a. 外傷により露髄している． b. タービンで歯髄を 2mm ほど切断する．
c. 水酸化カルシウム製剤を貼布する． d. アイオノマーセメントで重層する．
e. 破折歯片を接着させる． f. 修復後写真

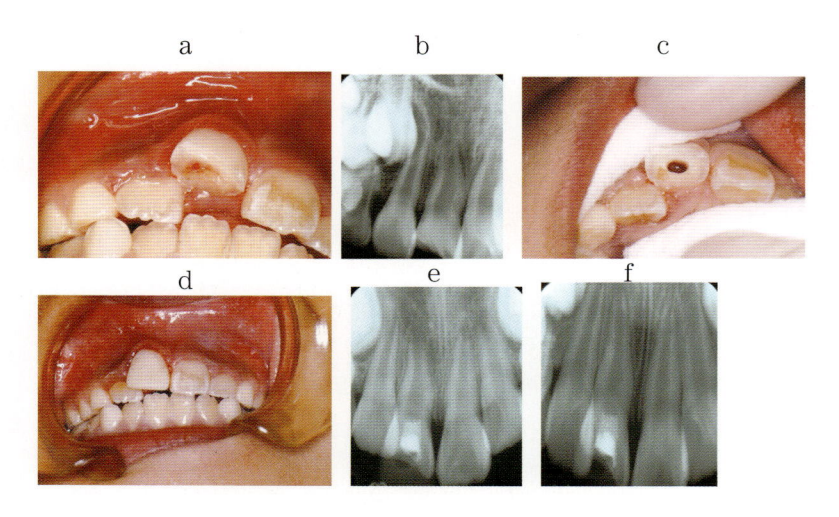

図 5-14 外傷永久歯に対する断髄処置

歯冠部の破折が大きく，露髄面も大きいときには断髄する．
a. 初診時写真 b. 初診時エックス線像 c. 断髄時写真 d. 修復時写真
e. 断髄直後エックス線像 f. 断髄 3 ヵ月後エックス線像（象牙質橋を認める）

⑤ 根尖閉鎖した成熟永久歯においても，できる限り歯髄組織を残すようにする．

⑥ 歯髄処置の終了後，接着性レジンを用いて修復する．

⑦ 定期的にエックス線診査を行い，根尖が閉鎖した段階以降（できれば 20 歳以降）

に，永久的な修復を行う．

(3) 予後の判定基準
① 臨床症状がない．
② 病的なエックス線像を示さない．
③ 歯根の成長が進んでいる．
④ 断髄では象牙質橋（Dentin bridge）が形成される．
⑤ 覆髄や部分断髄では，電気歯髄診に反応する．
⑥ 少なくとも5年間経過観察を行い，これらの判定基準に合致すれば予後良好．

5）歯髄死に陥った外傷歯（エリスの分類：4級）
(1) 原因
過去の外傷により歯髄壊死に陥ったもの．
(2) 処置
① 根尖が閉鎖した歯に対しては根管治療を行う．
② 幼若永久歯に対しては，アペキシフィケーションを行う（図5-15）．
③ 接着性レジンを用いて修復する．
④ 定期的にエックス線診査を行い，根尖が閉鎖した段階で永久的な根管充填と修復を行う．

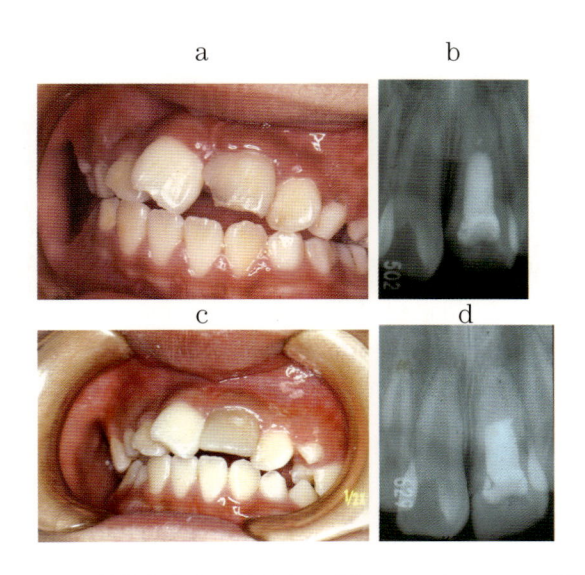

図5-15　外傷永久歯に対するアペキシフィケーション処置
　　a．初診時写真　b．処置後エックス線像　c．修復時写真
　　d．処置2年後エックス線像（根尖が閉鎖している）

(3) アペキシフィケーションの予後

さまざまな形の予後が報告されているが，根尖が成長し，閉鎖する形が最も望ましい形の治癒形態である．しかしこの形態で治癒しても，歯髄壊死した段階で象牙質の成長が止まるため，象牙質は薄く，長い目でみれば予後は不良である．このためアペキシフィケーションは，成長が止まるまでスペースを確保するための暫間処置と考える必要がある．

6）完全脱臼した外傷歯（エリスの分類：5級）

(1) 原因
喧嘩やスポーツによる外傷．

(2) 処置
受傷2時間以内（できれば20分以内）に来院すれば再植を検討する（図5-16）．それ以上時間が経過していれば，再植しても歯根の骨置換が急速に進み，予後は不良となる（図5-17，図5-18）．

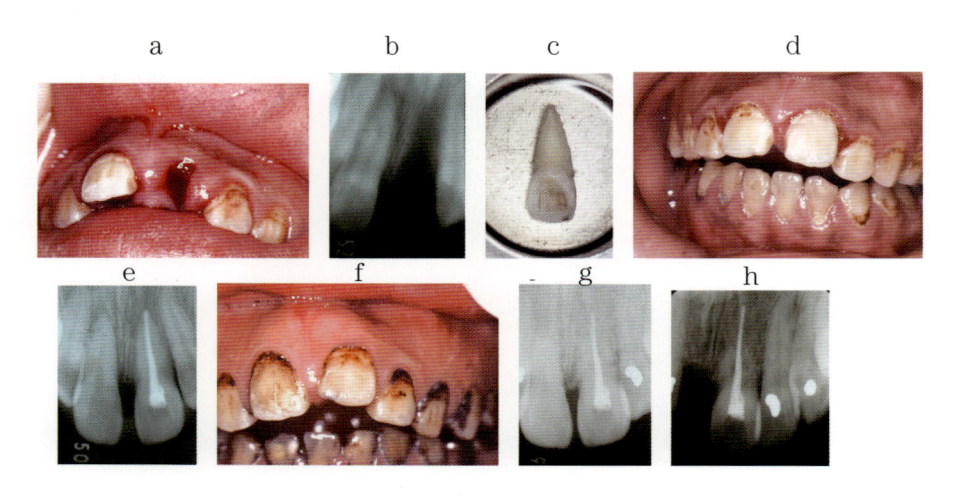

図5-16 永久歯の再植
受傷後2時間以内で来院した患者に施された再植処置
a. 初診時写真　b. 初診時エックス線像　c. 脱落した歯　d. 再植後写真
e. 再植直後のエックス線像　f. 再植5年後写真　g. 再植5年後エックス線像
h. 再植10年後エックス線像（反対側の中切歯は観察中に脱落した）

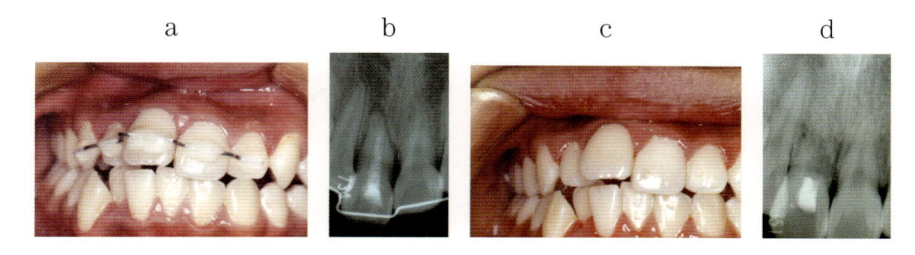

図 5-17　永久歯の 6 時間後再植

受傷 6 時間後に再植すると，歯根の吸収が速い．
a. 初診時写真　b. 初診時エックス線像　c. 再植後写真
d. 再植 3 年後のエックス線像（歯根 2／3 が骨置換している）

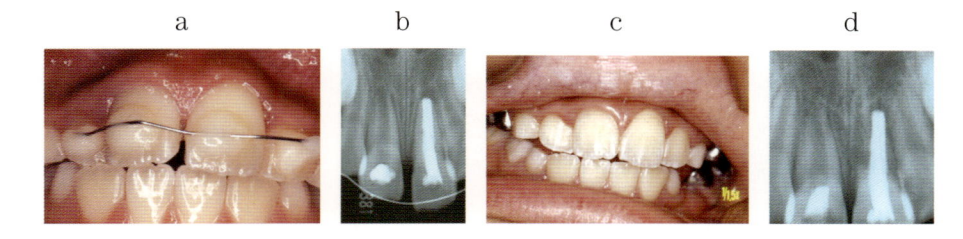

図 5-18　永久歯の翌日再植

外傷の翌日再植すると，歯根の吸収は急速に進む．
a. 初診時写真　b. 初診時エックス線像　c. 再植後写真
d. 再植 9 ヵ月後のエックス線像（歯根のほとんどが骨置換している）

(3) 受傷 20 分以内の完全脱臼永久歯の治療

成功する確率が高いため，歯髄処置よりも再植を優先する．

① 電話連絡の場合には，再植処置における時間の重要性を説明する．
② 脱落歯を見つけ，冷たいミルクに浸して来院させる．
③ 生理食塩水で歯根部を丁寧に洗浄し，目に見える汚れを落とした後，生理食塩水に浸しておく．
④ 全身的および局所的既往歴を調べる．
⑤ 粘膜，歯肉の損傷および隣接歯，対合歯の状態を調べる．
⑥ 脱落歯に歯根破折がないことを調べる．破折があれば再植できない．
⑦ エックス線診査して歯槽骨の状態を調べる．歯槽骨破折があれば再植しない．
⑧ 脱落歯窩の血餅を取り除いて（歯根膜を搔爬してはならない），再植する．
⑨ 5〜10 分そのままの状態で保持する．
⑩ 接着性レジンとワイヤーを用いて固定する（図 5-19）．
・ワイヤーを歯面に沿っておおよそ屈曲する．

- 外傷歯およびその両隣在歯の唇面を清掃する.
- 酸処理後，ボンディング剤塗布し，唇面上にレジンを置く.
- ワイヤーを歯面のレジンに押し付ける.
- 光照射し，レジンを固定する.
- ワイヤーにレジンを盛り，光照射する.
- 粗面を滑らかにする.

⑪ 再植歯で咬合しないように指示する.
⑫ スプリント（副木：固定に用いたワイヤー）をはずす前に，必要があれば根管治療を始める.
⑬ スプリントの除去後（通常 2 週間後），定期的にエックス線診査を行い，歯根および歯周組織の状態を調べ，歯根の吸収状態をチェックする.

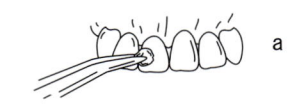

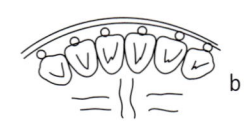

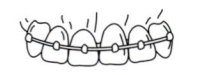

図 5-19　外傷歯の固定法
a. 歯面を清掃し，光重合型レジンを歯面上に盛る.
b. おおまかに歯面に合わせて屈曲したワイヤーを乗せ，重合させる.
c. ワイヤー上にレジンを追加し，重合させた後，研磨する.

(4) 受傷後 20 分以上，2 時間以内の完全脱臼永久歯の治療

置換性吸収を起こす可能性が高く，炎症性吸収の発生を避けるため，再植処置よりも歯髄処置を優先する.

① 電話連絡があれば，再植処置における時間の重要性を親に説明する.
② 脱落歯を見つけ，脱落歯を冷たいミルクに浸して来院させる.
③ 全身的および局所的既往歴を調べる.
④ 粘膜，歯肉の損傷および隣接歯，対合歯の状態を調べる.
⑤ 脱落歯に歯根破折がないかを調べる.
⑥ エックス線診査して歯槽骨の状態を調べる.
⑦ 脱落歯を滅菌生理食塩水で洗う.
⑧ 脱落歯を滅菌生理食塩水で湿らせたガーゼに保持し，根管治療を行う. 抜髄，洗浄後，水酸化カルシウム糊剤で根充する.
⑨ 脱落歯窩の血餅を取り除いて再植する.
⑩ 5〜10 分そのままの状態で保持する.
⑪ ワイヤーと接着性レジンを用いて固定する.
⑫ 再植歯で咬合しないように指示する.
⑬ スプリントの除去後，定期的にエックス線診査を行い，歯根および歯周組織の状態を調べる.

(5) 再植歯の治癒形態
① セメント質表面の吸収　Surface resorption
　歯根表面が吸収された後，セメント質が形成され，歯周靱帯も再生されて治癒する．エックス線像では，再植歯の周囲に正常な歯根膜腔が認められる．臨床的には病的所見が認められない．再植までの時間が短く，湿った状態で保管されていなければ起こらない．

② 置換性の吸収　Replacement resorption
　歯根が吸収され，その部分が骨組織に置き変わるもの．歯牙組織は骨組織と癒着（Ankylosis）を起こしている．この癒着は組織学的には再植後2週間，臨床的には4週間で認められる．長時間乾燥させた状況に置くことにより，歯根表面にバイタルな細胞がないことにより起こる．エックス線像では，6～12ヵ月後くらいに，歯根膜腔の消失と骨と歯牙組織との一体化が認められる．臨床的にはほとんど動揺せず，打診音も金属性の高い音になる．成長期に起こると，いわゆる低位歯となる．

③ 炎症性の吸収　Inflammatory resorption
　歯根が吸収され，その部分が炎症性の肉芽組織に置き変わるもの．歯根歯髄が治療されずに放置され，感染壊死組織が象牙細管を通じて歯根表面の吸収部に到達すると発生する．象牙細管が太く，セメント質の薄い6～10歳の少年で発生しやすい．進行はきわめて速く，2～3ヵ月で全歯根を吸収する．エックス線像では透過像として現れる．臨床的には，歯の動揺と打診痛が認められる．

(6) 再植歯の予後
- 再植歯の成功率は70%程度であり，その予後は再植するまでの時間に大きく影響する．
- 再植後ほとんどの歯に何らかの歯根吸収が見られる．
- 根尖未閉鎖の幼若永久歯では，歯髄壊死に陥らないこともある．

7）歯根破折を伴う外傷（エリスの分類：6級）
(1) 発生頻度
　小児歯科領域における発生頻度は低い．歯根の完成後に発生することが多く，永久歯では11～20歳頃に多発する．

(2) 臨床所見
　歯槽骨の破折など他の外傷に随伴することが多く，一般には，わずかに挺出し，口蓋側に転位する．破折の部位は歯の動揺度で予測がつく．

(3) エックス線所見
　破折線に対して15～20度の範囲内でエックス線撮影したときのみ，エックス線像に歯根破折が認められる（図5-4を参照のこと）．外傷直後のエックス線像に歯根破折が認められないのに，後で認められるのは，破折部での組織の成長により破折線が明確

になったためである．

(4) 歯根破折を伴う外傷の治療
　① 歯頸部１／３の破折
　　ａ．歯肉切除法
　　　(i) 適応症：歯頸部近くの破折歯．
　　　(ii) 利点：歯冠修復が容易にすぐに行える．
　　　(iii) 欠点：修復後，歯肉の炎症を起こしやすい．
　　　(iv) 方法
　　　　① 歯冠側の破折歯片の除去．
　　　　② 歯根歯髄の除去と根管充填．
　　　　③ 周囲歯肉を剥離し，破折歯根が露出するまで歯槽骨を削除する．
　　　　④ 過剰歯肉を切除し縫合する．
　　　　⑤ 歯冠修復する（図5-20）．

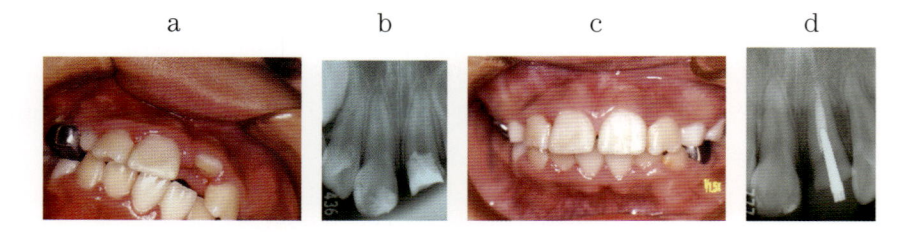

図5-20　永久歯歯根破折の処置
破折歯根を覆う歯肉を切除して修復する（歯肉切除法）．
a．初診時写真　b．初診時エックス線像　c．修復後写真　d．２年後のエックス線像

　　ｂ．矯正的挺出法
　　　(i) 適応症：充分な歯根長を有する破折歯．
　　　(ii) 利点：望む位置に萌出させることができる．
　　　(iii) 欠点：挺出に時間を要し，処置中に歯根吸収を起こすことがある．
　　　(iv) 方法
　　　　① 歯冠側の破折歯片を除去する．
　　　　② 歯根歯髄を除き，根管充填する．
　　　　③ 残存歯根を矯正的に歯頸部まで挺出させる．
　　　　④ 歯冠修復する（図5-21）．

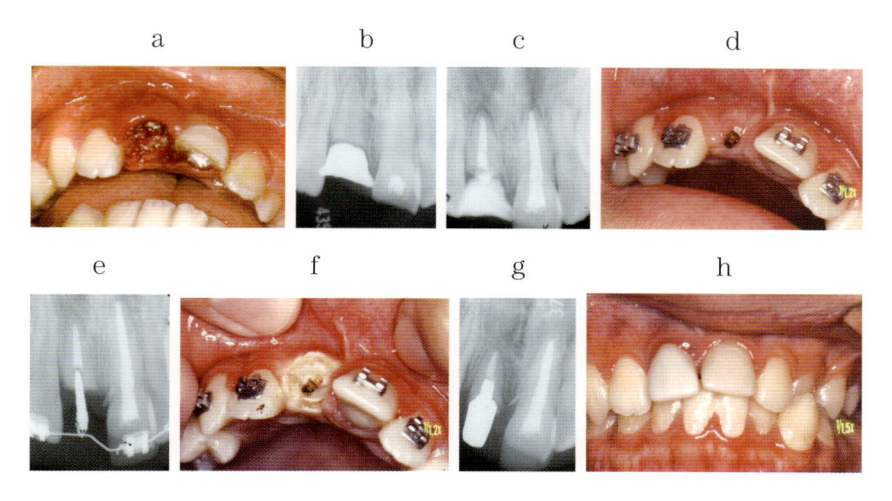

図 5-21 永久歯歯根破折の処置
破折歯根を矯正的に挺出させて修復する（矯正的挺出法）.
a. 初診時写真　b. 初診時エックス線像　c. 根充後エックス線像　d. 挺出開始時写真
e. 挺出開始時エックス線像　f. 挺出後写真　g. 修復時エックス線像　h. 修復時写真

c．外科的挺出法

(i) 適応症：充分な歯根長を有する破折歯.

(ii) 利点：処置が早い.

(iii) 欠点：歯根吸収を起こす可能性がある.

(iv) 方法

 ① 歯冠側の破折歯片の除去.

 ② 根管治療する.

 ③ 残存歯根を外科的に脱臼させた後，歯頸部まで挺出させる.

 ④ 固定する.

 ⑤ 歯冠修復する.

(v) 予後：良好

② **中央部1／3あるいは根尖部1／3の破折**

 ① 転位があれば整復し，2〜3ヵ月間固定する.

 ①' 転位も動揺もなくても，2〜3ヵ月間固定する（図5-22）.

 ② 定期的にエックス線，歯の動揺度，歯髄の診断を行う.

 ③ 失活すれば根管治療を行う（図5-23）.

 ④ 歯冠側のみの根管治療を行う.

 ⑤ 根尖部の歯髄が失活すれば，外科的に除去する.

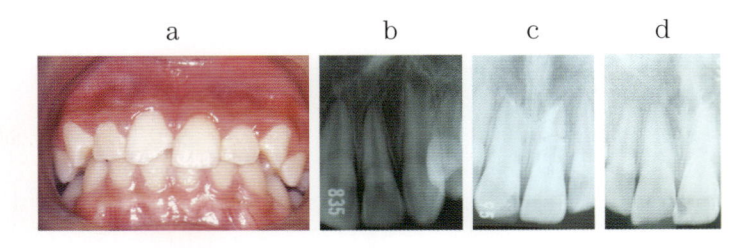

図 5-22　永久歯歯根破折の処置

右側中切歯の処置を希望して来院した患者．初診時エックス線では左側中切歯の歯根破折を認めなかったが，半年後のエックス線写真で破折線を認めた．症状がないためそのまま観察した．
a. 初診時写真　b. 初診時エックス線像　c. 観察6ヵ月後エックス線像
d. 観察4年後エックス線像

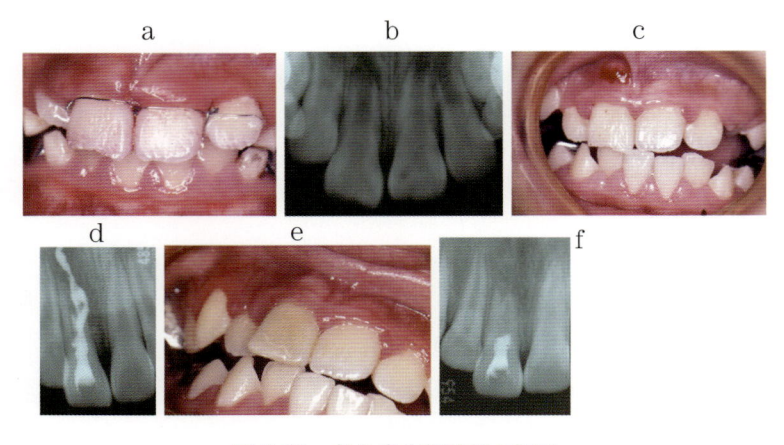

図 5-23　永久歯歯根破折の処置

他院で整復・固定後来院した患者で，初診時診断は側方転位．膿瘍が発生し，根充して，初めて歯根破折に気づく．破折線部で象牙質が形成され治癒した．
a. 初診時写真　b. 初診時エックス線像　c. 根充後写真
d. 根充後エックス線像　e. 根充後1年の写真　f. 根充後1年のエックス線像

(5) 歯根破折の予後

① 歯髄壊死

歯根破折では，外傷の力が破折部に集中し，根尖部の損傷が小さいため歯髄壊死が起こる頻度は低い．通常歯髄壊死は歯冠側に限られ，根尖側まで陥ることは少ない．歯根破折で歯髄壊死が発生するか否かは，外傷時の歯冠側片の挺出の有無，歯根の形成度，固定の有無に影響される．

② 歯髄狭窄

歯根破折歯での歯髄狭窄はしばしば認められ，外傷後9〜12ヵ月後に急速に進む．破折部が石灰化組織による治癒形態をとるとき，根尖側部歯髄にのみに歯髄狭窄が認められる．また，破折部が結合組織による治癒形態をとるとき，歯髄全体に狭窄の認めら

れることが多い．

8）外傷による歯の転位（エリスの分類：7級）

(1) 原因
自転車事故，転倒，喧嘩，スポーツ外傷によるものが多い．

(2) 震盪，亜脱臼の処置
① 観察，あるいは対合歯である下顎切歯の切端をわずかに削る．
② 定期的に診査する（図 5-24）．

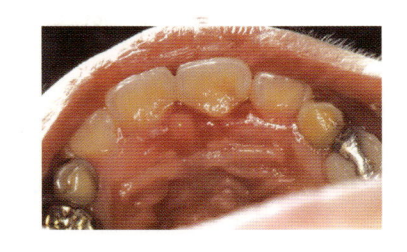

図 5-24 永久歯亜脱臼
歯の動揺と打診痛があり，歯頸部からの出血を認める．

(3) 挺出の処置
① 歯の整復を行い，ワイヤーと接着性レジンを用いて約 2 週間固定する．
② 固定をはずし，観察する．動揺がまだ大きければ，再固定する．
③ 定期的に診査する．

(4) 側方転位の処置
① 歯の整復（歯冠の口蓋側面を人差し指で唇側に押す）を行うとともに，指圧による歯槽骨の整復（歯根部に当たる唇側歯肉部を親指で押し込む）も同時に行う．
② ワイヤーと接着性レジンを用いて約 1 ヵ月間固定する．
③ 固定をはずし，観察する．動揺がまだ大きければ，再固定する．
④ 定期的に診査する（図 5-25）．

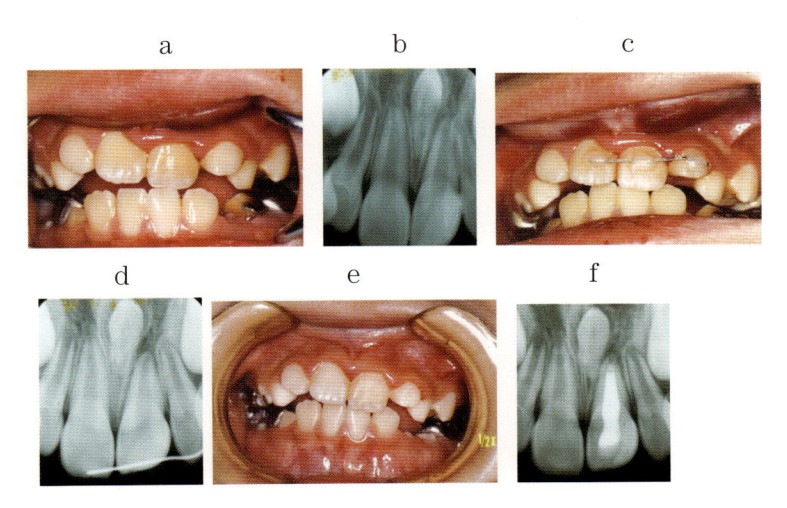

図 5-25 側方転位永久歯の処置
歯の整復と歯槽骨の整復を同時に行う．
a．初診時写真（口蓋側転位しているために咬合することができない） b．初診時エックス線像
c．整復後写真　d．整復時エックス線像　e．整復後写真　f．根充後エックス線像

(5) 陥入歯の処置

① 永久歯の陥入は乳歯と異なり，自然に萌出することはない．外科的に挺出させ，挺出が難しい場合には抜歯後，再植し，固定する（図5-26，図5-27）．

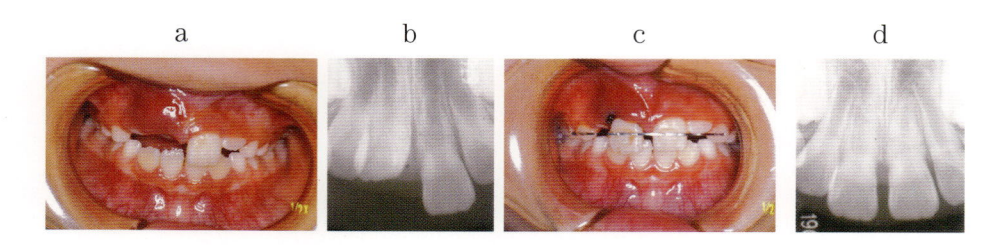

図5-26 陥入永久歯の処置

歯冠が歯肉内に完全に陥入し，完全脱臼の患者として紹介された．外科的に挺出させ，固定した．歯髄はバイタルのまま治癒した．
　　a．初診時写真　b．初診時エックス線像　c．整復後写真　d．整復1年後エックス線像

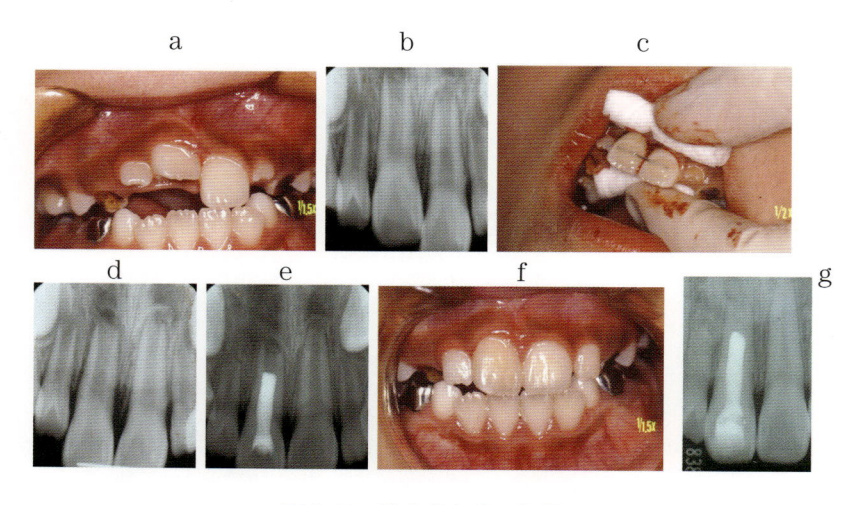

図5-27 陥入永久歯の処置

永久歯の陥入は乳歯と違い，自然萌出することはない．外科的に挺出させ，固定した．歯髄壊死に陥ったため，アペキシフィケーション処置を施した．
　　a．初診時写真　b．初診時エックス線像　c．整復後写真　d．整復時エックス線像
　　e．根充後エックス線像　f．整復後写真　g．6年後エックス線像

(6) 転位歯の予後

転位した外傷永久歯には下記の後遺症が起こる可能性がある．

① 歯髄壊死

脱臼した外傷歯に多く認められ，外傷の程度が重度になるにしたがい，歯髄壊死の発

生頻度も高くなる．歯根完成歯の方が歯髄壊死に陥りやすい．歯髄診断で陽性から陰性への変化は歯髄壊死を示す．多くは無症状で進行する．

② 歯髄狭窄

歯髄狭窄は転位外傷歯に多く認められ，転位の重症度や動揺度と相関し，歯根未完成歯に多発する．転位刺激に対する防御反応として象牙質形成が促進することにより起こり，歯冠の黄変，歯髄反応の陰性化が認められる．

③ 歯根の外部吸収

脱臼永久歯における歯根外部吸収の発生率は低く，陥入した永久歯で歯根の外側吸収を引き起こす確率が比較的高い．エックス線像では，歯根とそれに隣接する歯槽骨部の透過像として現れる．

④ 歯根の内部吸収

発生頻度はきわめて低い．歯髄組織が象牙質壁を吸収する肉芽組織に置き換わったもので，吸収は歯髄側より卵型で進行する．エックス線像では，歯髄腔が卵型に拡大するのが認められる．この内部吸収は，根管治療を行うことにより止めることができる．

⑤ 歯槽骨の吸収

陥入や外側転位の後遺症として現れることがあるが，発生頻度は低い．臨床的には，歯肉溝部への肉芽組織の出現とポケットからの排膿で知れる．エックス線像では，歯槽骨の希薄化および喪失像が認められる．

(7) 転位歯の予後に関連する因子

① 歯髄壊死は歯根の完成歯に多く，陥入歯で最も多発する．
② 歯髄狭窄は逆に歯根の未完成歯に多く，亜脱臼・挺出歯に比較的多い．また，歯冠破折を伴うと増加する．陥入歯では少ない．
③ 歯根吸収は陥入歯で多く，亜脱臼で少ない．また，処置が早いほど歯根吸収は起こりにくいが，整復固定を施した症例では多い．
④ 歯槽骨の吸収は陥入歯で多く，処置が早いほど起こりにくい．

9）歯冠から歯根に及ぶ歯牙破折（エリスの分類：8級）

(1) 分類

① 単純性：露髄を伴わないもの．
② 複雑性：露髄を伴うもの．

(2) 臨床所見

・破折線は唇面歯頸部1～2mmで始まり，斜め下方に走って歯根舌側部に至る．
・萌出が完了した歯では露髄を伴うことが多い．

(3) 処置

基本的には，歯頸部1／3の歯根破折と同じ処置となる．

歯冠部から歯根部にかけてほぼ垂直に破折している場合には，
① 抜歯する．
①' あるいは，破折することなく抜歯できた場合，その歯の歯髄を除去し，根尖側に水酸化カルシウム糊剤根充する．
② 破折面および破折線より歯冠側の髄腔内を接着性レジンで満たし，破折歯片を接着する．
③ 接着した歯を再植し，固定する（図5-28）．

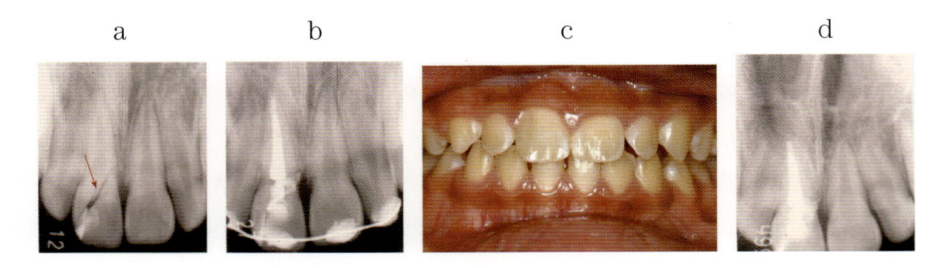

図5-28　歯冠・歯根破折永久歯の処置
破折歯を損傷することなく抜歯できた場合には，破折した歯冠側と歯根側をレジンで接着し，再植する．
　a．初診時エックス線像　b．再植後エックス線像　c．6ヵ月後写真　d．6ヵ月後エックス線像

7　外傷歯の予後観察

処置の終了後，定期的に診査し，処置歯の状態をチェックする．

1）歯の色調

(1) 黄色に変化した時
歯髄狭窄を示す．乳歯の場合，晩期残存となって，永久歯の異所萌出を引き起こすことがある．

(2) 灰褐色に変化した時
出血による血球成分の象牙細管内への沈着を示す．外傷後灰褐色に変化したものが元の色にもどる時には，その歯はバイタリテイーを保持している．外傷後しだいに着色が強くなる時は，歯髄の変性を示し，根管治療が必要である．

(3) ピンクスポットが現れた時
内部吸収が歯冠部に現れたもので，根管治療が必要である．

2）歯の動揺

歯根膜の炎症を示す．

8　乳歯の外傷が後継永久歯に及ぼす影響

乳歯への外傷は，形成途上の後継永久歯に多大な損傷を与える．

1）発生頻度

(1) 永久歯に後遺症を発生させる頻度
乳歯への外傷は，その後継永久歯に 12〜69％ の頻度で後遺症を残す．

(2) 乳歯外傷の型と後遺症の発生頻度
乳歯外傷で最も発生頻度の高い陥入で，後継永久歯に対する後遺症の発生率が最も高い．

(3) 受傷時の年齢と後遺症の発生頻度
受傷年齢が低い程，後継永久歯に後遺症が発生しやすい．

2）後継永久歯に現れる後遺症

乳歯の外傷は後継永久歯にさまざまな形の後遺症を引き起こすが，そのほとんどはエナメル質の着色と減形成である．

(1) 後遺症の種類
乳歯の外傷による後継永久歯に見られる後遺症として，エナメル質の着色，エナメル質の減形成，歯冠重複，歯根形成の停止，歯根彎曲，歯牙腫様異形成，歯根重複などが報告されている．

(2) 乳歯外傷の型と後遺症
乳歯外傷が陥入や完全脱臼のように重度であればあるほど，後継永久歯への後遺症の発生頻度は高くなる．

(3) エナメル質の着色
① 唇面エナメル質の白色あるいは茶褐色の着色（図 5-29）．
② 2〜7 歳時の外傷に多く現れ，あらゆる型の乳歯外傷の後遺症として認められる．
③ エナメル質の石灰化が障害されることにより起こる．

(4) エナメル質の減形成
① 着色部の歯頸部側に現れる水平な狭いエナメル質減形成で，着色部にもエナメル質減形成が認められることがある（図 5-30）．
② 歯冠の形成が 1／2 から完了するまでの時期，特に 2 歳頃に，挺出，完全脱臼

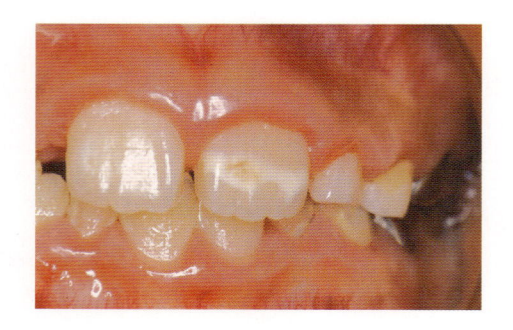

図 5-29　乳歯外傷により永久歯に認められた着色

図 5-30　乳歯外傷により永久歯に認められたエナメル質減形成
a. 下顎中切歯に認められたエナメル質減形成　b. そのエックス線像

あるいは陥入の外傷を受けたときに多い．

(5) 歯冠重複

① 乳歯外傷により，形成されつつある永久歯の歯冠が非歯軸方向に転位することにより起こる（図 5-31）．

② 歯冠形成が 1／2 終了した 2 歳頃に，完全脱臼あるいは陥入を受けた時に多い．

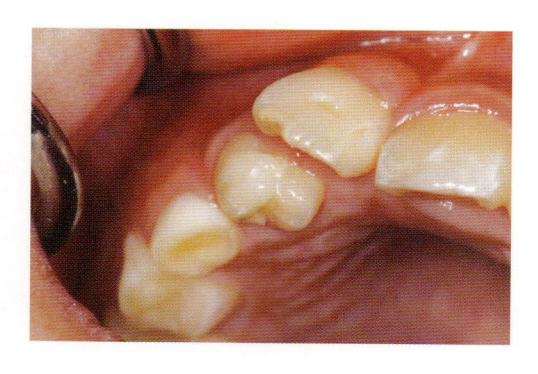

図 5-31　乳歯外傷により永久側切歯に認められた歯冠重複

(6) 歯根形成の停止
① 外傷乳歯の後継永久歯に稀に現われ，多くの場合，萌出しない．
② 5～7歳の子供で，上顎乳切歯が完全脱臼した時に多い．
③ 顎骨折した時に発生することが多い．

(7) 歯根彎曲
① 乳歯外傷により，形成されつつある永久歯の歯冠が非歯軸方向に転位し，歯根の形成方向が変わることにより起こる（図5-32）．歯根が彎曲しているために自然には萌出しないことが多い．
② 2～5歳の小児が，乳中切歯の陥入あるいは完全脱臼した時に多い．

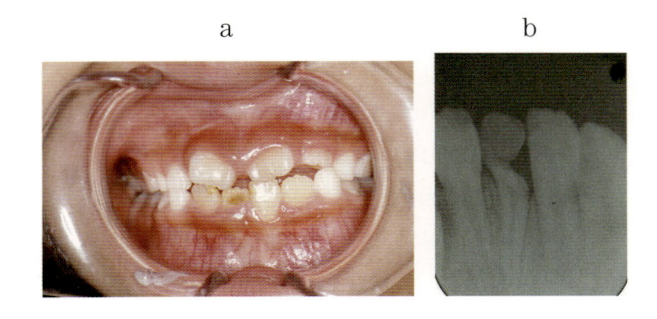

図5-32　乳歯外傷により永久歯に認められた歯根彎曲
歯根彎曲があるものの自然萌出した．　a．口腔内写真　b．エックス線像

9　外傷の予防

1）幼児における外傷の予防

幼児の外傷は，おぼつかない足取りで歩き始めた時に転倒したり，ベッドや階段から転落することにより引き起こされる．保護者が注意する以外に外傷の予防法はない．

2）児童における外傷の予防

児童における外傷も，交通事故を除くと，転倒や転落により引き起こされる．児童の場合，転倒に際して顔面を打つのを防ぐため，常に手をポケットから出して歩くように指導する必要がある．

3）スポーツ少年における外傷の予防

学校におけるクラブ活動やスポーツクラブにおける活動による外傷は多い．特にサッカーやラグビーなどの接触スポーツで多発する．このため，このようなスポーツに参加

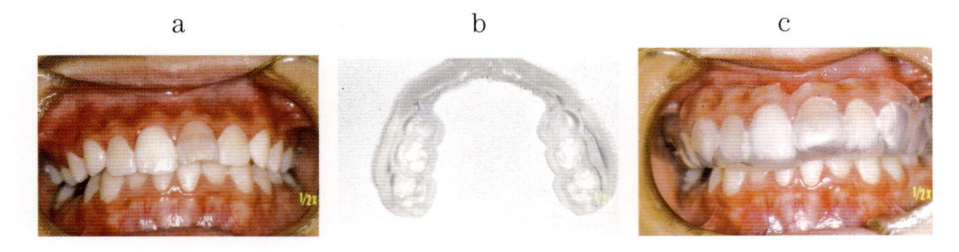

図 5-33　外傷予防のためのマウスガード
スポーツ少年には装着するように勧める必要がある．　a．装着前　b．マウスガード　c．装着後

する児童に対してはマウスガードの使用が勧められる（図5-33）．

(1) **マウスガードの目的と機能**
① 衝撃時における歯による口唇や頰粘膜の裂傷を防ぐ．
② 前歯における外傷の衝撃を和らげ，破折や転位を防ぐ．
③ 外傷の衝撃に対して，頭頸部の損傷を和らげる．
④ 外傷の衝撃に対して，顎関節部を保護する．
⑤ 外傷を受けた歯の対合歯やその支持組織への損傷を防ぐ．

(2) **マウスガードの必要条件**
① 口腔に正確に適合すること．
② 開口しても外れず，呼吸や会話の妨げとならないこと．
③ 使用中に簡単にはずれないこと．
④ 軟組織の動きを阻害しないこと．
⑤ 下記の性状を有する材料で製作されていること．
・衝撃を吸収するに十分な弾性を有している．
・破損しにくく，耐久性を有している．
・臭いや味がなく，滅菌することができる．
・有害物質を含まず，安全である．
・咬合調整ができる．

(3) **マウスガードの製作**
① 厚さ3mmのソフトレジンを用いる．
② 通常は上顎（前歯部交叉咬合の場合は下顎）に装着する．
③ 上顎の印象を採取し，上顎の石膏模型を作製する．
④ シート成形器でシートを模型に圧接する．
⑤ 唇頰側の辺縁は滑沢で丸みを与え，前歯部と歯槽骨部を含めて小帯や筋付着部を避ける位置に設定する．
⑥ 口蓋側の辺縁は滑沢で徐々に薄くなる円端とし，会話や呼吸の妨げとならないよ

うに歯頸部より 5mm は粘膜を覆う位置に設定する.
⑦　咬合面は第一大臼歯の遠心端まで覆うように設定し,臼歯部は咬合調整を行って,1〜2mm の厚さになるようにする.

第6章

小児う蝕の特徴

―――――――――――― この章の要点 ――――――――――――

　小児う蝕を予防するためには，病因を明確にするとともに，その特徴を知ることが重要である．小児のう蝕は明瞭に減少しているが，「3歳まではむし歯ゼロ」を実現できるかどうかは，哺乳う蝕を予防できるかどうかにかかっている．

1. 乳歯う蝕には好発時期と好発部位がある．
2. 哺乳う蝕はスクロースとミュータンスレンサ球菌により起るう蝕ではない．
3. 乳歯列期のカリエスフリーは永久歯列期のカリエスフリーをもたらす．
4. 下顎第一乳臼歯の遠心面う蝕は第二乳臼歯の近心面う蝕を引き起こす．

1　乳歯う蝕

　乳歯は永久歯に比べて，①エナメル質の石灰化度が低い，②エナメル質および象牙質の厚さが永久歯に比べて薄い．このため，一度う蝕に罹患すると容易に深部に進行し，永久歯に比べてきわめて短期間で歯髄まで波及する．

　特に乳臼歯隣接面の歯頸部付近は，①出生後1年以内に形成されるため石灰化不良のエナメル質が多い，②口腔清掃が及びにくい，③肉眼診査によるう蝕発見がきわめて難しい，などのため，スクロース摂取によって容易にう蝕が発生し，急速に進行する．母親の気づいた時には歯髄処置を必要とするケースになることが多い．

1）乳歯のう蝕罹患率

　厚生労働省の歯科疾患実態調査結果（2011）によると，5歳児のう蝕罹患率は50％である．最もう蝕罹患率の高い乳歯は上顎第一乳臼歯（30％）で，下顎第一乳臼歯と上顎第二乳臼歯（27％）がそれに次いで高い（図6-1）．前回の調査（2005）で25％

と最も罹患率の高かった上顎乳中切歯は13％と明確に低下している．しかし下顎第二乳臼歯が23％から17％へと明確に低下している以外，その他の乳歯はすべて，2005年に比べてう蝕罹患率が上昇している．下顎乳中切歯や乳側切歯にまでう蝕の発生が認められることは危険である．

図6-2は，上顎乳中切歯のう蝕罹患率の経時的変化を示したものである．1981年と1999年の間だけでなく，1999年と2011年との間にも明瞭な罹患歯率の低下が認められる．上顎乳中切歯に特徴的なう蝕をもたらす哺乳う蝕の予防に努めた結果であろう．

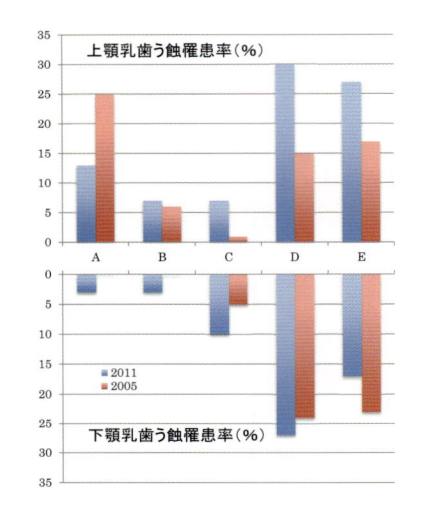

図6-1　5歳児における乳歯のう蝕罹患率

2005年に最もう蝕罹患率の高かった上顎乳中切歯のう蝕罹患率は低下し，上下顎第一乳臼歯のう蝕罹患率が増加している．（厚生労働省歯科疾患実態調査より）

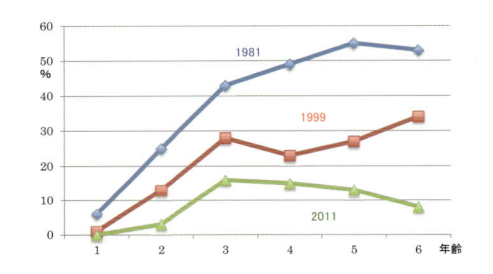

図6-2　上顎乳中切歯のう蝕罹患率の変化

上顎乳中切歯のう蝕罹患率は明確に低下している．（厚生労働省歯科疾患実態調査より）

2）乳歯う蝕の発症パターン

0歳から4歳までの小児198名について，4ヵ月毎に経時的に調べた調査結果によると，上顎乳中切歯は1歳6ヵ月頃と2歳6ヵ月頃の2回，う蝕発生のピークをもつことが示されている（図6-3）（北村ら，1985）．前者が唇側面う蝕のピークであり，後者が近心面う蝕の多発に起因している．また3歳以降にまで続く高いう蝕発生率は，隣接面う蝕に由来している．

最も高いう蝕罹患率を示す下顎第二乳臼歯の場合，2歳2ヵ月頃に咬合面う蝕が増加し始め，3歳2ヵ月頃そのピークを迎える．頰側面，舌側面，近心面および遠心面のう蝕も2歳10ヵ月より増加し始めるが，3歳6ヵ月では近心面う蝕の発生率が最も高くなる．

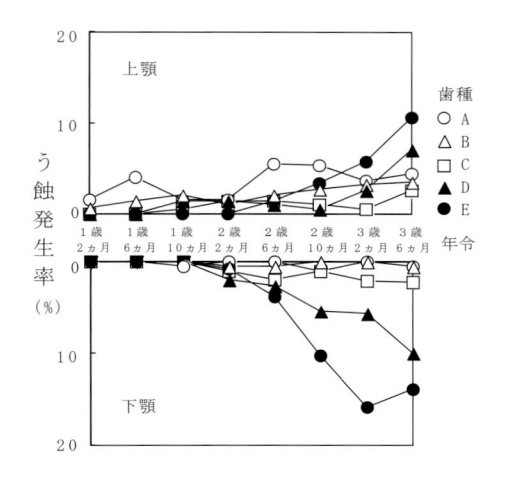

図 6-3 乳歯における新生う蝕の発生率
上顎乳中切歯には2つのピークがあり，最初のピークは唇面う蝕，
後のピークは近心面う蝕に起因している．（北村ら，1985）

　下顎第一乳臼歯では，咬合面う蝕が2歳2ヵ月頃から増加しはじめ，3歳6ヵ月頃最も高いう蝕新生率を示す．一方，隣接面う蝕は2歳10ヵ月より増加し始め，近心面う蝕は3歳2ヵ月頃にはプラトーに達する．しかし遠心面う蝕は3歳台でも増加し続け，3歳6ヵ月時には6%のう蝕新生率を示している．

　上顎第二乳臼歯のう蝕は2歳6ヵ月頃より急激に増加する．このほとんどが咬合面う蝕である．隣接面う蝕も3歳6ヵ月頃から増加し始めるが，咬合面う蝕に比べるとそれほど著明ではない．

　乳歯う蝕を経年的に調べた研究結果の多くは，乳歯う蝕の発生には年齢別に好発部位のあることを示している．

　① 1歳10ヵ月までは，上顎乳切歯唇側面にう蝕が多発する．
　② 2歳2ヵ月から3歳2ヵ月までは，上顎乳切歯隣接面にう蝕が多発する（前半は乳中切歯の近心面，後半は乳中切歯の遠心面と乳側切歯の近心面）．
　③ 2歳10ヵ月から3歳6ヵ月までは，下顎第一，第二乳臼歯および上顎第二乳臼歯の咬合面にう蝕が多発する．
　④ 3歳6ヵ月からは，下顎第一乳臼歯遠心面と第二乳臼歯近心面および上顎第一乳臼歯遠心面にう蝕が多発する．

　この乳歯う蝕発生のパターンは，この順序でう蝕が発生するというのではなく，その時期にこのパターンのう蝕が発生することを示している．3歳まで全くう蝕のなかった子どもに，4歳を過ぎて母親の管理が緩むときに発生するのは，乳臼歯の隣接面う蝕であることを示している．

3）哺乳う蝕（Nursing caries）

　　哺乳ビンに糖質を含む飲料を入れて，幼児を寝かし付けるために夜間就寝時に与えると，重度のう蝕が発生する．この重症う蝕を哺乳ビンう蝕（Nursing bottle caries）と呼んでいる．この哺乳ビンう蝕は，通常ではう蝕になりにくい上顎前歯部の口蓋側歯面の脱灰から始まる（図6-4）．この時期に発見し，適切な指導を行えば，脱灰部の再石灰化が起こり，正常な状態にもどることがある．しかしそのまま放置するとその時期に萌出しているすべての歯面が重度に侵されることになる．

　　この哺乳ビンう蝕は，多量の糖質を含む飲料を，唾液分泌が減少し口腔内器官の運動が低下した夜間に摂取するために起こると考えられている．このため萌出直後のう蝕感受性のきわめて高い乳歯は，萌出とともに次々とう蝕に罹患し，哺乳ビンを使用中に萌出するすべての乳歯が重度のう蝕に侵されることになる．多くの場合，2歳過ぎには哺乳ビンの使用を止めるため，2歳半ごろに萌出する第二乳臼歯は健全で，特に乳中切歯から第一乳臼歯まで重度のう蝕に侵された上顎では，特徴的な所見を呈することになる（図6-5）．

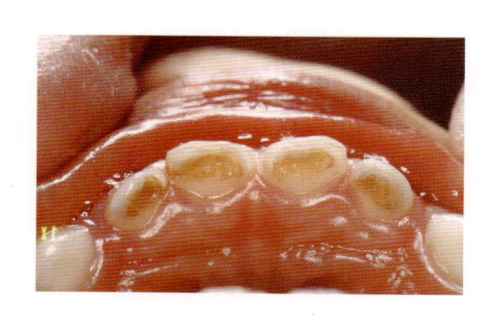

図6-4　哺乳う蝕の初期所見
上顎乳切歯の口蓋側歯面に脱灰像が見られる．

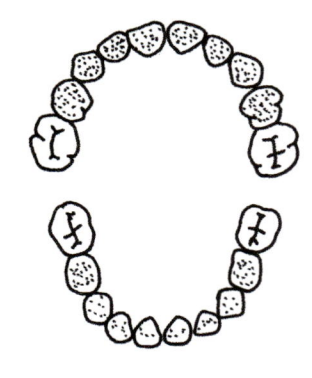

図6-5　典型的な哺乳う蝕の口腔内所見
第二乳臼歯を除くすべての乳歯が重度のう蝕に侵される．

　　この哺乳ビンう蝕は，1970年代の日本においては，哺乳ビンに乳酸菌飲料を入れて与えることにより発生した．これはその当時，人工甘味料の発癌性が問題になっていた．その時に，ある乳酸菌飲料メーカーが，自社の乳酸菌飲料がスクロースで作られて安全であることを強調した広告を行った．このため母親は乳酸菌飲料が子どもの身体に安全なものと考え，哺乳ビンに入れて飲ませたのである．この乳酸菌飲料による哺乳ビンう蝕は当時しばしば検出されたが，小児歯科医の指導と世論の高まりとともに一時は完全に検出されなくなるまでに減少した．ところが1990年代に入り，乳酸菌飲料による哺

乳ビンう蝕ときわめて似た症状を呈する重症う蝕が検出されるようになった．乳酸菌飲料の時と同じように，市販のスポーツドリンクを哺乳ビンに入れて夜間就寝前に飲ませているのである．これも母親がスポーツドリンクを子どもの身体にいいと考えて与えたのである．

　この哺乳ビンう蝕ときわめて似た症状を呈する重症う蝕が，哺乳ビンを使ったことのない幼児に検出されることがある．授乳方法や食生活について詳しく問診すると，母親は母乳を異常に長期にわたって授乳させている．母乳には乳糖が 6% 以上含まれており，この糖分を多量に含む母乳を就寝前に寝かしつけながら飲ますことは，歯にとっては哺乳ビンう蝕と同じ環境が口腔内に作り出されていることを意味している．このように，母親の誤った授乳行為により幼児に認められる一連の重症う蝕を総称して哺乳う蝕（Nursing caries）という．

　この哺乳う蝕が，ミュータンス菌とスクロースの組み合わせにより起こる通常のう蝕とは異なることを知っておかねばならない．この哺乳う蝕の特徴は，母乳や乳酸菌飲料のような，甘味飲料を飲ませながら寝かせるという習慣にあることである．小児の唾液分泌は豊富であるが，就寝時にはほとんどなくなる．このため摂取された甘味飲料はそのまま口腔内に残されることになり，乳酸桿菌を含めた口腔細菌により代謝され，産生された酸が口腔内を覆うことになる．最初は，産生された酸に最も接する上顎切歯の口蓋側歯面が侵され，次々に萌出してくるすべての乳歯が侵されるようになるのである．小児歯科医は，糖質（スクロースだけでなく酸産生の基質となるあらゆる糖質）を含むソフトドリンクを，夜間就寝前に飲ませると重度のう蝕になることを，繰り返し教育していく必要がある．

4）乳臼歯咬合面う蝕と隣接面う蝕

　咬合面にう蝕が少ないからといって必ずしも隣接面う蝕が少ないわけではない．口腔清掃が行き届いていても，スクロース摂取の多い小児には隣接面う蝕の発生することがある．

5）乳臼歯の隣接面う蝕

　第一乳臼歯の遠心面う蝕の発生と第二乳臼歯の近心面う蝕の発生には強い相関が認められる（Parfitt, 1955）．う蝕が多発していた 1980 年代においては，第一乳臼歯の遠心面にう蝕があれば 6 ヵ月以内に第二乳臼歯の近心面にう蝕の発生することが多かった．

6）乳歯と永久歯のう蝕罹患

　乳歯列期のう蝕罹患歯数と永久歯列期でのう蝕罹患歯数には有意の相関が認められる（Alaluusua ら，1987）．この相関は乳歯列期にう蝕の多かった小児が永久歯列期でも

う蝕が多いということよりも，乳歯列期にう蝕の少なかった小児が永久歯列期でもう蝕が少ないことの方で相関が著しい．同じ被験者について，3〜4歳時（乳歯）と11〜13歳時（永久歯）のう蝕罹患状態を調べた研究においても，①乳歯のう蝕罹患数と永久歯のう蝕罹患数には有意の相関がみられる，②乳歯にう蝕のなかった小児の83%は永久歯にもう蝕がない，③永久歯にう蝕のできた小児の94%が乳歯にう蝕があった，④乳歯にう蝕のあった小児が永久歯もう蝕になる危険率は，乳歯にう蝕のない小児の2.6倍高い，ことが示されている（LiとWang，2002）．

7）親子におけるう蝕罹患

う蝕の少ない両親の子どもにはう蝕が少なく，う蝕の多い親の子どもには多数のう蝕が発生する傾向がある．

2　幼若永久歯のう蝕

萌出完了の有無にかかわらず歯根が形成過程にある永久歯を幼若永久歯と呼び，成人の口腔内で機能を営んでいる成熟永久歯とは区別して用いている．
幼若永久歯とは，

① 歯根が未完成である．
② エナメル質も未成熟で，う蝕感受性が高い．
③ 形成途上のため，象牙質の厚さがうすい．
④ 象牙細管は太く，歯髄は外来刺激を受けやすい．
⑤ 咬耗が見られず，咬合面形態が複雑である．

といった特徴を有している．このため幼若永久歯は，乳歯と同様に高いう蝕感受性を示すだけなく，う蝕の進行もきわめて速い．

厚生労働省の歯科疾患実態調査結果（2011）によると，6歳児における永久歯のう蝕罹患者率は0%である．しかし9歳児では24%，12歳児では32%，14歳では53%となり，20歳を越えると永久歯のう蝕罹患者率は90%以上となる．

10〜14歳の児童で最も高いう蝕罹患率を示す永久歯は下顎第一大臼歯で，20%となっている（図6-6）．上顎第一大臼歯（19%），下顎第二大臼歯（5%）そして上顎第二大臼歯（4%）がこれに次ぐう蝕罹患率を示している．それ以外の永久歯で，5%以上のう蝕罹患率を示す歯はない．

厚生労働省の調査（2011）では，下顎第一大臼歯は萌出直後の5〜9歳児で5.2%のう蝕罹患率を示している．1978年から4年間にわたって第一大臼歯のう蝕罹患率を調べた近藤（1984）の研究によると，下顎第一大臼歯のう蝕発生は，萌出後9ヵ月後

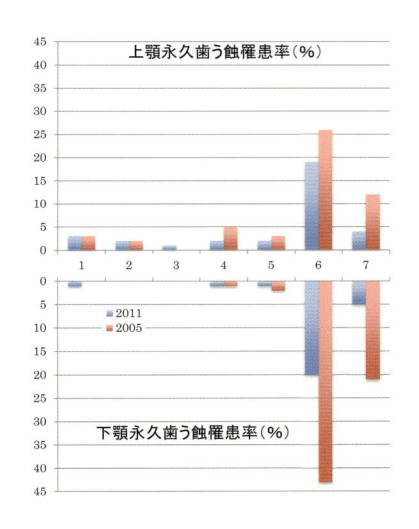

図6-6　10〜14歳児における永久歯の
　　　　う蝕罹患率

2005年に最もう蝕罹患率の高かった大臼歯う蝕が明瞭に減少している．（厚生労働省歯科疾患実態調査より）

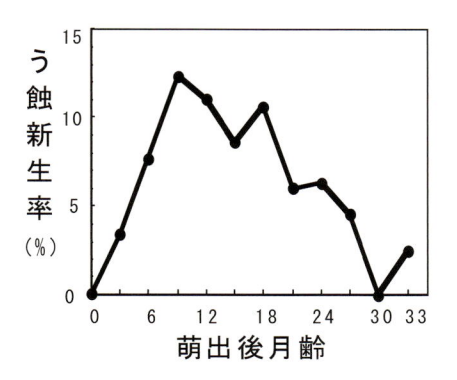

図6-7　下顎第一大臼歯萌出後月齢と
　　　　う蝕発生との関連

第一大臼歯は萌出後，機能を営むまでの間にう蝕に罹患する．（近藤，1984）

にピークに達し，それ以降は徐々に減少し，萌出33ヵ月後には被験歯の65%がう蝕に罹患したと報告している（図6-7）．

　このように幼若永久歯は萌出直後からう蝕，特に咬合面の裂溝う蝕に罹患する確率がきわめて高い．歯科医は永久歯萌出前から診査を行い，萌出が開始されればすぐにフッ素の塗布を行う．そして歯冠部咬合面が認められるようになればフィッシャーシーラント（第7章を参照）を行って，永久歯をう蝕から完全に守る必要がある．

第 7 章

小児う蝕の予防法

━━━━━━━━━━━━━━━━ この章の要点 ━━━━━━━━━━━━━━━━

　小児う蝕の発生を，母親のもつミュータンス菌の子どもへの感染から，歯面への定着，プラーク形成を経てエナメル質脱灰までのプロセスに分け，各々のプロセスを阻害することによるう蝕の予防法を示した．

1. ミュータンス菌の母から子への伝播には，母親の唾液中菌数とスクロースの存在が重要な役割を演じる．
2. 母親のう蝕治療は，母親の口腔内ミュータンス菌数を減少させる．
3. 小児う蝕の発生は間食の回数と相関する．
4. 間食の回数を減少させるためには，三度の食事を規則正しくとることと，間食をとる場所と時間を決めるように指導することが重要である．
5. 口腔清掃は口腔感染症を予防する基本である．

1　小児う蝕発生のプロセス

　小児のう蝕発生は，ミュータンス菌が母親の唾液を介してその子どもの口腔内に感染することから始まる（図7-1）．その際，子どもの口腔内に歯が萌出していなければ定着できない．口腔内に萌出した乳歯の数が増えるほど，ミュータンス菌の棲息場所が増加することにより定着しやすくなる．しかし，感染したミュータンス菌の菌数が一定量以上なければ，多数の歯が萌出していても定着できない．また，感染時にスクロースが存在していたり，感染の頻度が増加すると，定着に必要な菌数より少量の菌数でも定着する（大嶋，1999）．

　口腔内に侵入したミュータンス菌は，エナメル質表面のペリクルに疎水性結合を介して吸着する．この吸着現象は可逆的であり，唾液中のミュータンス菌数が増えるほど解

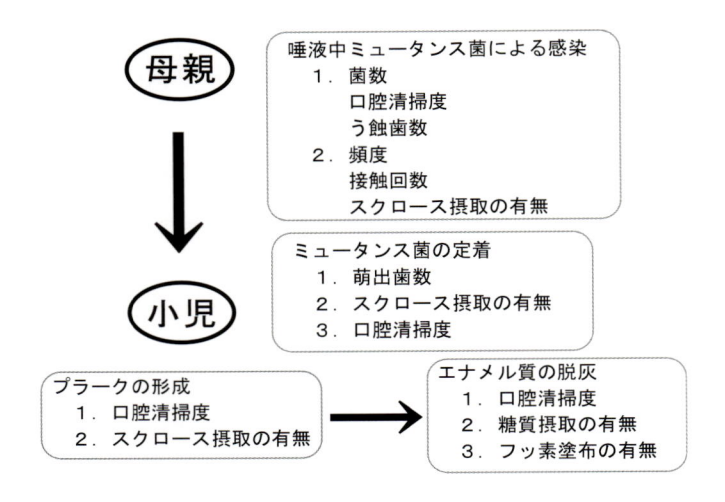

図7-1 小児におけるう蝕発生のプロセスとそれに関連する因子
小児う蝕は，母親のもつミュータンス菌の子どもへの感染，歯面への定着，プラーク形成，エナメル質脱灰と，4つのプロセスを経て発生する．

離しにくくなる．また歯面近くにスクロースが存在すると，ミュータンス菌の産生するグルカン合成酵素（グルコシルトランスフェラーゼ）の作用により粘着性で不溶性のグルカンを合成し，歯面に強固に付着する．このグルカンを介する歯面への付着により，ミュータンス菌の口腔内への定着が成立する．

歯面に定着したミュータンス菌は，その場で増殖するとともに，スクロースから合成したグルカンによりミュータンス菌だけでなく多数の口腔細菌をも巻き込んだ菌体凝集を引き起こし，プラーク（デンタルバイオフィルムともいう）を形成する．このミュータンス菌により形成されたグルカンを基質としたプラークは，その内部に細菌の代謝産物である酸を蓄積しやすいため，歯面にプラークが形成されると，プラーク直下のエナメル質表層に脱灰が起こり，う蝕が発生することになる．

2　小児う蝕の予防法

小児う蝕は，①母親のもつミュータンス菌の子どもへの伝播，②ミュータンス菌の歯面への定着，③ミュータンス菌によるプラーク形成，④プラーク内部での酸の蓄積によるエナメル質脱灰，という4つの過程を経て発生する．したがって，小児う蝕の予防は，この過程のどれか1つを阻害することにより達成することができることになる．

1）ミュータンスレンサ球菌の感染防止

母親からその子どもへのミュータンス菌の感染を防止するには，母親の口腔内ミュータンス菌数を減少させるか，子どもへの感染確率を低下させるか，のいずれかが必要となる．

⑴　母親の口腔内ミュータンス菌数の減少
① 母親のう蝕治療を行う．
- う蝕病巣の除去は，唾液中ミュータンス菌数を減少させる．

② 口腔清掃に励み，口腔内を常に清潔に保つ．
- 徹底した口腔清掃は，唾液中のミュータンス菌数を減少させる．また母親のブラッシングは，子どもに早期にブラッシングの習慣を付けさせることになる．

③ 甘い食品を控え，食べた後には必ず歯を磨く．
- スクロースの摂取は，ミュータンス菌数を増加させる．
- 甘味嗜好の母親の家庭での食べ物は味付けが甘い．したがって，子どももひとりでに甘いもの好きとなる．

⑵　子どもへの感染確率の低下
① 子どもにスクロースを含む食品を与えない．
- スクロースの存在は，定着に必要な菌量より少ない菌量で，またより少ない感染頻度でも，小児口腔へのミュータンス菌の定着を可能とする．
- スクロースの存在は，ミュータンス菌の小児口腔での棲息を容易なものとする．

② 歯が萌出すれば歯ブラシで歯を磨く．
- ミュータンス菌の口腔内の棲息場所は歯面である．
- プラークは歯ブラシでなければ除去できない．

③ 母親の口の中で咀嚼したものを，子どもに与えてはならない．
- きわめて多量のミュータンス菌が母から子どもに伝播する．

④ 子どもに用いる器具は清潔に保つ．
- ミュータンス菌は母親の唾液を介して感染する．
- 感染源となる食器類は清潔に保つよう心掛ける．

2）プラーク形成の抑制

⑴　スクロース摂取の制限
- スクロース摂取は，ミュータンス菌によるグルカン合成を促進し，う蝕発生の原因となるプラーク形成の基質を提供することになる．
- 最も有効な方法は，スクロース摂取を完全に制限することである．
- 次善の策は，スクロースが口腔内に存在する時間をできるかぎり短くすることである．このためには，スクロースの摂取回数を少なくするとともに，摂取後は直ちに

口腔清掃を行う習慣を付ける必要がある．
　・代用糖の使用はスクロース摂取を減少させるが，代用糖でう蝕が予防できるものではない．

(2) 口腔清掃の励行
　・形成されたプラークを除去する唯一の方法が，ブラッシング，フロッシング，およびスケーリングである．
　・食事毎（3度の食事と間食後）のブラッシングが最も有効である．
　・夕食後の丁寧な口腔清掃でも，う蝕予防に十分なプラーク除去となる．

(3) グルカン合成阻害剤の使用
　・ミュータンス菌の歯面付着を促し，う蝕原性プラークの基質となるグルカンの合成を抑制することは，プラークの形成を抑制し，う蝕の発生を予防することになる．

ウーロン茶ポリフェノールの抗う蝕作用
　・茶は広く世界中で飲用されている嗜好品で，さまざまな種類の商品が市販されている．基本的にはツバキ科に属する茶の木（*Camellia sinensis*）の葉から抽出されたもので，その製法の違いにより緑茶，ウーロン茶，紅茶に大別される．
　・ウーロン茶に含まれるポリフェノールは，不溶性グルカン合成酵素に対して強い阻害効果を示し，ウーロン茶抽出物（OTE）がラット実験う蝕において強力な抑制作用を示すことが明らかにされている（図7-2）（Ooshima ら，1993）．
　・市販のウーロン茶でも強いう蝕予防効果が示されているが，ウーロン茶にはカフェインが含まれており，小児のう蝕予防には勧めにくい（南貴洋ら，1994）．

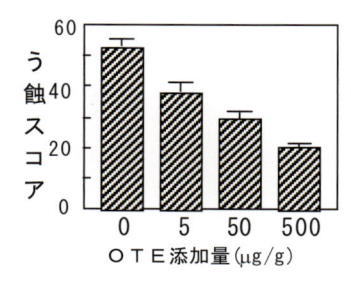

図7-2　ウーロン茶ポリフェノールのラットにおけるう蝕抑制効果
5μg/ml のウーロン茶ポリフェノール（OTE）の投与によってもラット実験う蝕の発生を有意に抑制する．（Ooshima ら，1993）

3）エナメル質脱灰の抑制
　歯面にミュータンス菌が定着し，プラークが形成されると，う蝕の発生は時間の問題となる．エナメル質が脱灰され，エナメル質の実質欠損が起こる前にプラークを除去し，エナメル質の再石灰化を図る必要がある．

(1) 口腔清掃の励行
　口腔内でミュータンス菌が多数検出され，しかも歯面にプラークの沈着が認められる

場合には，口腔清掃によるプラークの除去が唯一の予防法である．

(2) 糖質摂取の制限は難しい

歯面にう蝕原性のプラーク沈着が認められる場合には，スクロース摂取の制限だけでは有効でない．食品に含まれる多くの糖質によってもプラーク内pHは低下して，エナメル質を脱灰するに十分な酸の産生が起こる．したがって，プラークができた状態でう蝕を予防するためには，プラークの除去；口腔清掃の励行が唯一の方法である．

(3) フッ素の利用

フッ素はう蝕予防効果の認められた唯一の物質であり，その有効利用は小児う蝕を予防する上で必須である．水道水のフッ素化が最も有効な方法であるが，歯科医院でのフッ素歯面塗布と家庭におけるフッ素含有歯磨剤の使用でも，十分な効果が得られる．

① フッ素のう蝕抑制機序

(i) エナメル質の耐酸性の向上

エナメル質のハイドロオキシアパタイトは，合成ハイドロオキシアパタイトほど完全なものでなく，水酸イオンの欠落といった格子不整が常に存在する．このエナメル質ハイドロオキシアパタイトの結晶格子内にフッ素イオンが取り込まれると，水酸基と置換することによりアパタイト内に取り込まれて，フロロアパタイトとなる．このフロロアパタイトは安定した結晶構造を有し，ごく微量のフロロアパタイトの存在が，エナメル質の耐酸性を向上させる．

(ii) 唾液中のリン酸カルシウムの沈殿の促進

エナメル質表層の低濃度フッ素の存在は，唾液中のリン酸カルシウムを沈殿させ，エナメル質表層の二次的石灰化や初期う蝕の再石灰化を促進する．

(iii) フッ化カルシウムの沈殿

高濃度フッ素の存在は，エナメル質表層にフッ化カルシウムを沈殿させる．このフッ化カルシウムは，プラーク内のフッ素濃度が低下するとともにイオン化し，アパタイト内に取り込まれて，フロロアパタイトとなる．

② フッ素のう蝕抑制効果

(i) 水道水のフッ素化

- これまでに調べられた水道水フッ素化によるう蝕抑制効果は約50%である．
- フッ素のう蝕抑制効果は，隣接面や歯頸部などの平滑面で高く，裂溝部では比較的低い（Backer Dirks, 1974）（表7-1）．

(ii) フッ素局所塗布

局所塗布用フッ素として，2%NaF，あるいは1.2%APF（酸性フッ素リン酸溶液）を用いる．2%NaFの場合，萌出直後の歯に対して3回（1週に1度），3〜4分かけて塗布すると，30%近いう蝕予防効果がえられる．

表 7-1　水道水フッ素化によるう蝕予防効果

	Culemborg	Tiel	抑制率
水道水のフッ素濃度（ppm）	0.1	1.0	
DMF 歯数	13.9	6.8	51%
う蝕窩洞数			
小窩・裂溝	12.9	8.2	36%
隣接面	10.1	2.5	75%
歯頸部	3.6	0.5	86%
総計	26.6	11.1	58%

（Backer Dirks, 1974）

(iii) フッ素添加歯磨剤

1,000ppm のフッ素が含まれ，長期（6ヵ月以上）保存されたものでは，その効果が低下する．最もよく使われるフッ素は，モノフルオロリン酸ナトリウム（MFP）で，その抑制率は 30% 程度である．

(iv) フッ素洗口

250ppm のフッ素溶液で，日に一度洗口することにより 20% 近いう蝕抑制効果がみられる．

(4) フィッシャーシーラント

フッ素のう蝕予防効果が裂溝部で比較的低いことから（表 7-1 参照），う蝕活動性の最も高い小窩裂溝部を充填材で填塞することにより小窩裂溝う蝕を予防するフィッシャーシーラントは，小児う蝕を予防する上で必須の処置となっている（図 7-3）．

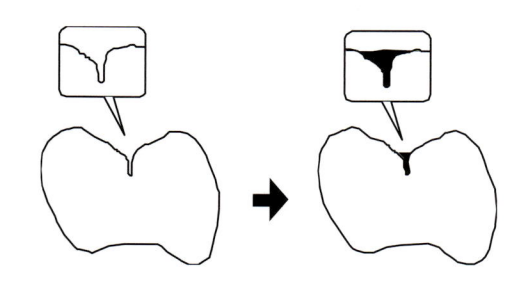

図 7-3　フィッシャーシーラント
裂溝部を物理的に封鎖してう蝕の発生を予防する．

① 長所

- セメント系シーラント：簡易防湿で充填処置ができる．また，歯質を強化するフッ素を含むセメントの使用が可能である．

・レジン系シーラント：細かい裂溝への浸透性がよく，歯質との接着性が高い．また，物理的，機械的性質もセメント系シーラント材に比べ優れており，長期間，歯質を保護する．

② 注意点
・セメント系シーラント：萌出途上の永久歯に用いられ，ラバーダム防湿が可能となった時点で，レジン系シーラント材に置換することが望ましい．
・レジン系シーラント材：破折や脱落をきたさないかぎりう蝕を予防する．このため，歯科医による定期的な診査が必要である．

③ 適応症
乳歯および幼若永久歯の健全歯．

④ 術式
ⅰ） 診査
ⅱ） ラバーダム防湿
ⅲ） 歯面清掃
ⅳ） 酸エッチング
ⅴ） シーラントの充填および重合
ⅵ） 充填後の診査

3　う蝕予防のための代用糖

甘味はヒトにとり最も好ましい味覚で，スクロース以外にも多くの甘味物質が食品に利用されている（表7–2）．その多くはスクロースよりも安価（甘味度をスクロースと一致させた時の価格）であることで利用されている．う蝕を起こしにくいという観点から開発された甘味料をう蝕予防のための代用糖という（大嶋と浜田，1996）．

1） 分類
① 強烈な甘味を有する合成甘味料：スクラロース，アスパルテームなど
② 糖アルコール：ソルビトール，マルチトール，キシリトールなど
③ スクロースの構造異性体：パラチノース，トレハルロースなど
④ スクロースからのグルカン合成を抑制する糖：イソマルトース，パノースなど

2） 所要性質
① 十分な甘味を有する．
② 無毒である．

表 7-2 日本で利用されている甘味料

甘味料	甘味度	副作用	価格*	カロリー値**	熱安定性
サッカリン	700	Nd	90	0 kcal/g	中
アスパルテーム	200	Nd	1500	4	小
ステビオサイド	170	Nd	2000	0	大
ソルビトール	0.60	一過性下痢	15	3	大
マルチトール	0.85	一過性下痢	70	2	大
パラチニット	0.45	一過性下痢	42	2	大
エリスリトール	0.80	一過性下痢	60	0	大
キシリトール	1.00	一過性下痢	150	3	大
グルコース	0.70	Nd	13	4	小
フルクトース	1.25	Nd	16	4	小
スクロース	1.00	Nd	15	4	大
異性化糖	0.95	Nd	11	4	小
パラチノース	0.45	Nd	42	4	中
カップリングシュガー	0.50	Nd	27	4	中
イソマルトオリゴ糖	0.60	Nd	14	3	中
パノースオリゴ糖	0.40	Nd	14	3	中
フラクトオリゴ糖	0.60	一過性下痢	35	2	中
ガラクトオリゴ糖	0.35	一過性下痢	70	2	中

* 100 g 当たりの価格（円）で示す．
** 厚生労働省の食品栄養表示に示されているカロリー値を示す．
Nd：現在のところ副作用は認められていない．

 ③ 安価である．
 ④ 熱に安定である．
 ⑤ 消化吸収されてエネルギーとなる．
 ⑥ それ自体にう蝕誘発作用が認められない，あるいはスクロースのう蝕誘発作用を抑制する．

3）代用糖の性状
(1) 合成甘味料
- う蝕を誘発させる作用はほとんどない．
- 多くの合成甘味料は甘味がスクロースの数百倍もあるため，容量（バルク）を補う必要がある．
- 化学的にきわめて安定で，いわゆるダイエット用甘味料として市販されている．

- 価格はスクロースよりも高いが，甘味度当たりの価格は安い．

(2) 糖アルコール

- 糖類がもつカルボニル（R-CHO）基を還元して得られる鎖状多価アルコール．
- 一般的には，糖の語尾の-ose を-itol あるいは-it と変えて命名される．
- 一般にスクロースよりは甘味度が低い．
- 味質に優れ，食品の調味の特徴を生かす．
- 耐熱，耐酸，耐アルカリ性に優れる．
- 摂取しても血糖値を上昇させない．
- 低エネルギー性でう蝕誘発作用は低い．
- 摂取量が多いと（成人の場合，体重1kg 当たり1日に300mg 以上の摂取），一過性の下痢を引き起こす．

① ソルビトール

- 植物界に広く分布する単糖アルコールで，甘味はスクロースの約1／2である．
- 工業的には，グルコースを還元することにより大量生産されている．
- 価格はスクロース（15円／100g）とほぼ同じ．
- ソルビトールのう蝕誘発能は，スクロースに比べると明瞭に低い．

② キシリトール

- フルーツや野菜にごく微量含まれるペンチトールで，スクロースと同程度の甘味を有する．
- 溶解する時に熱を吸収するため，摂取すると清涼感を与える．
- 工業的には，コーンコブ，ココナッツ殻やカバの木から生産され，高価（スクロースの約10倍）である．
- ミュータンスレンサ球菌のみならずほとんどの口腔細菌の酸産生の基質にならないため，う蝕誘発作用はない．

③ マルチトール

- フルーツや野菜にごく微量含まれる2糖類アルコールで，グルコースとソルビトールから構成される．
- 甘味はスクロースの約90% で，マルトースを還元することにより工業的に大量生産される．
- ミュータンスレンサ球菌を含めた多くの口腔細菌は，マルチトールを分解することができないため，う蝕誘発作用はない（Ooshima ら，1992）．
- 価格はスクロースの約5倍．

(3) スクロースの構造異性体：パラチノース

- グルコースとフルクトースがα1→β2結合するスクロースには，α（1→1）結合のトレハルロース，α（1→3）結合のツラノース，α（1→4）結合のマルツ

ロース，α（1→5）結合のリュークロース，α（1→6）結合のパラチノースの5つの構造異性体がある．いずれもスクロースに似た物理的，化学的性状を有している．

- パラチノースは蜂蜜などにごくわずか含まれる天然甘味料で，甘みはスクロースの約1／2である．
- 摂取すると，小腸粘膜から分泌されるイソマルターゼの作用によりグルコースとフルクトースに分解され，体内に吸収されてエネルギーとなる．
- 大量に摂取しても下痢を起こすことはなく，毒性や副作用も認められていない．
- スクロースときわめて似た性状を有し，物理的，化学的に安定である．
- 工業的には，固定化酵素を用いて大量に生産され，価格はスクロースの約3倍．
- ミュータンス菌をはじめとする多くの口腔レンサ球菌は，パラチノースを分解して酸を産生することができないため，非う蝕原性である（Ooshimaら，1983）．
- グルコシルトランスフェラーゼ（GTF）によるスクロースからのグルカン合成を抑制し，スクロースのう蝕誘発能を抑制する作用を有する．

(4) スクロースからのグルカン合成を抑制する糖

グルコースがα（1→3）あるいはα（1→6）結合するオリゴ糖は，ミュータンス菌のグルカン合成酵素によるグルカン合成を抑制する作用を有する（Imaiら，1984）（表7-3）．特にイソマルトースやパノースを含む糖質は，強いうグルカン合成阻害作用を有している（Ooshimaら，1988a）．

表7-3 各種糖質の不溶性グルカン合成阻害能

糖質名	構造形態	不溶性グルカン合成阻害率（％）
グルコース	Glc	5
フルクトース	Fru	46
キシリトール	Xyl	3
ソルビトール	Sor	2
マンニトール	Man	0
ガラクトース	Gal	0
マルチトール	Glc（1→4）Sor	17
マルトース	Glc（1→4）Glc	83
イソマルトース	Glc（1→6）Glc	92
パラチノース	Glc（1→6）Fru	76
カップリングシュガー	Glc（1→4）Glc（1→2）Fru	18
パノース	Glc（1→6）Glc（1→4）Glc	93

（Imaiら，1984）

4　小児う蝕予防のためのプロトコール

　小児う蝕を撲滅するためには，まず3歳までの小児をう蝕罹患させないことである．3歳までカリエスフリーであれば，乳歯列期にう蝕が発生する可能性が低下することになる．この状態が続くと，最も大切な第一大臼歯はう蝕のない口腔内に萌出することになり，う蝕になる可能性がますます低下する．永久歯で最もう蝕になりやすい第一大臼歯がカリエスフリーであれば，乳歯が抜け落ちて萌出する永久歯もう蝕になり難くなり，う蝕のない永久歯列が完成することになる．

1）3歳までう蝕を経験させない
(1) 婚約教室：結婚を決めた女性に指導する．
- 口腔衛生指導：正しい口腔清掃法を指導し，その重要性を認識させる．
- う蝕治療：子どもへの感染源であるう蝕病巣をなくす．
- 食事指導：規則正しい食生活の確立が健康への第一歩であることを教育する．

(2) 妊婦教室：妊娠した女性に指導する．
- 口腔衛生指導：親が歯を磨かなければ子どもも磨かないことを教え，子どもの前で楽しそうに歯を磨く姿を見せることが，子どもに歯を磨く習慣を付けるための第一歩であることを指導する．
- 食事指導：妊娠中・授乳中の栄養が子どもの歯の質を決めることを教える．

(3) 母親教室：子どもが生まれてから指導する．
- 口腔衛生指導：歯がはえれば，歯ブラシで歯を磨くことを教える．
- 母親のう蝕治療：子どもへの感染源である母親のう蝕病巣をなくす．
- 食事指導：
  ① 母乳の重要性を指導するとともに，母乳栄養では不規則授乳になりやすく，そのため間食の回数が増え，う蝕になる確率が高くなることを教える（図3-6を参照）．
  ② スクロースを含む食品を3歳まで与えないように指導する．

(4) 1歳児健診：1歳になった時に指導する．
- 口腔衛生指導：
  ① 母親が子どもの歯を磨くように指導する．
  ② 子どもの前で両親が楽しそうに歯を磨く姿を見せる．
- 食事指導：
  ① 長期にわたる授乳は哺乳う蝕をもたらすことを教える．
  ② スクロースを含む食品は与えないよう指導する．
- フッ素塗布：萌出直後の歯へのフッ素塗布が最も有効であることを教える．

(5) 2歳児健診：2歳になった時に指導する．
- 口腔衛生指導：子どもが自分で歯を磨いたあと，母親が子どもの歯を磨くように指導する．
- 食事指導：
  ① 色彩感に富んだいろんな食品を摂取させ，好き嫌いが起こらないように指導する．
  ② 食事，間食は食卓でとるように指導する．
  ③ スクロースを含む食品は与えないよう指導する．
- フッ素塗布：萌出直後の歯へのフッ素塗布が最も有効であることを教える．
- 口腔診査：う蝕の発生に気を付ける．特に上顎切歯の口蓋側にう蝕のある場合は，哺乳う蝕と考えられるため，就寝時の授乳や甘味飲料の摂取を止めさせる．

2）第一大臼歯をう蝕にしない

(1) 3歳児健診：3歳になった時に指導する．
- 口腔衛生指導：子どもが自分で歯を磨いたあと，母親が子どもの歯を磨くように指導する．
- 食事指導：
  ① 間食の時間を決め，食卓でとるように指導する．
  ② スクロースを含む食品は保護者の管理下で与えるように指導する．
- フッ素塗布：萌出直後の歯へのフッ素塗布が最も有効であることを教える．
- 口腔診査：乳臼歯隣接面う蝕の発生に気をつける．口腔清掃を十分行っていても，スクロースの摂取回数が多いと乳臼歯隣接面う蝕が4歳を過ぎた頃に発生する．
- フィシャーシーラント：乳臼歯咬合面の裂溝をレジンで封鎖する．

(2) 5歳児健診：5歳になった時に指導する．
- 口腔衛生指導：子どもが自分で歯を磨いたあと，母親が子どもの歯を磨くように指導する．
- 食事指導：
  ① 間食の時間を決め，食卓でとるように指導する．
  ② テレビコマーシャルに惑わされないように注意し，間食の内容は母親が決めるように指導する．
- フッ素塗布：萌出直後の歯へのフッ素塗布が最も有効であることを教える．
- 口腔診査：第一大臼歯の萌出に気を付ける．
- フィシャーシーラント：乳臼歯咬合面の裂溝をレジンで封鎖する．

(3) 入学時健診：小学校入学時に指導する．
- 口腔衛生指導：

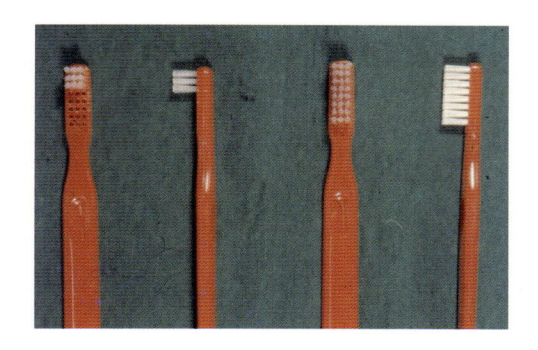

図7-4　萌出途上の第一大臼歯用歯ブラシ
萌出直後の第一大臼歯の咬合面を清掃するため，毛先を短くし，毛束を少なくした歯ブラシを用いる．

　　① 子どもが自分で歯を磨いたあと，母親が子どもの歯を磨くように指導する．
　　② 第一大臼歯用の歯ブラシをつくり，第一大臼歯が萌出すれば用いる（図7-4）．
・食事指導：
　　① 間食の時間を決め，食卓でとるように指導する．
　　② テレビコマーシャルに惑わされないように注意し，間食の内容は母親が決めるように指導する．
・フッ素塗布：萌出直後の歯へのフッ素塗布が最も有効であることを教える．
・口腔診査：第一大臼歯の萌出に気を付ける．萌出していれば，フッ素含有セメントでシーラントする．
・フィシャーシーラント：乳臼歯咬合面の裂溝をレジンで封鎖する．

第8章
小児う蝕の治療

―――― この章の要点 ――――

　う蝕治療の基本は，う蝕病巣を除去してミュータンス菌数を減少させるとともに，咬合機能を回復させることである．しかし，う蝕病巣の除去のために歯髄組織が損傷するおそれがある場合には，時間をかけて除去することになる．また，う蝕が原因で歯を抜く処置もできる限り避けるべきである．

1. 乳歯や幼若永久歯においてう蝕象牙質を除去した場合には，必ず露出象牙質に対して水酸化カルシウム製剤で覆髄しなければならない．
2. 乳歯の歯冠修復は脱落時期を見きわめた上で行う．
3. 乳歯の早期抜歯はできる限り避け，脱落期まで保存するように努める．
4. 幼若永久歯の歯髄処置（断髄，抜髄，アペキシフィケーション）は，長い目でみれば予後不良である．

　小児におけるう蝕治療の目的は，すべてのう蝕病巣を除去して口腔内のう蝕原性細菌数を減少させることと，できるかぎり早期に修復処置を施して咬合機能を回復させることにある．また予後を考えれば，できるかぎり歯髄を取り除く処置を施さないように配慮することである．特に幼若永久歯における歯髄の除去は，断髄であれ抜髄であれ，その時点で除かれた歯髄に接する象牙質の発育を止めることになり，長い目でみれば予後は不良となる．

1　う蝕病巣の除去

　う蝕病巣を完全に除去することは，う蝕を治療する上できわめて重要である．しかし，乳歯や幼若永久歯における歯髄の象牙質再生能力は旺盛で，歯髄を傷つけるおそれのあ

る場合には，多少のう蝕象牙質を残しても，水酸化カルシウム製剤で覆髄すれば修復象牙質が形成される．幼若永久歯においては，修復象牙質が形成された時点で再治療することになる．残したう蝕象牙質が再石灰化していればそのまま，再石灰化していなければ軟化象牙質を除去した後，修復処置を施すことになる．

1）目的
う蝕の進行を防止することにより歯髄を保護するとともに，口腔内のう蝕原性細菌数を減少させる．

2）方法
① 健全な象牙質に支持されていないエナメル質はすべて除去する（図8-1）．
② エナメル質直下のう蝕象牙質は，鋭利なラウンドバーを用いて完全に除去する．
③ 歯髄に近接するう蝕象牙質もできる限り除去する．ただし，露髄のおそれのある場合には，う蝕象牙質を一層残して水酸化カルシウム製剤で覆髄し，セメント充填する．6ヵ月後にセメントを除去し，う蝕象牙質を完全に除去する．
④ う蝕象牙質を除去した露出象牙質に対しては，必ず水酸化カルシウム製剤による覆髄を施した後，グラスアイオノマーセメントで裏装する．
⑤ 最終修復を施す．

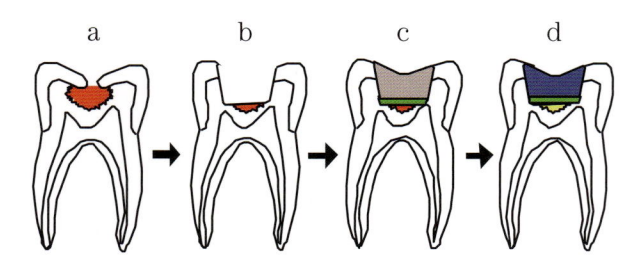

図8-1 う蝕象牙質の除去

う蝕象牙質はできる限り除去する．しかし露髄する可能性があれば，う蝕象牙質を一層残し，水酸化カルシウム製剤で覆髄し，う蝕象牙質の再石灰化と修復象牙質の形成を図る．
a. う蝕象牙質はエナメル質の下で拡大している．
b. 健全な象牙質に支持されていないエナメル質と，エナメル質直下のう蝕象牙質はすべて除去する．
c. 露髄する可能性があればう蝕象牙質を一層残し，水酸化カルシウム製剤で覆髄する．
d. 修復象牙質が形成され，う蝕象牙質が再石灰化した後に，修復処置を施す．

2　乳歯の歯冠修復

乳歯の歯冠修復においては，その乳歯があと何年間機能を営むことができるのかを調

べてから，その修復方法を考える．

1）目的
う蝕病巣を除去することによりう蝕の進行を防止するとともに，歯髄の保護を図る．また，う蝕による硬組織の欠損を修復することによって，歯冠幅径および高径の保持と咬合，咀嚼機能および審美性の回復を図る．

2）部位別の修復方法
(1) 乳前歯
① グラスアイオノマーセメント修復：唇面，隣接面，口蓋面に限局するう蝕
② レジン修復：唇面，隣接面，口蓋面に限局するう蝕や歯髄処置歯
③ コンポジットレジン冠修復：多歯面にわたるう蝕や外傷歯，ならびに歯髄処置歯

(2) 乳臼歯
① グラスアイオノマーセメント修復：咬合面，頰側面に限局する小さなう蝕
② レジン修復：咬合面，隣接面，頰側面，口蓋側面に限局するう蝕
③ インレー修復：隣接面を含む多歯面のう蝕
④ 乳歯冠修復：う蝕活動性の高い小児の歯冠修復，あるいは多歯面にわたるう蝕や歯髄処置を施した歯

3）乳歯の歯冠修復を行う上での注意点
(1) 小児との接し方
無痛処置を心がける．

(2) 乳歯の脱落時期
乳歯の歯冠修復は，処置する乳歯が口腔内で機能する期間，すなわち，脱落時期が何時なのかを見きわめた上で行わねばならない．

(3) 永久歯との相違
① 歯冠：
・第二乳臼歯を除いて近遠心歯冠幅径は後継永久歯より小さい．
・歯質が薄く，十分な深さの窩洞が形成できない．
・歯冠高径が低く，修復物の保持が得られにくい．
② 歯髄腔：歯髄腔が大きく，髄角が突出している．深い窩洞は露髄をもたらすことがある．
③ 歯頸部：乳臼歯の歯頸部は強く狭窄し，ラバーダムの装着を容易にする．
④ 接触点：面接触している．
⑤ 色調：明るく，白い．

(4) う蝕活動性
① う蝕活動性の高い小児においては，部分修復よりも全部修復を選択する．
② う蝕活動性の低い小児においては，初期う蝕は再石灰化により修復を必要としないことがある．

(5) 処置がもたらすもの
① う蝕に侵された歯質だけでなく，う蝕象牙質を除去するために健全歯質も削除することがあるため，歯を脆弱にする．
② 隣接面の削除はその隣在歯にも損傷をきたすおそれがある．
③ 隣接面あるいは歯頸部に及ぶ修復は歯肉の炎症をもたらすことがある．
④ 適切でない修復は咬合の変位をもたらすことがある．
⑤ 隣接面の削除はスペース・ロスをもたらすことがある．

4）グラスアイオノマーセメント修復　Glass ionomer cement restoration

(1) 長所
① 審美性に優れている．
② 歯質と接着性を有し，窩洞への適合性がよい．
③ 歯髄刺激性が少ない．
④ 歯質の切削量が少なくてすむ．
⑤ 即日修復が可能である．
⑥ フッ素を遊離する．

(2) 欠点
① 強度に劣る．
② 変色，磨耗しやすい．

(3) 適応症
① 審美性を重んじる前歯部の修復
② 乳臼歯のフィシャーシーラント
③ 乳臼歯小窩裂溝の初期う蝕

(4) 修復法
① 臨床診査およびエックス線診査による適応症の選択
② 局所麻酔，ラバーダム装着
③ う蝕象牙質を除去する上で妨げとなるエナメル質の除去
④ う蝕象牙質の除去および覆髄
⑤ セメントの充填と重合
⑥ 形態および咬合調整
⑦ 最終研磨

5） レジン修復　Resin restoration

接着性レジンの開発により，歯冠修復のあらゆる症例がその適応範囲に含まれ，乳前歯および乳臼歯の部分歯冠修復に用いる．

(1) 長所
① 審美性に優れている．
② 歯質と接着性を有し，窩洞への適合性がよい．
③ 辺縁封鎖性に優れている．
④ 歯質の切削量が少なくてすむ．
⑤ 即日修復が可能である．

(2) 欠点
① 変色，磨耗しやすい．

(3) 適応症
① 審美性を重んじる前歯部の修復（図8-2）
② 乳臼歯頰側溝に限局するう蝕
③ 乳臼歯咬合面あるいは咬合面から頰側溝あるいは舌側溝にわたるう蝕

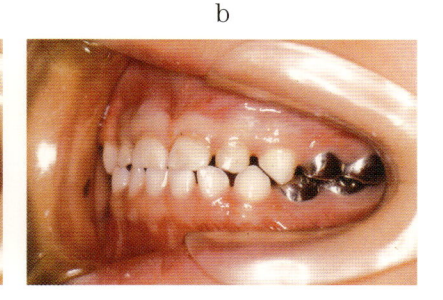

図8-2　乳前歯のレジン修復
フッ化ジアンミン銀塗布で黒色化した歯質を除去し，乳前歯に対してレジン修復を施した．
a．処置前写真　b．処置後写真

(4) 修復法
① 臨床診査およびエックス線診査による適応症の選択
② 局所麻酔，ラバーダム装着
③ う蝕象牙質を除去する上で妨げとなるエナメル質の除去
④ う蝕象牙質の除去および覆髄
⑤ 色合わせ
⑥ エッチングおよびボンディング
⑦ レジンの充填および重合

⑧　形態および咬合調整

⑨　最終研磨

6）レジン冠修復　Resin jacket crown

コンポジットレジンとクラウンフォームを利用して行うレジンジャケット冠である．主として上顎乳前歯部の広汎なう蝕，および外傷の修復に用いる．

(1) 長所

① 審美的に優れている．

② 脱落しにくい．

③ 即日の修復が可能である．

④ 術式が容易である．

⑤ 歯冠形態の回復が容易である．

⑥ 技工操作が不要である．

(2) 欠点

① 歯頸部の適合，仕上げが難しい．

② 既製品であるため，最適なクラウンフォームのないことがある．

(3) 適応症

① 乳前歯の広範囲に及ぶう蝕（図8-3）

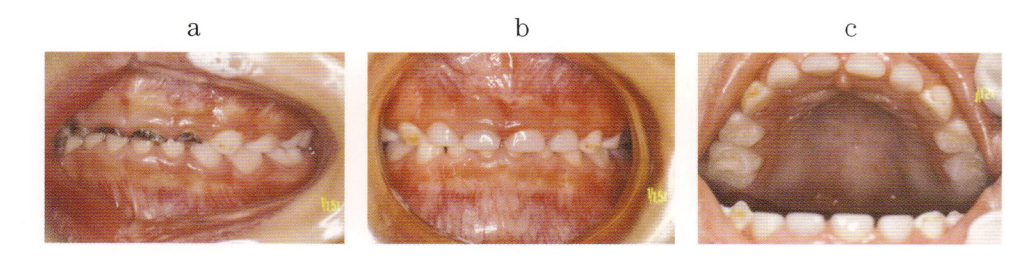

図 8-3　乳切歯のレジン冠修復

広範囲に及ぶ乳前歯のう蝕に対して，クラウンフォームを用いてレジン冠修復を施した．
a．処置前写真　b．処置後写真　c．処置後写真（開口時）

(4) 術式

① 臨床診査およびエックス線診査による適応症の選択

② 局所麻酔，ラバーダムの装着

③ う蝕象牙質の除去

④ 水酸化カルシウム糊剤による覆髄

⑤ 支台歯の形成：接着保持のため，なるべく歯質を残す．

⑥　クラウンフォームの選択
⑦　歯頸部の適合：クラウンフォームの歯頸部を金冠バサミで切除し調整する．
⑧　支台歯のエッチング，ボンディング
⑨　レジンを入れたクラウンフォームの支台歯への圧接
⑩　光照射して重合
⑪　形態修正および咬合の調整
⑫　研磨

7) 乳歯インレー修復　Inlay restoration for primary molars

乳臼歯の隣接面う蝕の修復に用いる．

(1) 長所
①　物理的強度が強い．
②　形態付与が確実に行える．
③　広範囲の修復が可能である．

(2) 欠点
①　即日修復が困難である．
②　色が審美的でない．
③　合着用セメントを用いるので辺縁封鎖性に問題がある．
④　保持，抵抗形態を付与するため，歯質の削除量が多い．
⑤　窩洞にテーパーを付与するため保持力が劣る．

(3) 適応症
①　隣接面を含む乳臼歯う蝕（図8–4）

(4) 術式
①　臨床診査およびエックス線診査による適応症の選択
②　局所麻酔
③　1次印象および対合歯の印象
④　ラバーダムの装着
⑤　窩洞の概形成：う蝕象牙質を取り除く上で妨げとなるエナメル質を削除する．
⑥　う蝕象牙質の除去：ラウンドバーを用いて，う蝕象牙質を完全に取り除く．
⑦　水酸化カルシウム糊剤による覆髄
⑧　裏層用セメントによる裏層
⑨　窩洞形成
　ⅰ）隣接面のスライスカット
　ⅱ）咬合面の窩洞形成：窩洞は象牙質内部に0.5mm程度入る深さとする．近心部では髄角との距離が近いため注意する．

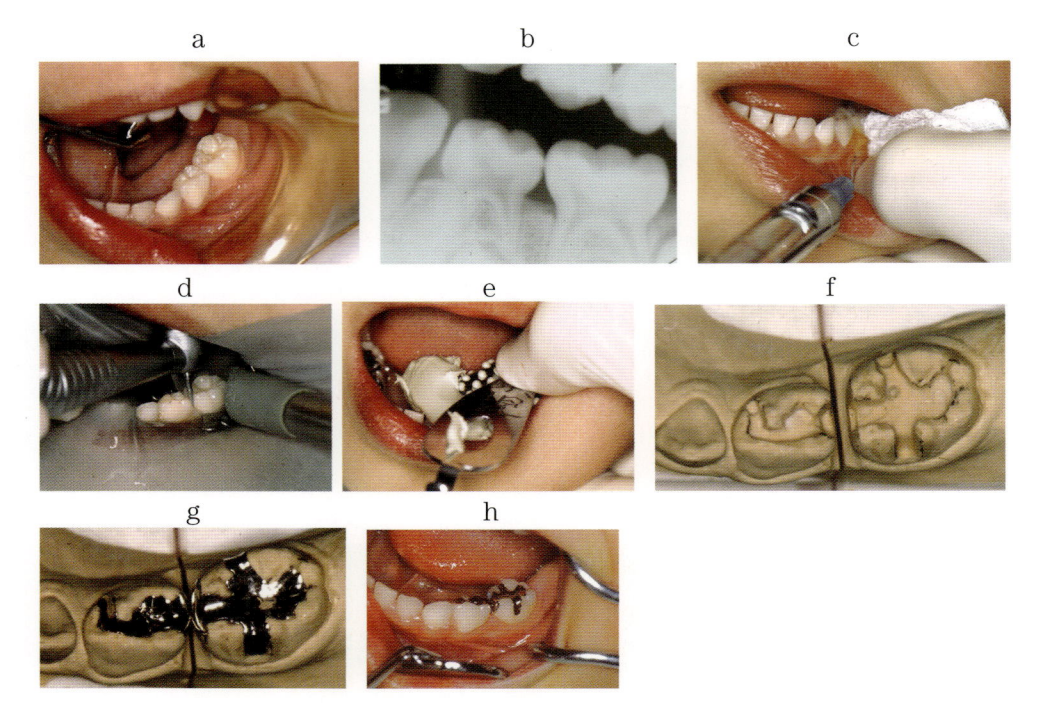

図 8-4 乳臼歯のインレー修復

乳臼歯隣接面の初期う蝕に対してインレー修復を施した．インレー窩洞形成のため健全な歯質を削除する必要がある．
    a．処置前写真 b．処置前エックス線像 c．局所麻酔 d．隣接面の削除
    e．印象 f．形成後の模型 g．技工修復物 h．処置後写真

  ⅲ）維持溝の形成：第一乳臼歯では舌側面近心部に，第二乳臼歯では頰側溝に形成する．

⑩ ラバーダムの除去
⑪ 印象，咬合採得
⑫ 仮封
⑬ 技工室におけるインレーの作製
⑭ インレーの試適
⑮ 咬合関係の確認：咬合紙を用いて咬合調整を行う．
⑯ 最終研磨：シリコンポイントで研磨する．
⑰ 合着

8）乳歯既製冠修復　Pre-formed primary crown restoration

  多歯面にわたる乳歯う蝕や，歯髄処置を施した乳歯の咀嚼機能の回復を目的として用いられる．また，クラウンループなどの保隙装置の支台歯として，あるいは幼若永久歯

に対する暫間的な補綴処置として用いられることもある．

(1) 長所
① 有髄歯，無髄歯を問わず，崩壊の大きな歯に適応できる．
② 歯質の削除量が比較的少ない．
③ 調整が容易で，即日修復することができる．

(2) 短所
① 支台歯への正確な適合ができない（図8-5）．
② 隣接面のスペースの回復が十分に行えない．
③ 咀嚼によって咬耗穿孔のおそれがある．
④ 審美性に劣る．

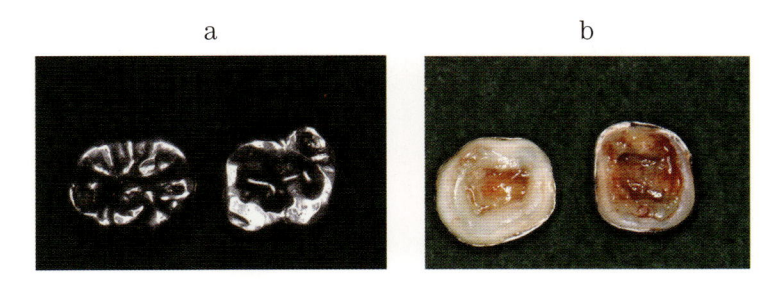

図8-5 脱落した乳歯冠の適合状態
a．穿孔はない．b．辺縁に合着セメントの層が見られる．

(3) 適応症
① 歯冠崩壊が大きい乳臼歯のう蝕（図8-6）
② 歯頸部まで進行した乳臼歯のう蝕
③ 部分修復では二次う蝕のおそれがあるう蝕活動性の高い小児の乳臼歯う蝕

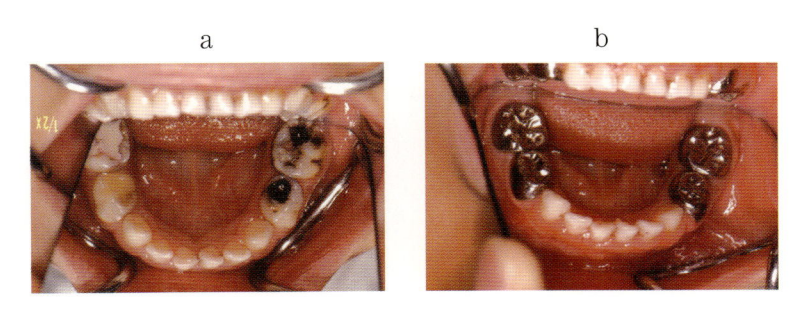

図8-6 乳臼歯の乳歯冠修復
う蝕活動性の高い小児に対しては，乳歯冠による修復が勧められる．
a．処置前写真　b．処置後写真

④　歯髄処置を施した乳臼歯
⑤　保隙装置の支台として用いる乳臼歯

(4) 術式
① 臨床診査およびエックス線診査による適応症の選択
② 局所麻酔
③ ラバーダムの装着
④ う蝕象牙質の除去：ラウンドバーを用いて，う蝕象牙質を完全に取り除く．
⑤ 水酸化カルシウム糊剤による覆髄
⑥ 裏層用セメントによる裏層
⑦ 歯冠形成
　 ⅰ）隣接面の形成：スライスカットする．
　 ⅱ）咬合面の形成：咬合面を約 1mm 削除する．
　 ⅲ）頰舌面の形成：豊隆部のアンダーカットを軽く除去する．鋳造冠形成のように，アンダーカットを完全に除去する必要はない．
　 ⅳ）隅角部の形成：形成によりできた鋭角を取り除き，丸みをもたせる．
⑧ 乳歯冠の調整
　 ⅰ）乳歯既成冠の選択
　 ⅱ）辺縁の調整：曲の金冠ばさみを用い，乳歯冠縁を大まかに切除する．
　 ⅲ）辺縁の再調整：試適後，曲の金冠ばさみを用い，冠縁を細かく切除する．
　 ⅳ）辺縁の研磨：カーボランダムポイントにより冠縁を滑らかにし，シリコンポイントで研磨する．
　 ⅴ）辺縁部の適合：ゴードンプライヤーで辺縁を内側へ屈曲させ，歯頸部のアンダーカットに入るように調節する．乳歯冠は，歯頸部と咬合面で支台歯と接するように調整する．
⑨ 装着：乳歯冠に合着用セメントをたっぷり入れて装着する．
⑩ はずれることがあるため，飴，キャラメル類は食べないように指導する．

3　幼若永久歯の歯冠修復

幼若永久歯の歯冠修復は，基本的にはう蝕病巣の除去とレジンあるいはグラスアイオノマーセメントを用いての暫間処置となる．

1）目的
う蝕病巣を可及的にしかも速やかに除去してう蝕の進行を抑制するとともに，修復象

牙質の形成を促すことにより幼若永久歯の歯髄処置を予防する．あわせて，永久歯列が完成するまで咀嚼機能の回復を計る．

2）幼若永久歯の歯冠修復を行う上での注意点
(1) 歯冠について
- 歯冠高径が低いため，十分な保持が得られない．
- 経年的に歯冠高径が高くなるため，辺縁の設定が難しい．
- 石灰化が十分でなく，う蝕に対する感受性が高い．
- 磨耗や咬耗を受けていないため，小窩裂溝が明瞭で複雑である．

(2) 歯髄腔について
- 歯髄腔が大きく，露髄しやすい．
- 根尖が未完成で象牙質が薄いため，歯髄処置はできるかぎり避ける．

(3) 歯頸部について
歯頸部の狭窄が明瞭でないため，ラバーダムが施しにくい．

3）グラスアイオノマーセメント修復　Glass ionomer cement restoration

フッ素を遊離するため，萌出直後の防湿の難しい第一大臼歯のフィシャーシーラント，あるいは裂溝部の初期う蝕の修復に用いる（図8-7）．

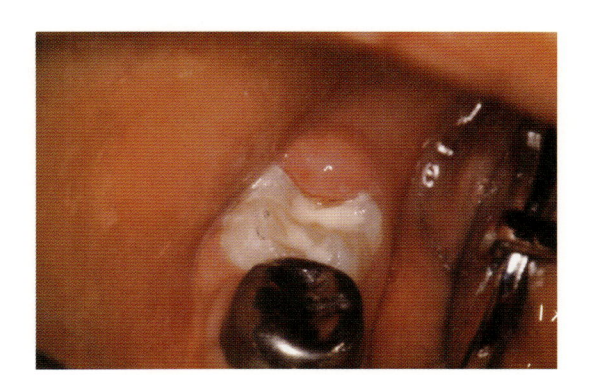

図8-7　萌出直後の第一大臼歯に対するグラスアイオノマーセメントによるフィシャーシーラント

萌出が完了し防湿が可能になれば，レジンによるフィシャーシーラントを施す．

4）レジン修復　Resin restoration

接着性レジンの開発により，歯冠修復のあらゆる症例がその適応範囲に含まれ，あらゆる幼若永久歯の部分歯冠修復に用いることができる．なお，象牙質が露出した部位に

は必ず水酸化カルシウム製剤で覆髄する．

5）レジン冠修復　Resin jacket crown
コンポジットレジンとクラウンフォームを利用して行うレジンジャケット冠で，主として上顎切歯の多歯面にわたるう蝕あるいは外傷歯の修復に用いる．

6）乳歯既製冠修復　Pre-formed primary crown
多歯面にわたるう蝕や歯髄処置を施した第一大臼歯の咀嚼機能の回復を目的として用いることがある．

4　乳歯の歯髄処置

乳歯の機能をできるかぎり長期，できれば乳歯の生理的脱落期まで保存することは，咬合発育の観点からきわめて重要である．また乳歯の歯髄処置の失敗は後継永久歯の萌出遅延や形成不全を引き起こす可能性がある．

1）歯髄炎の診断
(1) 問診と視診
う蝕病巣の深さと痛みの程度により診断する．象牙質まで及ぶう蝕病巣があり食物摂取時のみに痛みがあるときは慢性歯髄炎，象牙質まで及ぶう蝕病巣があり自発痛があるときは急性歯髄炎と診断する．急性歯髄炎や慢性全部性歯髄炎では，咬合痛も認められる．

(2) 動揺
急性歯髄炎や慢性全部性歯髄炎では動揺が認められる．象牙質まで及ぶう蝕を有する乳歯が多数あり，どの乳歯が痛みの原因であるのかが判断できない時には動揺を調べる．最も動揺の激しい歯が原因であることが多い．

(3) エックス線所見
慢性全部性歯髄炎では根尖部に透過像が認められることがある．

(4) 歯髄開放時の出血
急性歯髄炎および慢性全部性歯髄炎では歯髄開放時に出血が認められる．

2）間接覆髄法　Indirect pulp capping
う蝕病巣を取り除いた象牙質の消毒と再石灰化を促すとともに，修復象牙質の形成を促進させる．

(1) 適応症

う蝕病巣が象牙質に及んでいるものの，摂食時痛以外に明瞭な臨床症状を呈さない乳歯．

(2) 方法

う蝕病巣を取り除いたとき，あるいは露髄を引き起こさないように一層のう蝕象牙質を残した時に，露出象牙質面のすべてを水酸化カルシウム製剤で覆い，修復処置を施す．一層のう蝕象牙質を残した場合には，定期的に診査を行い，特に不快な症状がなければ，乳歯脱落期まで観察する．不快な症状が発現すれば，その時点で抜髄する．

(3) 予後

良好

3) 直接覆髄法　Direct pulp capping

窩洞形成中に発生した健全象牙質に囲まれた出血を認めない小さな露髄に対して，露髄部を含めたすべての露出象牙質面を水酸化カルシウム糊剤で覆うもの．

(1) 適応症

窩洞形成中，あるいはう蝕象牙質除去後に認めた露髄で，露髄部に出血を認めない乳歯．

(2) 方法

露髄面とすべての露出象牙質面を水酸化カルシウム糊剤で覆う．

(3) 予後

適応症であれば良好．

4) 生活歯髄切断法（水酸化カルシウム断髄）　Pulpotomy

う蝕病巣が象牙質深部まで及び，う蝕象牙質除去中に露髄し，露髄部より出血したものに対して施す．歯髄の炎症が冠部歯髄に限局している場合に，冠部歯髄を除去し，根部歯髄および根端周囲組織にまで炎症を波及させずに保存する（図8-8）．

乳歯の歯髄切断法としてホルムクレゾール（FC）を用いた断髄が長く使われてきた．しかし主成分であるホルマリンに催奇形性や発がん性があるとの報告がなされ，現在の小児歯科臨床ではFC断髄を行うことはない．

(1) 適応症

外傷あるいは窩洞形成中の偶発的な露髄で，露髄面が大きいか，露髄面が小さくても出血し，歯根部歯髄組織に異常を認めない乳歯．

(2) 長所

根部歯髄を保存するため，炎症が根端歯周組織に波及するのを防止する．

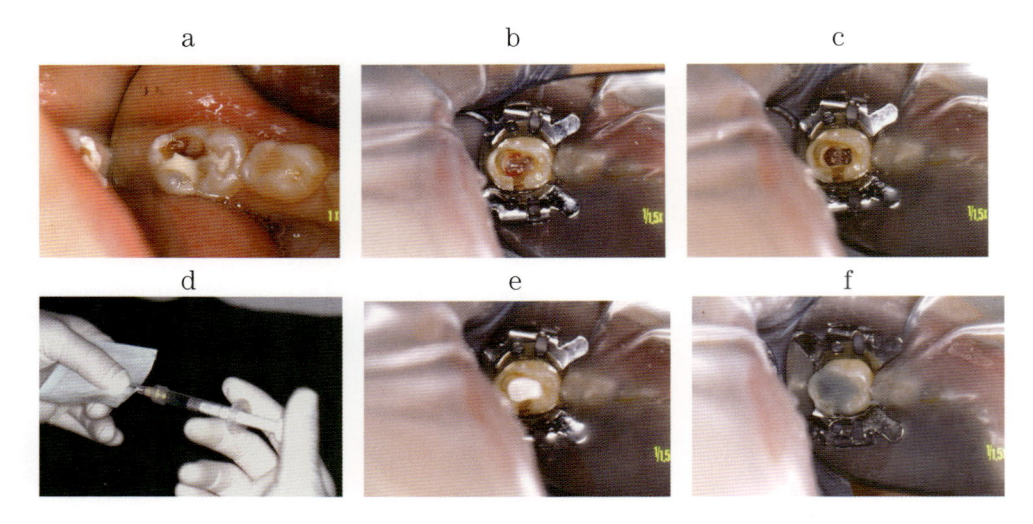

図 8-8　乳歯の断髄
う蝕象牙質の除去中に露髄し，しかも露髄部から出血した場合には，断髄処置を施す．
a. 処置前写真　b. 天蓋の除去後写真　c. 断髄後写真　d. 水酸化カルシウム糊剤
e. 水酸化カルシウム糊剤填塞後写真（髄腔底はすべて覆うように充填する）　f. セメント充填後写真

(3) 欠点

内部吸収を生じることがある．

水酸化カルシウムを用いての乳歯断髄では，内部吸収を引き起こしやすいことが知られている．しかし原因は水酸化カルシウムの使用にあるのではなく，①残存歯髄に慢性炎症が残っていた，あるいは，②切断創面と水酸化カルシウムとの間に血餅が介在していた，ために残存歯髄組織が激しい炎症を惹起した，とする考えもある．

(4) 術式

① 臨床診査およびエックス線診査による適応症の選択
② 局所麻酔
③ ラバーダム防湿
④ 歯髄腔に穿孔する前にう蝕象牙質を除去する．
⑤ ダイヤモンドバーを用いて，露髄部あるいは髄角部から歯髄腔に穿孔する．
⑥ 天蓋の外形に沿ってバーを操作し，天蓋を完全に除去する．
⑦ 新しいラウンドバーを用いて，根管口付近で歯髄を切断し，冠部歯髄を除去する．
⑧ 髄腔を生理食塩水で洗浄し，湿らせた綿球で切断面を圧迫，止血する．これで止血しない場合には，さらに根尖側で断髄し直す（それでも止血しない場合には，抜髄処置となる）．
⑨ 止血の確認後，切断面に水酸化カルシウム糊剤を貼付する．

⑩ 光重合グラスアイオノマーセメントを重層する．
⑪ 支台歯の形成を行う．
⑫ 既製乳歯冠による歯冠修復を行う．

(5) 予後
臨床的成功率は約 70% である．

5) 抜髄法　Pulpectomy
歯髄の炎症が根管歯髄まで及び，歯髄切断法が行えない場合，歯根部歯髄を除去して根尖周囲組織への炎症の波及を防ぐ（図 8-9）．

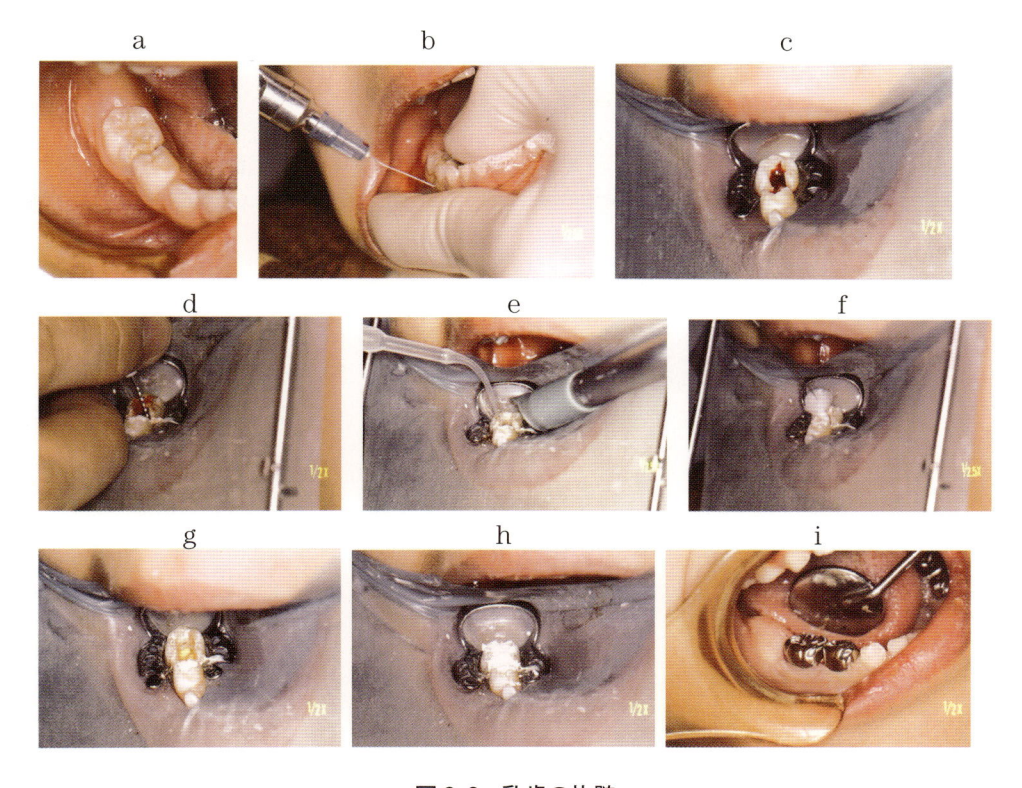

図 8-9　乳歯の抜髄
自発痛があり，動揺をきたしたう蝕歯に対しては，抜髄処置が必要となる．
a. 処置前写真　b. 局所麻酔　c. 髄腔開放　d. 抜髄　e. 生理食塩水による洗浄
f. 乾燥　g. 糊剤による根管充填　h. セメント充填　i. 乳歯冠装着

(1) 適応症：歯髄の炎症あるいは変性が歯根部歯髄にまで及ぶ乳歯．
(2) 術式
① 臨床診査およびエックス線診査による適応症の選択

②　局所麻酔
③　ラバーダム防湿
④　歯髄腔に穿孔する前にう蝕象牙質を除去する．
⑤　ダイヤモンドバーを用いて，露髄部あるいは髄角部から歯髄腔に穿孔する．
⑥　天蓋の外形に沿ってバーを操作し，天蓋を完全に除去する．
⑦　ラウンドバーを用いて，根管口付近で歯冠部歯髄を除去する．
⑧　クレンザー，リーマー，ファイルを用いて，歯根部歯髄を除去する．この場合，根尖部歯髄を残すようなつもりで，器具が根尖部外に突き出ないように注意する．抜髄後，止血すれば炎症歯髄は除去できたと判断する．止血しなければ，炎症歯髄が残存していると判断し，残存歯髄を除去する．残存歯髄を除去したと判断しても止血しない場合には，器具により根尖部組織を傷つけたと判断し，仮封して1週間観察する．止血すれば根管洗浄する．
⑨　抜髄後，生理食塩水で根管内を洗浄する．
⑩　乾燥後，乾燥綿を根管内に挿入し，汚れがなければ，水酸化カルシウム-ヨード剤で根充する．この場合，根管部にまず充填し，綿球で軽く根尖側に押し込んだ後，髄底部を覆うように水酸化カルシウム-ヨード剤を充填する．
⑪　光重合グラスアイオノマーセメントを重層する．
⑫　支台歯の形成を行う．
⑬　既製乳歯冠による歯冠修復を行う．

6）感染根管治療

歯髄壊疽により歯根膜炎を起こした感染根管を清潔にすることにより根尖部病巣を治癒させる，あるいは歯髄壊死に陥った乳歯の根管を清潔に保つことにより，根尖部病巣の発生を予防する．

(1) 術式

①　臨床診査およびエックス線診査による適応症の選択
②　局所麻酔
③　ラバーダム防湿
④　歯髄腔に穿孔する前にう蝕象牙質を除去する．
⑤　ダイヤモンドバーを用いて，天蓋を完全に除去する．
⑥　ラウンドバーを用いて，根管口付近で感染歯髄を除去する．
⑦　クレンザー，リーマー，ファイルを用いて，歯根部歯髄を除去する．
⑧　感染歯髄除去後，生理食塩水で根管内を洗浄する．乾燥後，乾燥綿を根管内に挿入し，セメントで仮封する．この感染根管処置により，膿瘍を引き起こす可能性があるため，処置後，必ず抗生物質を投与する．

膿瘍や瘻孔が処置前からある場合には，綿花で仮封し，抗生物質を初回倍量（最初の投与に際して，2回分摂取するように指示）で投与する．また波動の触れるような膿瘍の場合には，併せて切開を行い，排膿させる（図8-10）．
⑨ 次回来院時，膿瘍や瘻孔が消失していれば，根管洗浄，乾燥後，乾燥綿を根管内に挿入し，セメント仮封する．
⑩ 乾燥綿が汚れていなければ，水酸化カルシウム-ヨード剤で根充する．
⑪ 光重合グラスアイオノマーセメントを重層する．
⑫ 支台歯の形成を行う．
⑬ 既製乳歯冠による歯冠修復を行う．

(2) 注意点

心臓に疾患をもっている患者においては，できるかぎり感染根管治療にならないように注意し，感染根管治療を必要とする場合には抜歯する．

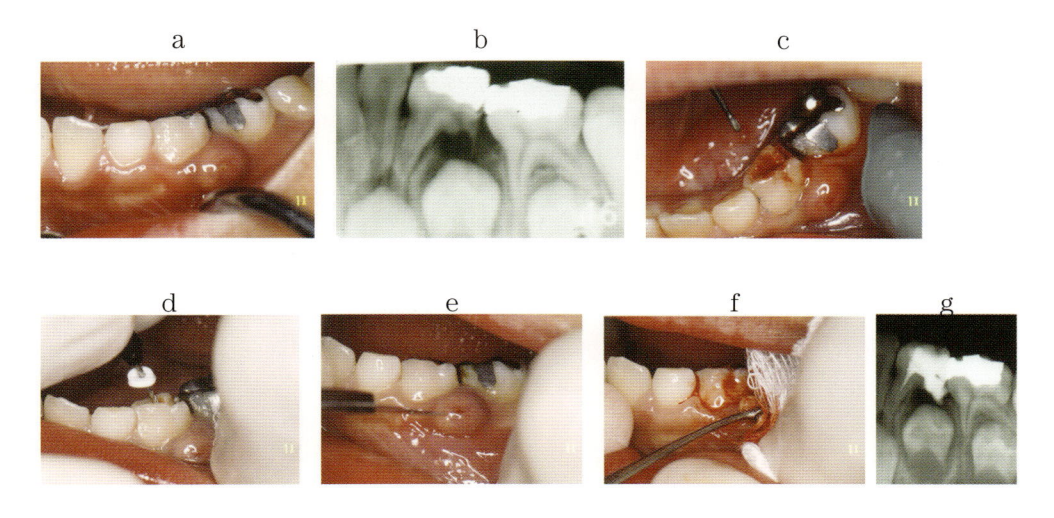

図8-10 乳歯の感染根管治療
歯肉膿瘍をきたしており，髄腔の開放後，切開を行うとともに，抗生物質の投与を行った．
a．処置前写真　b．処置前エックス線像　c．歯髄開放時写真
d．腐敗組織の除去　e．切開　f．掻爬　g．根管充填後のエックス線像

5 幼若永久歯の歯髄処置

できるかぎり歯髄除去処置を施さず，できれば覆髄処置で治めるようにする．

1）間接覆髄法　Indirect pulp capping

う蝕病巣を取り除いた象牙質の消毒と再石灰化を促すとともに，修復象牙質の形成を

促進する．

(1) 適応症

う蝕病巣を取り除いた時に露出した象牙質

(2) 方法

露出した象牙質のすべての面を水酸化カルシウム製剤で覆う．

(3) 予後

良好

2）暫間的間接覆髄法　Indirect pulp capping（IPC）

う蝕病巣を完全に取り除くと露髄を引き起こす可能性が高いと判断される場合に，一層のう蝕象牙質を残して水酸化カルシウム製剤で覆い，う蝕象牙質の再石灰化と修復象牙質の形成を促す．

(1) 適応症

象牙質深部まで及ぶう蝕

(2) 方法

① 一層残したう蝕象牙質を含めて，すべての露出象牙質面を水酸化カルシウム製剤で覆う．
② 6ヵ月後，残存するう蝕象牙質を除去し，再度，水酸化カルシウム製剤で覆う．
③ 6ヵ月後においても露髄するおそれがある場合には，一層のう蝕象牙質を残して水酸化カルシウム製剤で覆う．さらに6ヵ月後，残存するう蝕象牙質を除去し，水酸化カルシウム製剤で覆う．

(3) 予後

良好

3）直接覆髄法　Direct pulp capping

露出した歯髄部に象牙質の形成を促す．

(1) 適応症

窩洞形成中あるいはう蝕象牙質除去後に認めた微小な露髄で，露髄部に出血を認めないもの．

(2) 方法

露髄面を生理食塩水で洗浄した後，露髄部およびすべての露出象牙質面を水酸化カルシウム製剤で覆う．

(3) 予後

良好

4）部分歯髄切断法（部分断髄）　Partial pulpotomy

歯髄の炎症が露髄部に限局している場合，露出歯髄とその直下の歯髄を除去し，切断面を水酸化カルシウム糊剤で覆うことで，歯冠部歯髄の多くを保存する（図5-13を参照）．

(1) 適応症
歯髄の炎症が露髄部に限局し，他の歯冠歯髄に異常を認めないもの．

(2) 術式
① 臨床診査およびエックス線診査による適応症の選択
② 局所麻酔
③ ラバーダム防湿
④ う蝕象牙質の除去
⑤ ダイヤモンドバーを用いて，露髄部から約2mm深部まで歯髄を除去する．
⑥ 切断面歯髄を滅菌生理食塩水で洗浄する．
⑦ 生理食塩水で湿らせた綿球を切断面に置き，止血を行う．
⑧ 止血の確認後，切断面に水酸化カルシウム製剤を貼付する．
　止血しない場合には，根管口部で断髄する．
⑨ 光重合グラスアイオノマーセメントを重層する．
⑩ 症状のないのを確認後，修復処置を施す．
⑪ 定期的に診査し，歯根の成長と根尖の閉鎖を確認する．

(3) 予後
良好

5）生活歯髄切断法　Pulpotomy

歯髄の炎症が冠部歯髄に限局している場合に，冠部歯髄を除去し，切断面を水酸化カルシウム糊剤で覆うことで，根部歯髄および根端周囲組織にまで炎症を波及させずに保存する（図8-11）．

(1) 適応症
歯髄の炎症が冠部歯髄に限局し，根部組織に異常を認めないもの．

(2) 術式
① 臨床診査およびエックス線診査による適応症の選択
② 局所麻酔
③ ラバーダム防湿
④ う蝕象牙質の除去
⑤ ダイヤモンドバーを用いて，天蓋を完全に除去する．
⑥ 新しいラウンドバーを用いて，根管口付近で歯髄を切断し，冠部歯髄を除去する．
⑦ 髄腔を生理食塩水で洗浄後，湿らせた綿球で切断面を圧迫，止血する．

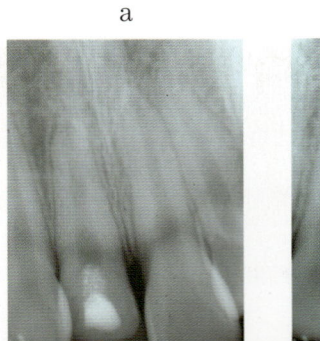

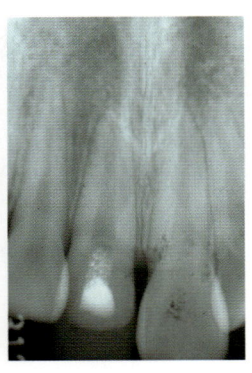

図 8-11 幼若永久歯の断髄
処置後1年のエックス線像には象牙質橋（Dentin bridge）の存在を認める．
a. 断髄直後エックス線像　b. 断髄1年後エックス線像

　これで止血しない場合には，さらに根尖側で断髄し直す．
⑧　止血の確認後，切断面に水酸化カルシウム糊剤を貼付する．
⑨　光重合グラスアイオノマーセメントを重層する．
⑩　1週間後に症状のないのを確認して，修復処置を施す．
⑪　定期的にエックス線診査し，象牙質橋（Dentin bridge）の形成と歯根の成長，さらには根尖の閉鎖を確認する．

6）感染根管治療

　根尖未完成の幼若永久歯の歯髄が失活あるいは壊死状態に陥った場合には，根尖閉鎖術（アペキシフィケーション；Apexification）を行い，根尖部組織による歯根の成長と根尖の閉鎖を図る．

(1) 適応症
　歯髄が壊死状態に陥った幼若永久歯

(2) 処置における注意点
①　治療時に根尖部歯周組織を損傷しないよう注意する．成熟永久歯の感染根管治療のように，リーマーとファイルで感染象牙質を含めた感染組織をすべて除去すると，歯根形成を促す細胞まで除去することになり，歯根の成長を止めることになる．クレンザーで感染組織を軽く取り，生理食塩水で洗い流す程度に留める．
②　成熟永久歯の感染根管治療に用いる消毒剤や洗浄液は用いない．
　これらの薬剤の作用は強力で，用いると歯根形成を促す細胞を死滅させることになり，歯根の成長を止めることになる．根管清掃には生理食塩水のみを用い，ドライコットンのみで根管貼薬は行わない（図8-12；図8-13）．

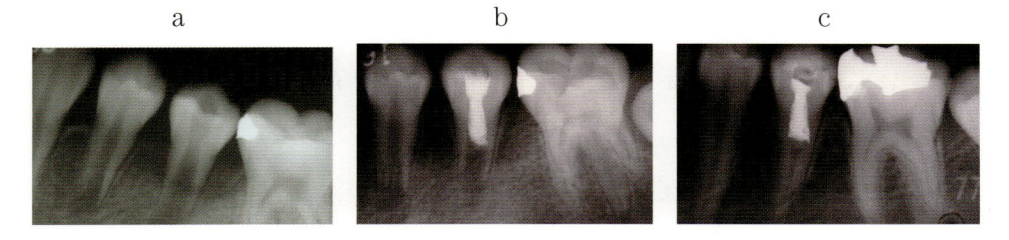

図 8-12　幼若永久歯の感染根管治療（根尖閉鎖術；Apexification）
中心結節の破折に伴う歯槽膿瘍を引き起こした下顎第二小臼歯に対して，アペキシフィケーション処置を施した．
　　a．処置前エックス線像　b．処置後エックス線像
　　c．処置4年後エックス線像；歯根が成長し，根尖が閉鎖している．

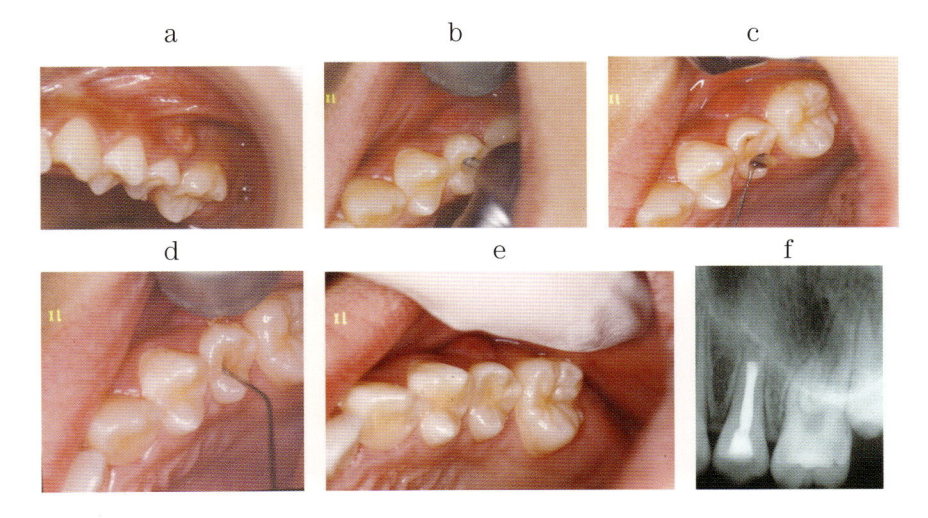

図 8-13　幼若永久歯の感染根冠治療（根尖閉鎖術；Apexification）
中心結節の破折に伴う歯槽膿瘍を引き起こした上顎第二小臼歯に対して，アペキシフィケーション処置を施した．
　　a．処置前写真　b．歯髄開放時写真　c．腐敗組織の除去
　　d．生理食塩水での洗浄　e．レジン修復後写真　f．術後1年のエックス線像

(3)　術式

① 臨床診査およびエックス線診査による適応症の選択
② 局所麻酔
③ ラバーダム防湿
④ う蝕象牙質の除去
⑤ 髄腔の開放
⑥ 感染歯髄の除去

ラウンドバーを用いて，冠部歯髄を除去し，根管口を明示する．根部歯髄はクレンザーを用いて除去する．クレンザーで腐敗組織を十分に取りきれない場合には，ファイルを用いて軟組織の除去を図るが，象牙質を削除してはならない．
⑦　生理食塩水にて根管を洗浄する．
⑧　乾燥後，乾燥綿を根管内に挿入し，セメント仮封する．膿瘍や瘻孔のある場合には，綿花で仮封し，抗生物質を投与する．膿瘍や瘻孔が消失すれば，根管洗浄，乾燥後，乾燥綿を根管内に挿入し，セメント仮封する．
⑨　1週間後，乾燥綿が汚れていなければ，水酸化カルシウム-ヨード剤で根充する．汚れていれば生理食塩水にて根管を洗浄し，セメント仮封する．乾燥綿が汚れなくなった時点で，水酸化カルシウム-ヨード剤で根充する．
⑩　光重合グラスアイオノマーセメントを重層する．
⑪　症状のないのを確認後，修復処置を施す．
⑫　定期的に診査し，歯根の形成と根尖の閉鎖を確認する．
⑬　根尖の閉鎖後，ガッタパーチャで根充し，最終処置を施す．

6　抜歯

1) 原則
①　舌，口唇，歯肉および頬部などの軟組織を障害しないこと．
②　後継永久歯胚，骨，隣接歯および対合歯などの硬組織を障害しないこと．
③　エックス線診査で以下のことを確認しておくこと．
　・歯根の大きさと形
　・乳歯根の吸収程度と吸収部位（歯根破折する可能性はないか）
　・永久歯胚の位置と発育状態
　・その他の病変の有無

2) 適応症
①　修復不可能なう蝕歯あるいは外傷による破折歯
②　根尖病巣のある崩壊の著しい歯
③　後継永久歯の萌出を妨げている晩期残存乳歯
④　歯列弓内にある不要な過剰歯
⑤　萌出不能な埋伏歯
⑥　機能を果たさない転位歯

3) 術式
① 臨床診査およびエックス診査による適応症の選択
② 局所麻酔
③ ヘーベルまたはエキスプローラーで歯周靱帯を切る．
④ ヘーベルで歯を脱臼させる．
⑤ 適切な鉗子を選ぶ．
⑥ 鉗子の先が歯牙の長軸方向に平行となるようにして，臨床歯冠を鉗子でつかむ．
⑦ 歯牙を完全に脱臼させて抜歯する（図8-14）．
　ⅰ）前歯：わずかに回転を伴った唇舌的な動き
　ⅱ）臼歯：頰舌的な動き

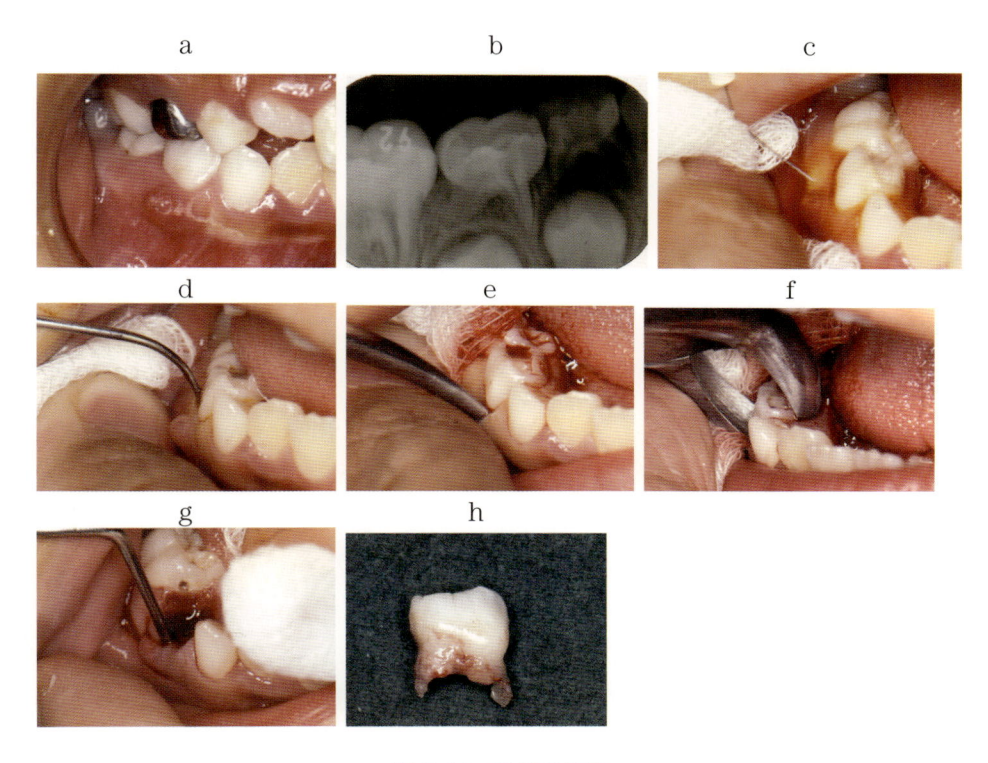

図8-14　乳歯の抜歯
a．処置前写真　b．処置前エックス線像　c．局所麻酔　d．靱帯の切除
e．ヘーベルによる脱臼　f．鉗子による抜歯　g．搔爬　h．抜去歯

4) 歯根分割法による抜歯
　低年令児の乳臼歯は，長くて彎曲の強い乳歯根間に後継永久歯胚が抱きかかえられた状態にある．このような乳臼歯の抜歯では，タービンを用いて歯冠を近遠心的に二分し

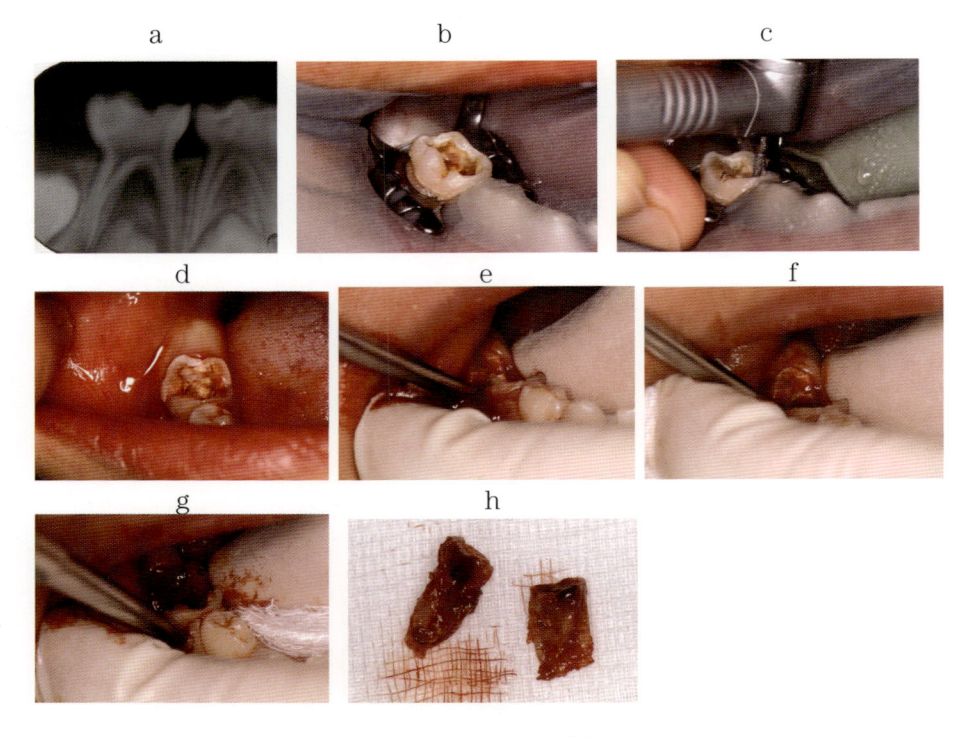

図 8-15 乳歯の分割抜歯

幼児の乳臼歯抜歯では，近心根と遠心根を切断して分離し，その切断部に直のヘーベルを挿入して，遠心根から抜歯する．
　a．処置前エックス線像　b．処置前写真　c．タービンによる近遠心中央部の切断　d．切断後写真
　e．ヘーベルによる中央部離断と脱臼　f．遠心根の抜去　g．近心根の抜去　h．分割抜去した乳臼歯

た後，ヘーベルと残根鉗子を用いて，別々に抜去する方法が採られる（図 8-15）．

5）幼若永久歯の抜歯

　う蝕が原因で幼若永久歯を抜歯するケースは激減している．しかし，来院した時点で歯根分岐部に病巣を有していたり，う蝕が髄腔底まで達している第一大臼歯に遭遇することがある．多くは下顎第一大臼歯で，このような場合には，抜歯せざるをえないことになる．このような症例においては，しばしば上顎第一大臼歯も重度のう蝕に罹患していることが多い．このような症例において，第二および第三大臼歯の歯胚が存在し，第二大臼歯の萌出までかなりの時間がある場合には，抜歯の適応である下顎第一大臼歯の抜歯だけでなく，同側上顎第一大臼歯の抜歯も考慮すべきである．苦労して上顎第一大臼歯を保存しても，下顎第二大臼歯が萌出するころには挺出して，咬合干渉を引き起こすことがある．早期の第一大臼歯の抜歯は，第二大臼歯の近心移動をもたらし，矯正処置を施すことなく，第二小臼歯に接触するまで近心移動することがある．

6）術後処置

① 出血の抑制（圧迫止血）

　折り畳んだガーゼで抜歯創を覆い，患者にしっかり噛ませて保持させる．

② 鎮痛薬の投与

③ 抗生物質の投与

　患者の抵抗力が低下している時，外科的処置が広範囲にわたる時，あるいは重度の感染歯を抜歯した時には術後，抗生物質を投与する．この場合，十分な量を投与する必要がある．たとえばサワシリンドライシロップの場合，体重1kg当たり40mgを分3で投与する．また患者が心疾患を有している場合には，1日分を前投与しておき，処置の少なくとも1時間前に一度に服用してもらう．

④ 咬傷の注意

　特に下顎の処置の場合には，麻酔がさめる処置2〜3時間後まで食事をしないように，母親に注意する（図8-16）．

⑤ 抜歯当日は安静にし，入浴と激しい運動は控える．

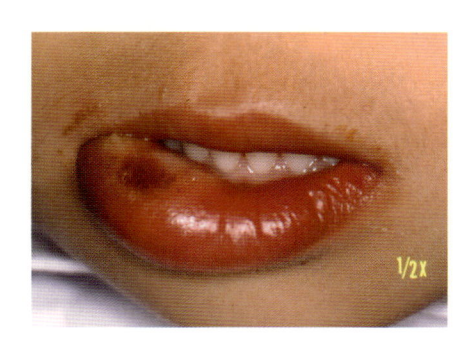

図8-16　局所麻酔後の咬傷

下顎歯の処置に対して局所麻酔を施す場合，口唇を咬まないように，指導する必要がある．抗生物質を投与すれば，1週間ほどで治癒するが，保護者の信頼は低下する．

第9章
小児歯科における咬合管理

この章の要点

咬合を考慮にいれない歯科処置はありえない．特に成長期にある小児の歯科治療においては，施す歯科処置のほとんどすべてが咬合誘導処置と考えてよい．

1. 第二乳臼歯が機能を営むまで，乳歯列期不正咬合の診断はできない．
2. 乳歯列期の機能性不正咬合は，その原因を理解すれば，容易に正しい咬合状態に回復させることが可能である．
3. 乳歯列期においてはう蝕の発生を予防すること，混合歯列期になれば乳歯の脱落時期と永久歯の萌出順序を見きわめることが重要である．
4. 第二乳臼歯が脱落した後の不正咬合は小児歯科医の領域外と考えるべきである．

　咬合の正常な発育を妨げる因子を早期に発見し，それに対して適切な処置を行うことによって正しい咬合へ導くことを咬合誘導（Denture guidance）と呼んでいる．そのなかで，現状をそのまま維持すると間違いなく不正咬合になると考えられる症例に対して，その原因を発見し，正しい咬合に導くと考えられる状態にまで修正し，管理する方法を能動的咬合誘導と呼ぶ．一方，現状のままで推移すると正常な咬合状態になると考えられる症例に対して，その現状を維持し，管理する方法を受動的咬合誘導と呼ぶ．

　小児歯科で施す歯科処置のほとんどすべてがそのいずれかに属し，咬合誘導を専門性の高い特殊な診療分野と考えるべきではない．う蝕の予防と治療は重要な受動的咬合誘導法であり，機能性交叉咬合の治療や不良習癖の是正は能動的咬合誘導法になる．小児歯科においては，乳歯を健全な状態で機能させ，健全な状態で永久歯に置き換わるように導くことが基本となる．この健全な状態を妨げる因子を早期に発見し，早期に治療して健全な状態に回復させることが，小児歯科医の仕事となる（表9-1）．

表9-1　小児歯科における咬合の管理

I．乳歯列期
 1．う蝕の予防と治療
 2．機能性不正咬合の治療
 3．不良習癖の是正
 4．先天欠如および過剰歯の発見

II．混合歯列期
 1．萌出時期と萌出順序の把握
 2．異所萌出の管理
 3．スペース分析
 4．保隙とスペース回復

1　乳歯列期の咬合管理

1）乳歯の萌出時期

 一般に，乳歯は生後8ヵ月頃に萌出を始め，3歳までには終了する（表4-1を参照）．最初に萌出する乳歯は下顎乳中切歯であることが多い．この乳中切歯の萌出が遅い子どもは，他の乳歯の萌出も遅いし，永久歯の萌出も遅くなることが多い．

2）乳歯列期の正常咬合

 乳歯の咬合関係は，上下顎第二乳臼歯の遠心面端の位置関係（ターミナルプレーン）と，上下顎乳犬歯の関係によって判定する．
 ①　ターミナルプレーンには2つの正常な型（垂直型と近心段階型）がある．
 ②　上下顎乳犬歯がそれぞれの対顎の霊長空隙（後述）に相対し，上顎乳犬歯の近心

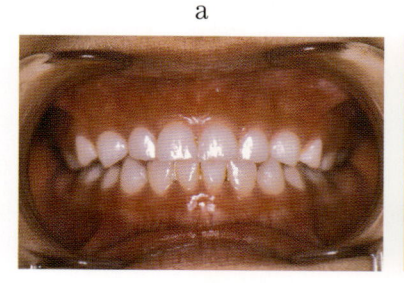

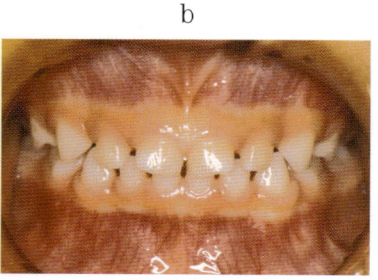

図9-1　乳歯列期における正常咬合
顎の成長に伴って，歯間空隙（発育空隙という）のできるのが望ましい．
a．閉鎖型　b．有隙型

切縁の口蓋側部に下顎乳犬歯の遠心切縁の唇側部が接触する．
③　正常な乳切歯の関係は，わずかな over bite とわずかな over jet を示す．
④　乳歯列には正常な型として，歯列内に空隙のある有隙型（Spaced type）と空隙のない閉鎖型（Closed type）とがある（図 9-1）．

3）ターミナルプレーン　Terminal plane

乳歯列の咬合は，上下顎の第二乳臼歯遠心端の位置関係（ターミナルプレーン）から3つの型に分けられ，それぞれ第一大臼歯の咬合関係の成立に大きく関与する．

(1) 垂直型　Vertical type

第二乳臼歯の遠心端が上下顎同一平面上にあるもので，乳歯列咬合関係では，最も高頻度に見られる．永久歯咬合では，Angle 分類の I 級か II 級になることが多い．

(2) 近心段階型　Mesial step type

下顎の第二乳臼歯の遠心端が上顎のそれより近心にあるもので，頻度はそれほど多くない．永久歯咬合では，Angle 分類の I 級か III 級になることが多い．

(3) 遠心段階型　Distal step type

下顎の第二乳臼歯の遠心端が上顎のそれより遠心にあるもので，頻度は最も低い．永久歯咬合では，ほとんどが Angle の分類の II 級になる．

ターミナルプレーンが半咬頭以上ずれているような近心段階型あるいは遠心段階型の場合には，永久歯咬合ではそれぞれ Angle の分類の III 級か II 級になることが多い．

4）乳歯列期の歯間空隙

(1) 霊長空隙　Primate space

乳歯列の上顎乳側切歯と乳犬歯の間，下顎乳犬歯と第一乳臼歯の間に認められる空隙をいい，この空隙は霊長類に特徴的に見られることからこの名で呼ばれる（図 9-2）．正常咬合では，この空隙には対顎の乳犬歯が咬合する．

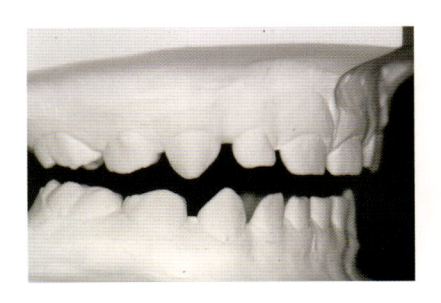

図 9-2　霊長空隙
上顎乳側切歯と乳犬歯の間，下顎乳犬歯と第一乳臼歯の間に認められる空隙をいう．

(2) **発育空隙** Developmental space

　　乳歯列に認められる生理的空隙のうち，霊長空隙以外のものをいう．発育空隙は，乳歯萌出の段階から存在するものと，増齢的に現れるものとがある．またこの空隙は，顎骨の発育に従って拡大することがある．主に前歯部に認められ，永久前歯へのスムーズな交換に使われる．

5）乳歯列に不正咬合が少ない理由

① 頭蓋，顎の発達が最も旺盛な時期で，乳歯が萌出する空間に比較的余裕がある．
② 口腔諸筋の発育も活発で，頭蓋の成長変化や顎の位置的変化に適応して発育する．
③ 乳歯の歯軸と咬合力の方向は咬合平面に対してほぼ垂直な方向に向かっているため，歯の近心方向への移動や捻転傾斜が起こりにくい．

6）乳歯列期の不正咬合　Malocclusion in the primary dentition

(1) **機能性の不正咬合**

　　上下顎の前後的あるいは頰舌的位置関係にごくわずかの異常があるとき，咬合時にいずれかの乳歯に早期接触が起きる．この早期接触が起こると，そのままでは咬むという機能を営むことができないため，顎を偏位させて咬合する習慣が成立する．

　　この早期接触が前歯部に認められる時，前歯部の交叉咬合を，乳犬歯や乳臼歯で起こる時，臼歯部の交叉咬合を引き起こす．これらの予後は，当該乳歯の脱落や永久歯の萌出によって自然治癒する場合もあるが，そのまま発展して骨格性の交叉咬合を引き起こすことがあるため，早期治療することが必要である．

(2) **機能性臼歯部交叉咬合**

　　中心咬合では乳犬歯あるいは乳臼歯の早期接触により咬合できず，そのため下顎を偏位させて咬合することに起因する（図9-3）．この状態が顎の発育により自然に治癒することは少なく，放置しておくと骨格性の交叉咬合になる．

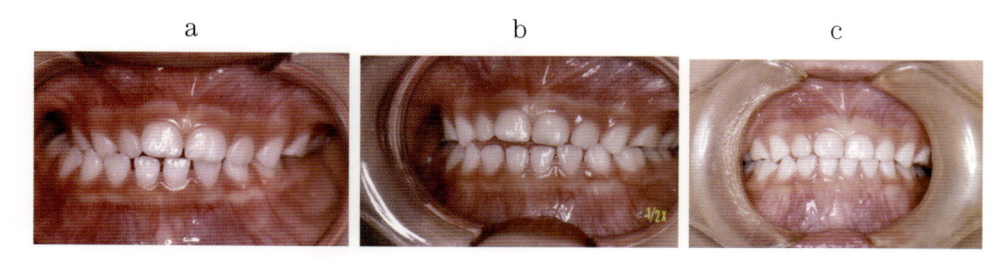

図9-3　機能性臼歯部交叉咬合
乳犬歯あるいは乳臼歯の早期接触により，顎を偏位させて咬合することから起こる．
　　a．処置前写真　b．中心咬合写真（乳犬歯で早期接触）　c．処置後写真

診査法
① 片側性の臼歯部交叉咬合である．
② 咬合させたとき，下顎の正中線が交叉咬合側に偏位する．
③ 上下顎正中線を一致させて咬合させると，乳犬歯あるいは乳臼歯に早期接触が認められる．
④ 安静位では正中線が一致している．

治療法
① 上下顎の正中線を一致させて，咬む訓練を行う．
② 上下顎の正中線を一致させた時，早期接触した部位を削合して，正しい咬合位に導くような斜面を形成する．斜面の角度を水平に対して30〜45度にする．
③ 上下顎の正中線を一致させて，削合した斜面で咬合するように，1日数回，数分ずつ咬む訓練をする．
④ 上顎歯を頰側に，下顎歯を舌側に斜面に沿って移動するように，2週間ごとに歯面の削合を行う．
⑤ 多くの場合，上顎歯列の狭窄が認められるので，咬合訓練と咬合調整を行うとともに，拡大装置を用いて上顎の拡大を行う（図9-4）．

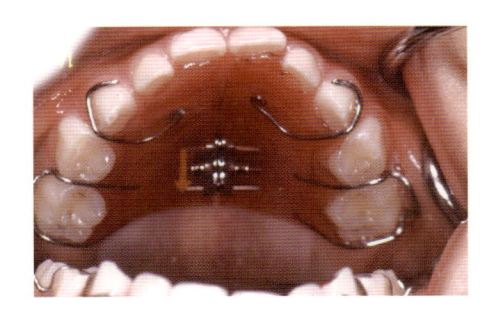

図9-4　機能性臼歯部交叉咬合治療に用いた上顎拡大装置

(3) 機能性前歯部交叉咬合

中心咬合では乳切歯の早期接触により咬合できず，そのため下顎を突出させて咬合するために起こる（図9-5）．この状態は乳切歯の脱落により自然に治癒することがあるが，放置しておくと骨格性の交叉咬合となることがあるため，乳歯列期に治しておくほうがよい．

診断法
① 正中を一致させて上顎切歯の切端と下顎切歯の切端とを咬合させることができる．
② 自然に咬合させたとき，上下顎の切歯が切端部で咬合した後，下顎骨が前方に

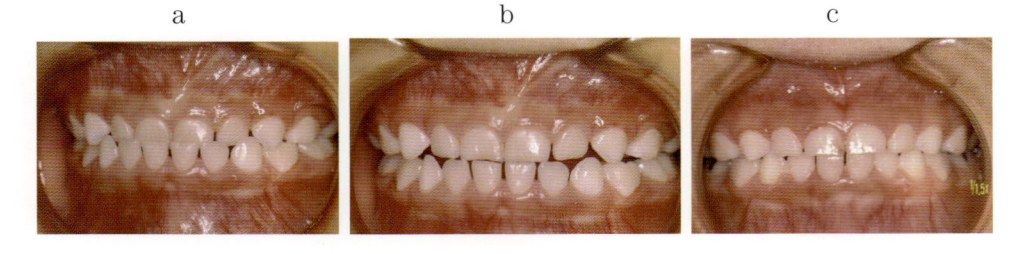

図9-5 機能性前歯部交叉咬合
乳切歯の早期接触により，下顎を突出させて咬合することから起こる．
a. 処置前写真　b. 中心咬合写真（乳中切歯に早期接触）　c. 処置後写真

移動して交叉咬合となる．

治療法
① 上下顎の切歯を正中を一致させて，切端部で咬合させる訓練を行う．
② 切端咬合させた時早期接触する部位を削合して，正しい咬合位に導くように上顎乳切歯は唇側に，下顎乳切歯は舌側に移動するように斜面を形成する．斜面の角度は水平に対して30〜45度になるようにする．
③ 正中を一致させて切端咬合するように，1日数回，数分ずつ咬む訓練をする．
④ 上顎歯が唇側に，下顎歯は舌側に移動するように2週間ごとに削合を行う．
⑤ 咬合訓練と咬合調整を行うとともに，装置を用いて上顎切歯の唇側傾斜を行う（図9-6）．

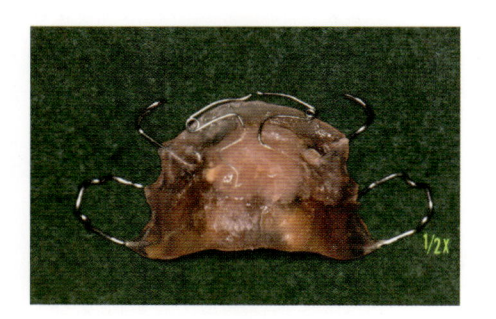

図9-6 機能性前歯部交叉咬合の治療に用いた装置
早期接触する上顎乳切歯の歯冠を唇側傾斜させる．

〔4〕 機能性交叉咬合における咬合調整

乳歯列期に早期接触による機能障害がある場合，前歯部あるいは臼歯部の交叉咬合を引き起こす．この場合，上下顎の正中線を一致させて咬合させた時に早期接触する歯の咬合調整を行う．たとえば前歯部交叉咬合では上顎切歯の切縁から口蓋側面にかけて，

下顎では切縁から唇面にかけて斜面状に歯を削除し，その斜面に沿って上下切歯が滑走するような咬合調整を行い，正常被蓋に誘導する（図9-7）．また側方歯においても同様で，乳犬歯や乳臼歯部の早期接触する部位を削除し，正しい咬合関係に引きもどす必要がある．

(5) 骨格性不正咬合

骨格性前歯部交叉咬合の場合，上下顎乳切歯の切端を接触させるように咬まそうとしても，切端に触りもせずに交叉咬合となる．また下顎乳犬歯は上顎乳犬歯よりも唇側で咬合する（図9-8）．セファロ分析で，上顎の劣成長あるいは下顎の過成長が示される．下顎近心咬合および上顎骨の発育不全による交叉咬合は，永久歯萌出後も継続する可能性が高い．このタイプの反対咬合については，早期に矯正専門医に紹介する必要がある．

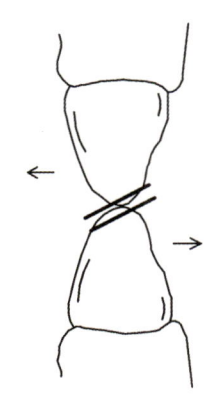

図9-7　機能性交叉咬合における咬合調整
早期接触する乳歯の接触部に上顎は唇側に，下顎は舌側に誘導する斜面を形成する．

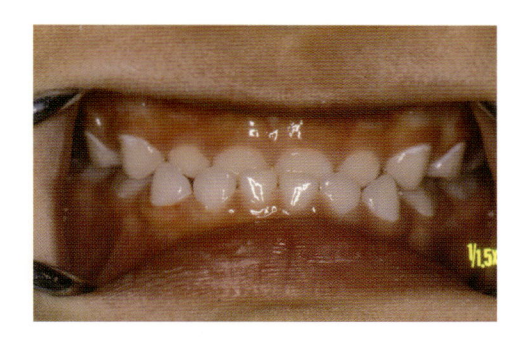

図9-8　骨格性前歯部交叉咬合
交叉咬合が乳犬歯から乳犬歯まで及び，切端で咬合することができない．

7）乳歯う蝕と不正咬合

乳歯う蝕は咬合機能に障害を与え，偏位咬合を誘発する（図9-9）．また乳歯う蝕は，近遠心的および垂直的なスペースロスをもたらすことがある．このため，乳歯う蝕に対する処置では，①咀嚼機能の回復を図る，②歯冠形態の回復を図る，③処置期間中に起こるスペースロスを防ぐ，などの点を考慮しなければならない．う蝕処置により近遠心的あるいは垂直的な空隙が生じる可能性のある時には，必ず暫間装置をいれる．また要抜去乳歯に対しては，保隙装置（後述）を作製してから抜歯し，直ちに保隙装置を装着する（図9-10）．このような配慮を怠ると，う蝕処置によって，スペースロスを引き起こすことになる．

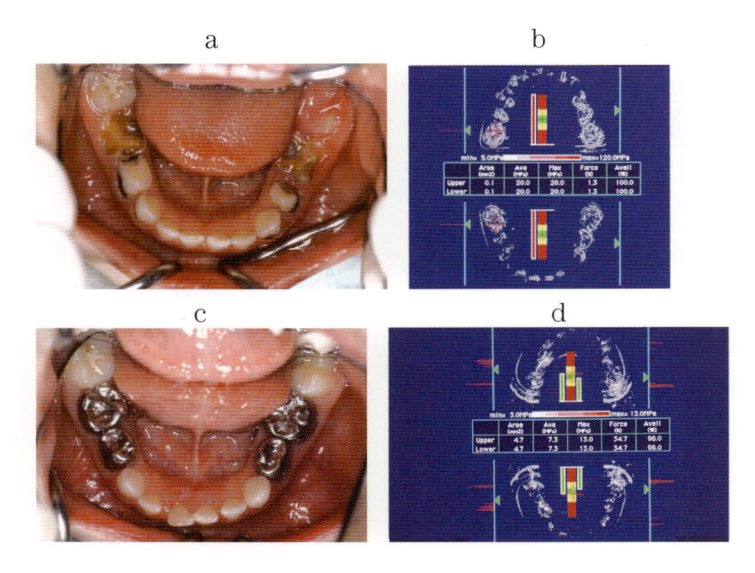

図 9-9 乳歯重度う蝕で見られる偏位咬合
咬める歯が限られるため，偏位咬合を誘発する．
a. 乳臼歯の重度う蝕　b. 右側での偏位咬合　c. 歯冠修復による調整　d. 両側で咬合している．

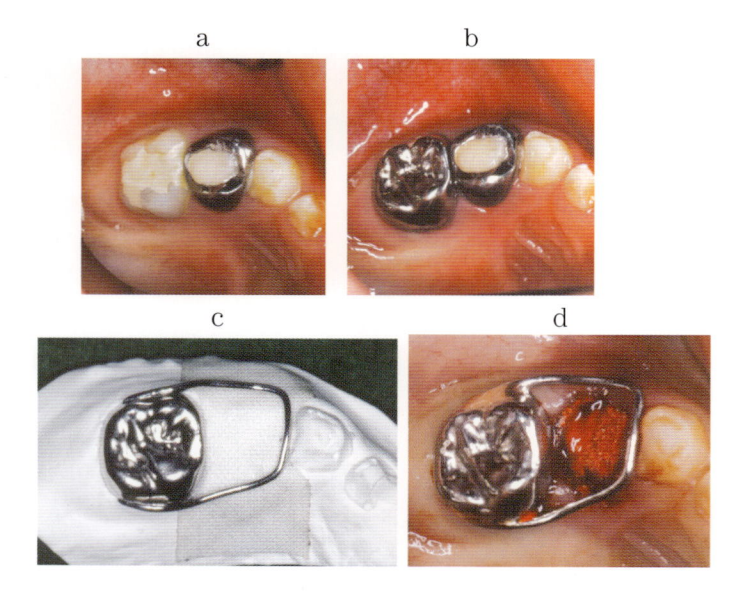

図 9-10 保隙装置は抜歯前に作成する．
a. 第一乳臼歯を抜歯する前に第二乳臼歯の歯冠形成を行う．
b. 乳歯冠を形成し，印象をとる．　c. クラウンループを作成する．
d. 第一乳臼歯を抜歯し，直ちに第二乳臼歯にクラウンループを装着する．

8）乳歯の早期喪失と不正咬合

乳歯が早期喪失をきたした小児では，乳歯がすべて存在する小児より不正咬合になる可能性が高い．

(1) 乳切歯の早期喪失　Early loss of primary incisors

乳切歯の早期喪失は，隣在歯の欠損側への傾斜を生じることがある．しかし，歯列弓長全体の減少を認めることは少なく，後継永久歯の萌出余地に影響することは少ない．発音機能や咀嚼機能および審美性の回復のために，床型補隙装置を装着することが望ましい（図9-11）．この装置を装着した場合，5歳までは，装着した時のままで観察してもよいが，5歳を過ぎると，顎の成長を抑制しないように，装置の調整が必要となる．最初に，乳中切歯の唇側にある床縁を削除する．これで装置の安定に問題なければ，第二乳臼歯に架かるアダムスのクラスプを左右のどちらか1側を切り取る．これで装置の安定に問題なければ，残るアダムスのクラスプを切り取る．これで装置の安定に問題なければ，床縁が乳歯に接しないように切除する必要がある．

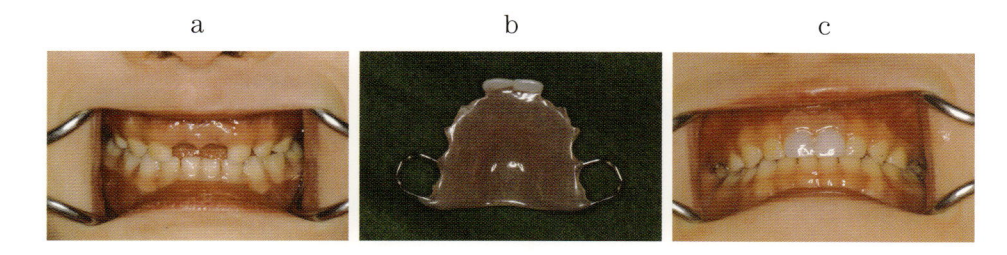

図9-11　乳切歯の早期喪失に対して作製した補隙装置
5歳を過ぎれば，顎の成長を抑制しないように義歯の調整が必要となる．
a．装着前写真　b．装着した床型義歯　c．装着後写真

(2) 乳犬歯の早期喪失　Early loss of primary canines

乳犬歯は乳切歯に比べてう蝕になりにくく，外傷も受けにくいため，乳犬歯が単独で早期喪失することはきわめて少ない．下顎の永久中・側切歯が萌出後，スペース不足で下顎切歯が叢生となった時に，それを矯正する目的で1側の乳犬歯を抜歯すると正中の偏位が起こる（図9-12）．さらに，両側の乳犬歯を早期に抜歯すると，永久中・側切歯の舌側傾斜をもたらすことになる．また，下顎乳犬歯の早期喪失は，乳臼歯の近心移動と永久切歯の舌側傾斜により，歯列弓長径の減少を招き，歯列不正を生じることになる．乳犬歯の早期喪失に際しては，永久歯側方歯群の萌出余地の維持のため保隙装置が必要になる（図9-13）．

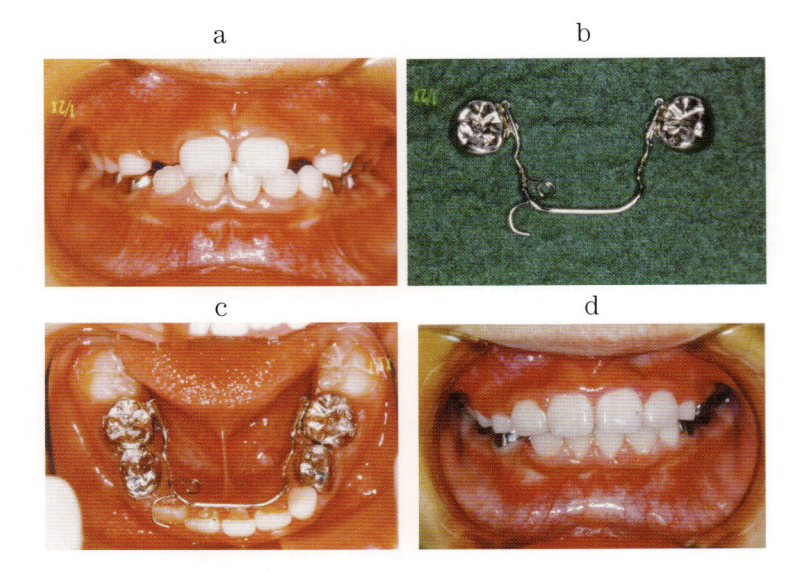

図 9-12 乳犬歯早期喪失による正中の偏位
片側の乳犬歯の抜歯は正中の偏位をもたらすことがある．
a. 処置前写真　b. 誘導装置　c. 装着時写真　d. 処置後写真

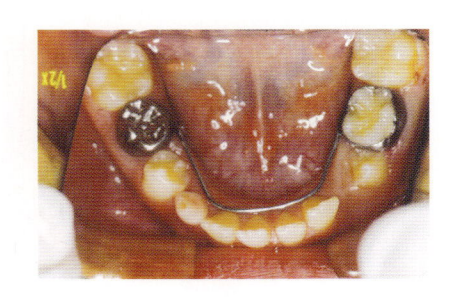

図 9-13 乳犬歯早期喪失に対する保隙装置
乳臼歯の近心移動を防ぐ保隙装置

(3) **乳臼歯の早期喪失　Early loss of primary molars**

　乳臼歯の早期喪失は，第一大臼歯の萌出位置の異常，近心傾斜あるいは近心移動を招く．このスペースの消失は，永久歯側方歯群（犬歯，小臼歯）の萌出余地を不足させ，歯列不正を生じさせることになる．乳歯側方歯群（乳犬歯，乳臼歯）が早期に喪失した時には，永久歯側方歯群の萌出余地の確保のため，保隙装置が必要になる．

9）**保隙装置　Space maintainer**

　乳歯の早期喪失に起因する歯間空隙の減少あるいは消失を予防する装置を保隙装置という．換言すれば，歯や顎に対して積極的な力を加えずに，現状を維持することを主目

的とする受動的咬合誘導のための装置である．

(1) 分類
① 半固定式保隙装置：クラウンループ，リンガルアーチなど
② 可撤式保隙装置：床型保隙装置など

(2) 具備条件
① 空隙の保持が確実である．
② 口腔の諸組織を障害したり，その機能を阻害しない．
③ 永久歯の萌出やその他の口腔の正常な発育を阻害しない．

その使用に際しては，装置の必要性と使用法について保護者と患児に対して十分な説明を行い，装着後も定期的な観察を行っていく必要がある．

(3) 第一乳臼歯の片側欠損
上下顎ともに，第二乳臼歯を支台歯とするクラウンループあるいはバンドループを装着する（図9-14）．支台歯となる第二乳臼歯にう蝕がある場合にはクラウンループ，ない場合にはバンドループとなる．

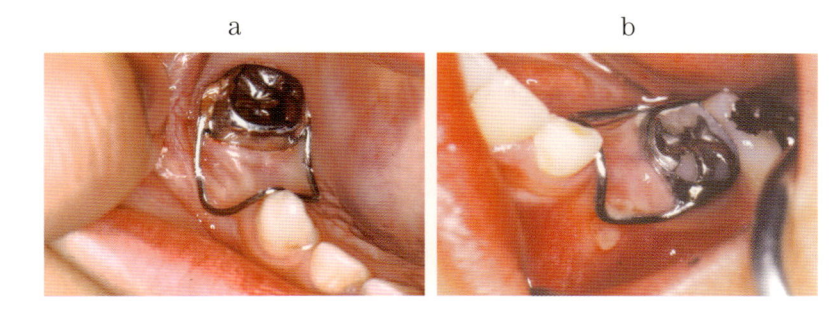

図9-14 第一乳臼歯早期喪失のための保隙装置
支台となる第二乳臼歯にう蝕のある場合にはクラウンループ，ない場合にはバンドループとなる．
a．クラウンループ　b．バンドループ

(4) 第一乳臼歯の両側欠損
① 上顎欠損のとき
第二乳臼歯を支台歯とするホールディングアーチを装着する（図9-17を参照）．
② 下顎欠損のとき
永久切歯は乳切歯の舌側から萌出するため，乳歯列期にはリンガルアーチを用いることができない．このため乳歯列期には床型の可撤式保隙装置を用いる（図9-16を参照）．永久切歯萌出後は，第二乳臼歯を支台歯とするリンガルアーチに代える（図9-13を参照）．

(5) 第二乳臼歯の片側欠損
  ① 乳歯列前期
    床型の可撤式保隙装置を装着する．
      上顎：第一大臼歯の萌出後は，第一大臼歯を支台歯とするホールディングアーチに代える．
      下顎：第一大臼歯および永久切歯の萌出後は，第一大臼歯を支台歯とするリンガルアーチに代える．
  ② 乳歯列後期の下顎
    第二乳臼歯の抜歯前にディスタルシューを作成し，抜歯後装着する（図9-15）．上顎には用いない．第一大臼歯の萌出後は第一乳臼歯を支台歯とするクラウンループに代える．第一大臼歯および永久切歯の萌出後は，第一大臼歯を支台歯とするリンガルアーチに代える．

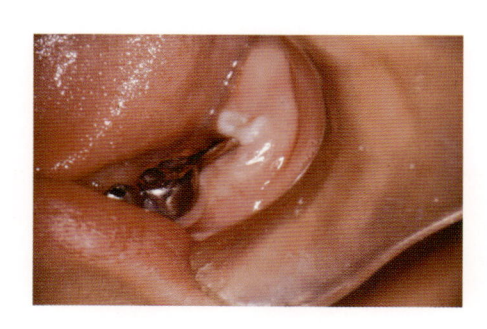

図9-15 ディスタルシュー
下顎第一大臼歯萌出前の片側第二乳臼歯抜歯症例と適応症が限られている．

(6) 第二乳臼歯の両側欠損
  床型の可撤式保隙装置を装着する（図9-16）．
    上顎：第一大臼歯の萌出後は，第一大臼歯を支台歯とするホールディングアーチに代える（図9-17a）．

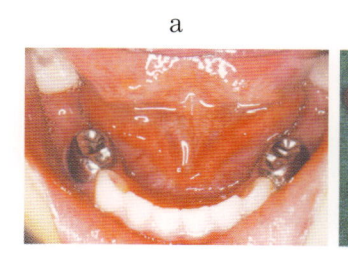

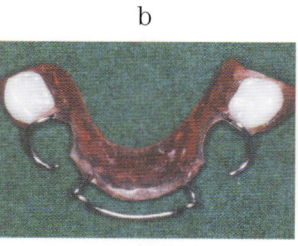

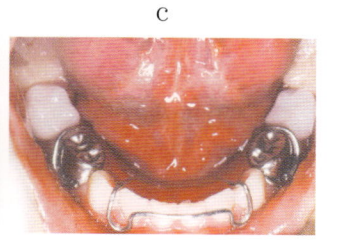

図9-16 第二乳臼歯早期喪失に対する保隙装置（床型保隙装置）
装着後，装置が安定すれば，顎の成長を阻害するおそれのある唇側弧線やクラスプを少しずつ，順次取り除いていく．
　　a．処置前写真　b．床型義歯　c．装着後写真

下顎：第一大臼歯および永久切歯の萌出後は，第一大臼歯を支台歯とする舌側弧線装置（リンガルアーチ）に代える（図9-17b）．

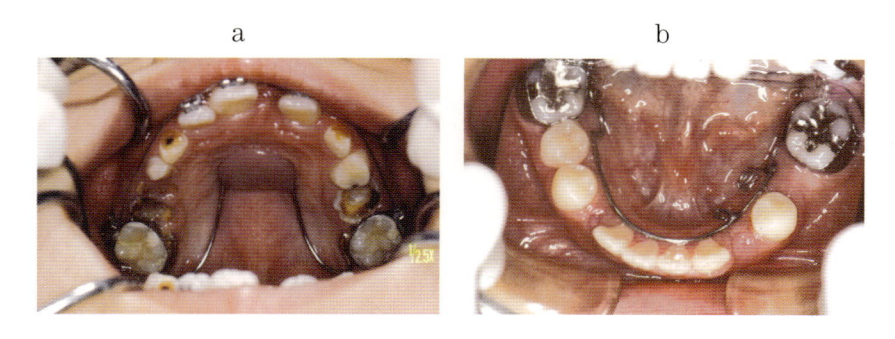

図9-17　第二乳臼歯早期喪失のための保隙装置
定期健診ごとに装置をはずし，支台歯である第一大臼歯にう蝕のないのを確認して，再装着する．
a．ホールディングアーチ　b．リンガルアーチ

10）吸指癖による咬合異常

新生児は外界と接触する1つの手段として吸啜反応を有しており，生後1年間の吸指癖は生理的なものと考えられている．この癖は加齢とともに減少し，通常は4歳頃にはやめる．4歳を過ぎても吸指癖を有する場合，その小児は精神的な飢餓に陥っており，その代償として吸指癖を有すると考えられている．

(1) 吸指癖による咬合異常（図9-18）

① 開咬

指を口腔内に挿入するため，上顎前歯は唇側に傾斜移動し，下顎切歯は舌側に傾斜して，開咬を生じる．

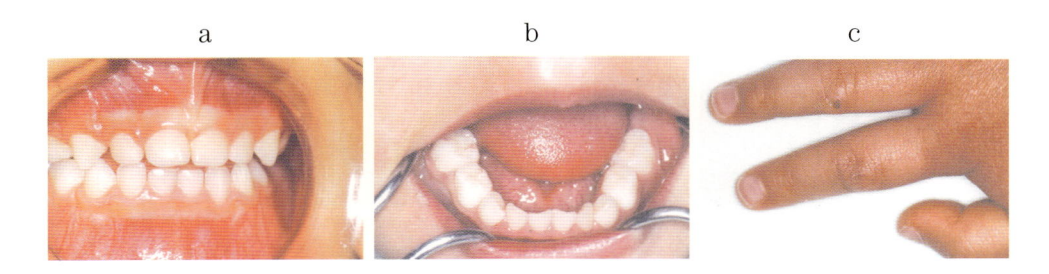

図9-18　吸指癖による咬合異常
吸指癖による開咬は，吸指癖がなくなれば自然に治る．
a．開咬　b．下顎切歯の舌側傾斜　c．指に認める吸指たこ

② 上顎歯列狭窄

吸引による頬圧により，上顎歯列弓は狭窄し，片側性あるいは両側性の臼歯部交叉咬合を生じることがある．

(2) 治療法

① 4歳まで

吸指癖をやめるのを待つ．

② 4歳を過ぎても吸指癖のある場合

吸指癖が噛み合わせに及ぼす影響を小児に鏡を見せながら説明して理解させ，自分自身で吸指癖をやめるように努力させる．5歳までにやめれば，開咬はひとりでに直る．

③ 5歳を過ぎても吸指癖が直らない場合

本人が吸指癖をやめようと思っており，装着する器具が吸指癖をやめたいという気持を思いださせるものであると認識した子どもに対して，固定式の吸指癖除去装置をいれる．

11）永久歯の先天欠如

永久歯における第三大臼歯以外の歯の先天欠如の出現頻度は2〜3%で，上顎側切歯と上下顎第二小臼歯で多い．

(1) 下顎第二小臼歯の先天欠如に対する処置

基本的には，第二乳臼歯の保存を図り，脱落後に補綴処置を施す．

① スペースに余裕がある場合

第二乳臼歯の保存を図り，脱落後に補綴処置を施す（図9-19）．

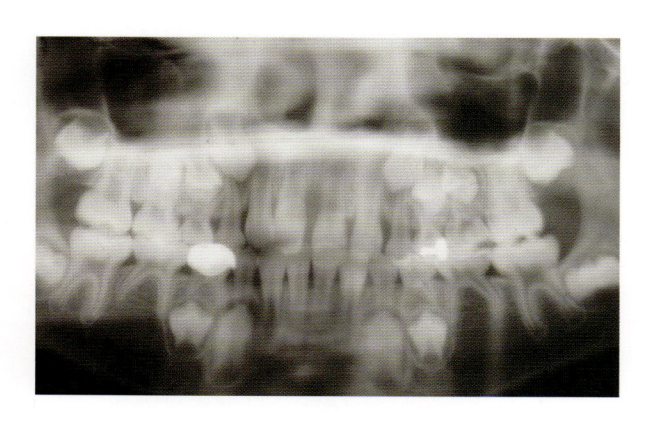

図9-19 第二小臼歯の先天欠如

第二乳臼歯がう蝕にならないように定期診査し，できるかぎり長期間，機能させるようにする．

② スペースに余裕がない場合
- ディスクレパンシーが小さい時（前歯部の萌出スペースがやや少なく，前歯が軽度の叢生をきたしている場合）には，第二乳臼歯の遠心根の根管充填を行った後，近心根をヘミセクションして除き，犬歯と第一小臼歯の遠心移動を促す（図9-20）．前歯部の叢生を是正した後，第二乳臼歯の歯冠形成を行ってクラウンを装着し，第二乳臼歯の保存を図る．第二乳臼歯の脱落後に補綴処置を施す．
- ディスクレパンシーが大きい時（前歯部の萌出スペースが少なく，前歯が重度の叢生をきたしている場合）には，第二乳臼歯と第二小臼歯とを抜歯して咬合誘導を行うことになる．この処置は矯正専門医に委ねるべきである．

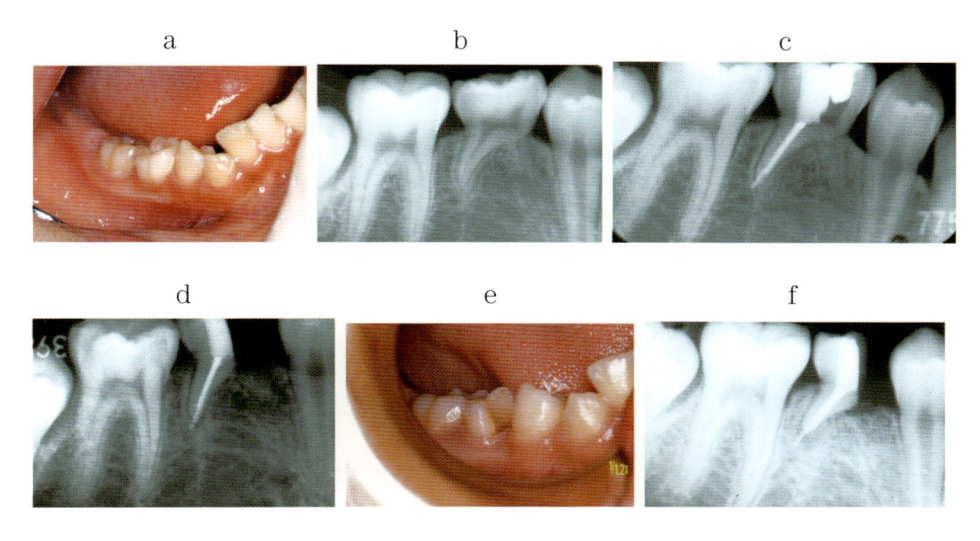

図9-20　第二小臼歯の先天欠如
スペースに余裕がなく前歯部に叢生がある場合，第二乳臼歯をヘミセクションして近心側を取り除き，前歯部の叢生を矯正する．
　　a．初診時写真　b．初診時エックス線像　c．根充後エックス線像
　　d．ヘミセクション後エックス線像　e．6ヵ月後写真　f．6ヵ月後エックス線像

(2) 上顎側切歯の先天欠如に対する処置
① 正中の偏位をきたさないように注意するとともに，犬歯の近心移動を促して，空隙の閉鎖に努める．
② ディスクレパンシーが大きい時には，対側の側切歯を抜歯する．犬歯の萌出後，形態修正を施す．

12) 過剰歯　Supernumerary tooth
乳歯過剰歯は非常に稀で，上顎切歯部に見られることがある．この場合，後継永久歯

にも過剰歯の形成が見られる．

　永久歯列に見られる過剰歯の発現頻度は比較的高く，1〜2%である．上顎正中部に見られる正中過剰歯が最も多い．まれに小臼歯部に認められることがある．正中離開など歯列不正の原因になったり，永久歯の歯根を吸収するような過剰歯は早期に抜去する．

　上顎正中部の過剰歯の場合，順生の過剰歯は萌出を待って抜歯する．逆生の場合は，上顎中切歯の萌出を待ってからエックス線診査を行い，歯列不正を引き起こす可能性のある場合，あるいは囊胞形成している場合には抜歯する．しかしこれらの可能性がない場合には抜歯する必要はなく，鼻腔側に移動しないかを定期的に診査し観察する．

(1) 埋伏過剰歯の診断と処置

　診断

　　視診と触診で過剰歯の有無を推定した後，エックス線診査で過剰歯の数と位置を確認する．

　① 埋伏過剰歯の数と方向

　　咬合エックス線写真で，過剰歯の数と順生か逆生かをまず調べる（図9-21a）．

　② 埋伏過剰歯の位置

　　永久中切歯の萌出後，歯軸エックス線写真により唇舌（口蓋）的な位置を確認

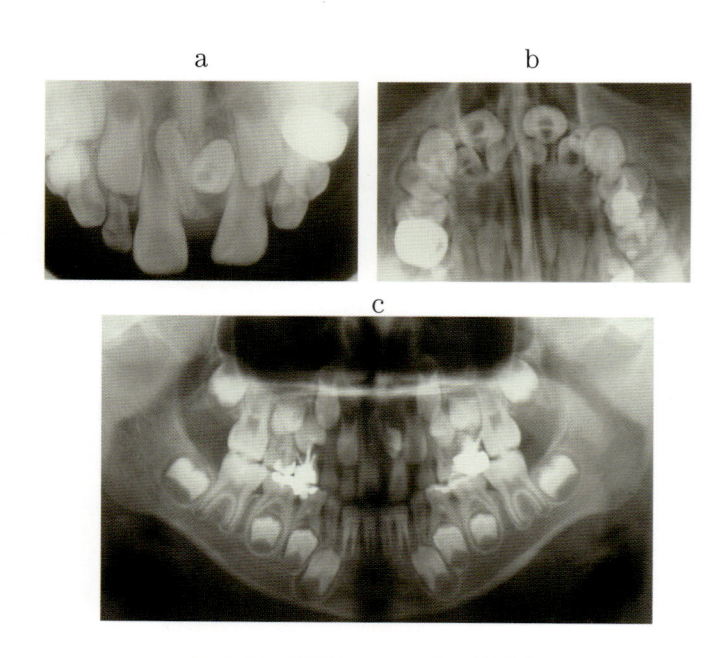

図9-21　過剰歯のエックス線診査

咬合エックス線写真でまず過剰歯の数と方向（順生か逆生か）を，パノラマエックス線写真で過剰歯の深さを，歯軸エックス線写真で唇・口蓋側の位置を調べる．
　　a. 咬合エックス線像　　b. 歯軸エックス線像　　c. パノラマエックス線像

するとともに（図 9-21b），パノラマエックス線写真でその深さを確認する（図 9-21c）．

処置
① 歯列不正の原因となる逆生埋伏過剰歯は抜去する．
　歯列に近く，浅い埋伏過剰歯は小児歯科医が抜去する．しかし，歯列から離れたものや，深い埋伏過剰歯は口腔外科医に依頼する．
② 歯列不正とは関連しない逆生埋伏過剰歯は観察する．
　稀に逆生歯は移動することがあり，定期的に診査する必要がある．また囊胞を形成することもあるため，抜歯しない逆生埋伏歯は定期的に 20 歳くらいまでは診査する．

2　混合歯列期の咬合診査

1）主訴
患者が自分の咬合状態の何に不満なのかを明瞭にしておく．また，その治療にどの程度患者自身が積極的であるのかも確認しておく．審美的な理由で，保護者が希望するだけで治療を開始してはならない．

2）既往歴
全身疾患あるいは歯の外傷の有無は，咬合誘導処置を行う上で，影響を及ぼすことがある．また，鼻咽喉疾患あるいは口腔習癖の有無は咬合異常に直接影響する．

3）家族歴
患者の家族およびその血縁者に同じ咬合状態の人がいないかを明らかにする．下顎前突は家族性に発生することが多い．

4）全身診査
身長と体重の定期的な診査は，その子どもの成長パターンを知る上で大切である．

5）顔貌診査
(1) 正面観
① **左右の対称性**
通常ヒトの顔は左右でわずかに非対称である．

②　垂直的なバランス

通常，中顔面高（眼窩上隆縁から鼻下点まで）と下顔面高（鼻下点からオトガイまで）とはほぼ同じ．

③　正中の一致

上下顎の正中の一致を調べる．

(2)　側面観

①　上下顎骨の位置関係

眉間とオトガイを結ぶ直線に対する中顔面の凹凸関係：眉間から上唇基底部におろした直線と，上唇基底部からオトガイにおろした直線がほとんど一直線であるのが審美的によいとされている．側貌の前突あるいは陥凹は，それぞれ骨格性のⅡ級あるいはⅢ級を意味する．

②　下顎下縁平面傾斜角

下顎下縁平面の水平線に対する角度：下顎下縁平面の急傾斜は開咬と関連し，緩傾斜は過蓋咬合と関連する．

6）口腔内診査

(1)　歯数

萌出永久歯数および残存乳歯数を調べ，欠損歯の有無を確かめる．

(2)　歯の形態

エナメル質減形成歯および矮小歯，巨大歯の有無を調べる．

(3)　う蝕，歯周疾患と外傷

う蝕の程度を調べ，患者のう蝕活動性を知る．また口腔清掃度を調べ，歯肉炎との関連を考察する．永久切歯に外傷の既往があれば，歯髄の有無と，歯根の外部吸収を診査する必要がある．

(4)　歯列

歯の萌出状態と歯列弓の形態を調べる．

(5)　咬合関係

第一大臼歯の咬合関係（アングルの分類）を調べる．

①　正常咬合

上顎第一大臼歯の近心頬側咬頭が対合する下顎第一大臼歯の頬側溝に咬合する．また，すべての歯が滑らかな咬合曲線上に配列されている．

②　Ⅰ級不正咬合

上下顎第一大臼歯の咬合関係は正常であるが，正しい咬合曲線がえられていない．

③　Ⅱ級不正咬合

下顎第一大臼歯が上顎第一大臼歯に対して相対的に遠心に位置している．Ⅱ級1類

は上顎前突のままのもの．Ⅱ級2類は上顎切歯が舌側傾斜したもの．

④ Ⅲ級不正咬合

下顎第一大臼歯が上顎第一大臼歯に対して相対的に近心に位置している．

7) スペース分析

第一大臼歯および中切歯と側切歯の萌出後の混合歯列期に，歯列弓内に認められる永久歯萌出に利用できるスペースと，これから萌出する永久歯（側方歯；犬歯，第一小臼歯，第二小臼歯）の歯冠幅径を予測して，永久歯の配列に問題がないかを評価すること．

スペース分析では，基本となる歯列弓周長に計測時の測定値を用いているため，歯牙交換期間中の顎骨の成長は考慮に入れられていない．

(1) 分析法

① 歯列模型を用いて，乳犬歯近心面から第一大臼歯近心面までの長さ，および中切歯近心面から側切歯遠心面までの長さを，上下顎，左右について計測する．
② 下顎中切歯および側切歯の歯冠幅径を計測する．
③ 下顎切歯歯冠幅径の総和から永久歯側方歯群の歯冠幅径の総和を小野の回帰方程式から予測する（小野，1960）（表9-2）．
④ 上顎および下顎について，左側第一大臼歯近心面から右側第一大臼歯近心面までの利用可能なスペースの長さと，切歯部の実測値と側方歯群の予測値から得られる萌出に必要なスペースの長さを比較する．

表9-2 下顎4切歯から永久歯側方歯群歯冠幅径を予測する回帰方程式

	性別	回帰方程式（mm）
下顎側方歯群歯冠幅径	男子	Y = 0.523X + 9.73 + 0.50
	女子	Y = 0.548X + 8.52 + 0.56
上顎側方歯群歯冠幅径	男子	Y = 0.534X + 10.21 + 0.58
	女子	Y = 0.573X + 9.02 + 0.61

（小野，1960）

Y：側方歯群歯冠幅径の予測値（mm）を示す．
X：下顎永久4切歯の歯冠幅径の総和（mm）を示す．

(2) 評価法

予測値が模型上で計測された実測値よりも小さい場合，および予測値が実測値よりも両側で2mm程度大きい場合，乳歯がすべて存在する場合にはそのまま観察する．乳歯の早期喪失がある場合には保隙装置を装着する．しかし予測値が実測値よりも4mm以上大きい場合には抜歯症例となる可能性があると判断する．

3　混合歯列期の咬合管理

1）永久歯の萌出時期　Eruption time of permanent teeth

　　一般に永久歯の萌出は6歳頃に始まり，12歳頃完了する．最初に萌出する永久歯は下顎の中切歯で，平均6歳1ヵ月である．しかし萌出時期には大きく個体差が見られ，早い小児で4歳8ヵ月，遅い小児では9歳3ヵ月頃になって萌出することもある．永久歯の萌出時期には性差が認められ，女子に早く萌出する傾向が認められる（表4-2を参照のこと）．

2）不適当な萌出順序による歯列不正

(1) 理想的な萌出順序

　　第一大臼歯が最初に萌出し，その後，乳歯の脱落とともに，中切歯，側切歯が萌出する．その後，犬歯と第一小臼歯とがほぼ同時期に萌出し，第二乳臼歯が最後に脱落して第二小臼歯が萌出する．その後しばらく時間をおいた後に，第二大臼歯が萌出するのが理想的である．

(2) 萌出順序の異常

① 下顎歯列弓において，小臼歯に先行して第二大臼歯が萌出すると，第二小臼歯の舌側転位が起こることがある．
② 左右側で萌出の時期に大きな違いがあると，正中線の偏位が起こることがある．
③ 第二小臼歯が犬歯あるいは第一小臼歯より早期に萌出し，しかもこれらの側方歯群の萌出まで時間を要する時には，第一大臼歯の近心転位を引き起こし，リーウエイスペースの減少による，側方歯群の叢生を引き起こすことがある．

(3) リーウエイスペース　Leeway space

　　乳歯側方歯群（乳犬歯，第一乳臼歯，第二乳臼歯）の歯冠近遠心幅径の和と，永久歯側方歯群（犬歯，第一小臼歯，第二小臼歯）の歯冠近遠心幅径の和を比較すると，乳歯の方が大きい．この差をリーウエイスペースといい，主に第二乳臼歯が第二小臼歯より大きいことにより生じる．一般に上顎で約1mm，下顎で約3mmである．

　　リーウエイスペースは，第二小臼歯萌出後，第一大臼歯の近心移動により自然に埋められる．前歯部の萌出スペースが不足している場合，リーウエイスペースを利用することにより前歯部叢生を軽減させることができる．

3）異所萌出　Ectopic eruption

　　一般に永久歯は先行乳歯の歯根を吸収し，先行乳歯の脱落後萌出する．しかし，永久歯がその先行乳歯ではなく，隣接する乳歯の歯根吸収を伴って，あるいは先行乳歯を残存させたまま，正常とは異なる位置に萌出した時，異所萌出という．その原因は，萌出

スペースの不足にあると思われる．

(1) 下顎切歯の異所萌出

　下顎永久切歯は，乳切歯の舌側を吸収しながら乳切歯の舌側に萌出する．永久切歯の萌出後，乳切歯はエスカレーターで前の階段が後の階段に押し倒されて消えていくように脱落するため，エスカレーター式交換ということがある．下顎切歯の異所萌出は，約10%から50%の割合で発生するため，正常とみなされている（図9-22）．

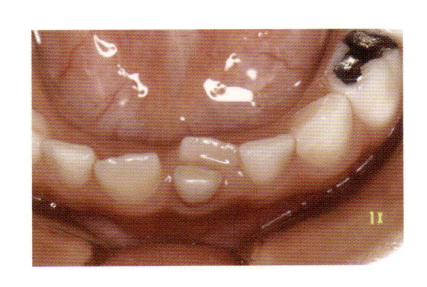

図9-22　下顎中切歯の異所萌出
乳中切歯の舌側に，乳中切歯の脱落前に萌出することが多い．

(2) 第一大臼歯の異所萌出

　隣接する第二乳臼歯の遠心根の吸収，あるいは第二乳臼歯の早期脱落などを伴う第一大臼歯の近心側への萌出で，多くは上顎で発生する（図9-23）．

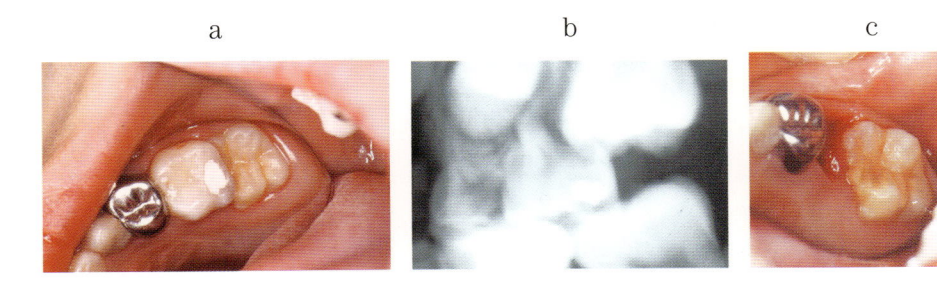

図9-23　上顎第一大臼歯の異所萌出
上顎第一大臼歯の萌出スペースの不足により起こってくる．第二乳臼歯の歯根の吸収後に顎の成長が起こると自然に萌出するが，顎の成長が少ないと自然萌出できずに，第二乳臼歯に引っかかった状態で推移する．
　　　　　　a．処置前写真　b．処置前エックス線像　c．処置後写真

分類：ヤングの分類

① ジャンプ型：隣接する第二乳臼歯の遠心根を吸収するが，最終的には第二乳臼歯の後方に萌出するもの．これは，第二乳臼歯の歯根吸収後に上顎の成長が見ら

れ，第一大臼歯の萌出スペースが得られたためと考えられる．
② ホールド型：隣接する第二乳臼歯の遠心根の吸収し，第二乳臼歯を脱落させて萌出するか，第二乳臼歯を抜去しなければ萌出しないもの．これは，第二乳臼歯の吸収後も上顎の成長が見られない（少ない）もので，上顎の劣成長が疑われる．

発生頻度
① 2〜3％の頻度で発生し，ほとんどが上顎．
② ジャンプ型が多い．
③ 家族傾向が認められる．

原因
① 小さな顎骨
② 第一大臼歯胚の位置異常
③ 第一大臼歯の萌出方向の異常

治療法
多くの場合はジャンプ型で，歯面清掃とフッ素塗布を行うことにより，第一大臼歯がう蝕にならないように観察しながら萌出を待つ．しかしホールド型と判断した場合には，速やかに第二乳臼歯を抜歯する．

4）乳歯の早期喪失に伴う第一大臼歯の近心移動

乳臼歯の早期喪失により第一大臼歯の近心転位が認められる症例においては，できるだけ早期にスペースリゲイナー（Space regainer）を装着し，対側の第一大臼歯の位置まで遠心移動させる．

(1) 片側の上顎第一大臼歯の近心転位

上顎乳臼歯のう蝕あるいは早期喪失により，片側の上顎第一大臼歯が近心転位した場合には，対側の上顎第一大臼歯に相当する位置まで遠心移動を行う．

① **エキスパンドスクリュー法**

第一大臼歯にアダムスのクラスプ，前歯部には唇側弧線を入れ，第一大臼歯の近心部より遠心移動するようにエキスパンドスクリューを埋め込んだ装置を装着する（図9-24）．一週間に一度ずつスクリューを90度回転させて徐々に遠心移動させ，対側の第一大臼歯の位置まで遠心移動させた後，保定装置を装着して，側方歯群の萌出を待つ．

② **スプリング法**

対側の第一大臼歯にアダムスのクラスプ，前歯部には唇側弧線を入れ，第一大臼歯の近心部より遠心移動するようにスプリングを埋め込む装置を装着する．対側の第一大臼歯の位置まで遠心移動させた後，保定装置を装着して，小臼歯の萌出を待つ．

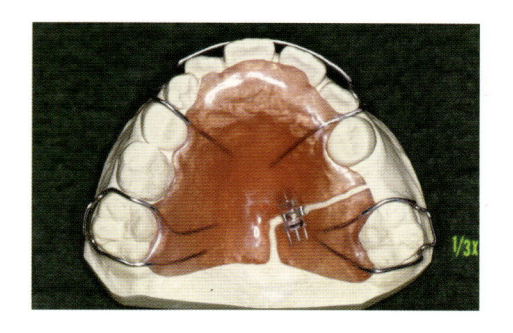

図 9-24　上顎第一大臼歯を遠心移動させる拡大床
エキスパンドスクリューを作動させて，第一大臼歯を遠心移動させる．

(2) 片側の下顎第一大臼歯の近心転位

① 第一大臼歯にアダムスのクラスプ，前歯部には唇側弧線を入れ，第一大臼歯の近心部より遠心移動するようにエキスパンドスクリューを埋め込んだ床型装置を装着する．

② 対側の第一大臼歯と第一乳臼歯および同側の第一乳臼歯に維持バンドを装着し，バンドに鑞着した主線に第一大臼歯を遠心移動するような補助弾線を鑞着した装置を装着する．

(3) 両側第一大臼歯の近心転位

顎外装置を用いて第一大臼歯を遠心に移動させる必要があるため，矯正専門医で処置すべきである．

5）前歯部スペース不足による叢生

永久切歯萌出時に見られる 1〜2mm のスペース不足により生じる前歯部の叢生は，顎と咬合の成長により自然に修正されることが多い．

永久切歯萌出余地の調節

乳切歯と永久切歯それぞれ 4 歯の近遠心幅径の差は，平均して上顎で 7mm 下顎で 5mm である．この萌出余地の不足分を以下の因子で補うことになる．

① 犬歯間側方成長：永久歯の萌出に伴い犬歯間の歯列幅径が増加する．
② 歯軸の変化：永久切歯は先行乳歯よりも唇側に傾斜して萌出する．
③ 上顎骨の前方成長：切歯交換期に上顎骨の前方成長が見られる．
④ 乳歯列の生理的空隙：霊長空隙，発育空隙を利用する．

スペース不足が著明な場合には，側方歯群の歯冠幅径を予測し，ディスクレパンシーの有無およびその程度を計測する．

① トータルディスクレパンシーが 2mm 以下の時には，保隙装置を装着して，

永久歯萌出順序に不正が現われてもスペースが保持できるようにする．
② トータルディスクレパンシーが 4mm 以内の時には，第一大臼歯の遠心移動，あるいは上顎歯列弓の拡大を試みる．
③ トータルディスクレパンシーが 4mm 以上の時には，小臼歯抜去を考慮する．

6）連続抜去法

側方歯群の歯冠幅径を予測した時に大きなディスクレパンシーが存在し，将来小臼歯抜歯を必要とすると判断された症例において，すべての永久歯の萌出後に咬合誘導処置を施すのではなく，乳歯および第一小臼歯を早めに順次抜歯して，咬合誘導する方法．

(1) 適応症
① 骨格系に異常がない．
② アングルのⅠ級不正咬合である．
③ オーバーバイトは正常である．
④ 大きな歯列弓周長の不足がある．

(2) 方法
① 永久側切歯萌出時に乳犬歯を抜去する．
② 自然脱落する半年前に第一乳臼歯を抜去する．
③ 永久犬歯萌出前に第一小臼歯を抜去する．
④ 第二小臼歯萌出後にスペースの閉鎖処置を施す．

(3) 欠点

治療期間がきわめて長期にわたるため，処置の最初から最後まで一人の小児歯科医が診るという保証がなければ勧められない．むしろ第二大臼歯の萌出まで観察し，萌出後に診査して，患者本人と保護者が矯正することを希望されれば，矯正専門医に紹介すべきである．

7）永久切歯の交叉咬合

骨格系には異常が認められないものの，歯軸傾斜角の異常あるいは萌出部位の異常により切歯部が交叉咬合になった症例においては，早期に咬合誘導処置を施すべきである．

(1) 原因
① 乳歯の外傷による後継永久歯の転位
② 乳歯の晩期残存による永久歯の異所萌出
③ 歯列弓周長の不足による永久歯の異所萌出

(2) 診断
① 上下歯列弓の近遠心関係がⅠ級である．
② 閉口させた時に，上顎切歯と下顎切歯とが切端で咬合できる．

③　上顎切歯の歯軸が垂直あるいは舌側傾斜している．
④　骨格型に異常がない．

(3) 処置

歯軸の傾斜度の異常によって起こった1歯ないし少数の切歯交叉咬合の改善に用いられる装置を装着する．

①　切歯斜面板

模型上の下顎前歯4～6歯に即時重合レジンを3～4mm盛り，下顎切歯の歯軸に対して約45°の斜面を形成する．その斜面に交叉咬合を呈している歯のみを接触させ，咬合時に滑走させて交叉咬合を修正させる（図9-25）．

この装置は可撤式で，夜間および日中3～4時間使用させる．使用期間は3～4週間とし，長期にわたって使用すると開咬をひき起こすため，1ヵ月使用しても効果が見られない場合には，他装置に変更する必要がある．

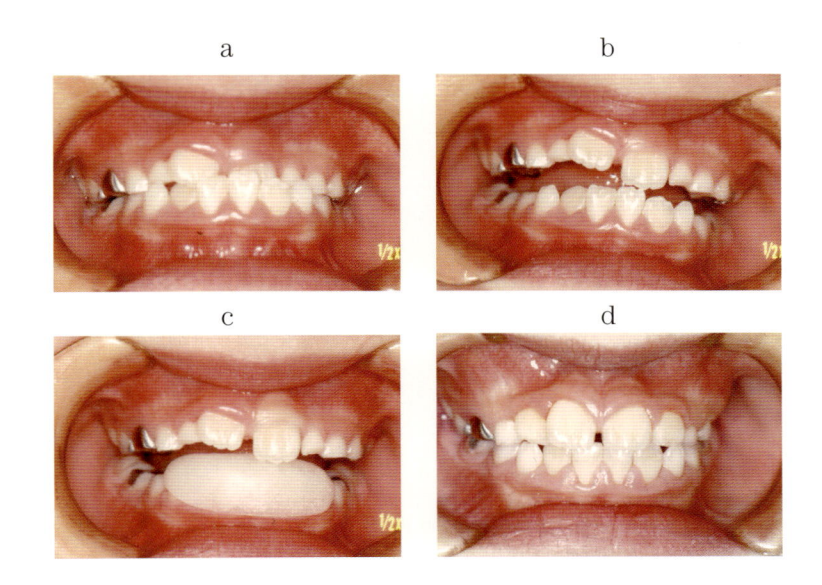

図9-25　切歯交叉咬合に対する切歯斜面板による治療
交叉咬合している左側上顎中切歯のみが装置に当たるように調整する．
a. 処置前写真　b. 処置前写真（切端での咬合が可能である）　c. 装置装着時写真　d. 処置後写真

②　舌側弧線装置

主線，維持バンド，維持装置，および補助弾線より構成され，通常，バンドは上顎第一大臼歯に装着される．主線は通常0.9mm線で調製され，すべての萌出歯の歯頸部に接するよう滑らかに屈曲する．補助弾線には0.5mm線を用いて，上顎前歯の唇側移動を図る（図9-26）．

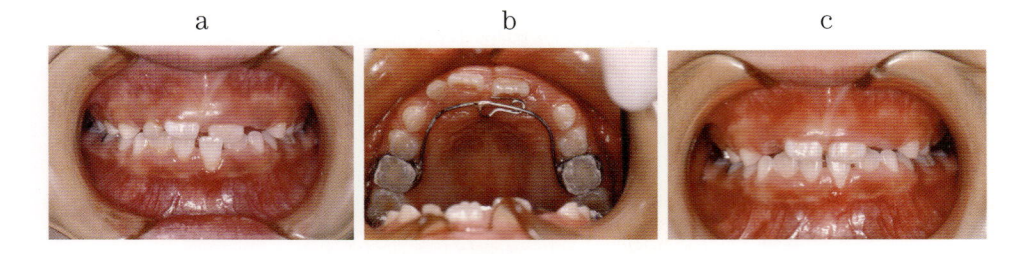

図 9-26　舌側弧線装置による切歯交叉咬合の治療
スプリングが左側上顎中切歯が唇側傾斜するように調整する．
a．処置前写真　b．舌側弧線装置　c．処置後写真

③　床矯正装置

　唇側線，維持装置，レジン床，およびスプリングワイヤーより構成される．通常，維持装置にはアダムスのクラスプを，唇側線には 0.8mm 線を用いる．可撤式なので口腔清掃が容易である．また構造が簡単で製作が容易なため，多数の患者に使用できる．ただ治療効果は患者の協力度に左右される．

8）正中離開

　永久中切歯と側切歯が萌出しても正中離開していることがある．

(1)　原因

① みにくいあひるの子の時代
② 上唇小帯の異常
③ 正中過剰歯の存在
④ 側切歯の先天欠如
⑤ 側切歯が矮小歯

(2)　みにくいあひるの子の時代　Ugly duckling stage

　混合歯列期前期の上顎前歯部の萌出過程に見られる一時的な上顎前歯部の正中離開をさす言葉．萌出した側切歯の歯根は犬歯歯冠の唇側近心に位置している．犬歯の萌出力によって側切歯の歯根は近心側に押されるため，側切歯の歯冠は遠心傾斜し，それに隣接する中切歯も遠心傾斜する．このため，中切歯間に空隙（正中離開）が生じる．通常，犬歯の萌出に伴って萌出力が側切歯の歯冠側に移動するため，遠心傾斜は修正され，中切歯ともども正しい歯軸にもどるため，正中離開は自然閉鎖される．この時期に正中離開を矯正する治療を行う必要はない（図 9-27）．

(3)　上唇小帯の異常

　乳歯列期における上唇小帯の発育過剰による正中離開に対しては，上唇小帯が成長とともに退縮することが多いため，永久中切歯および側切歯の萌出まで観察する．しかし，

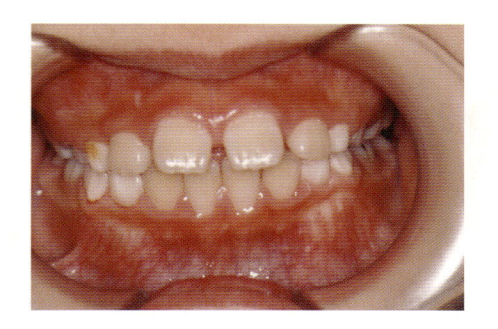

図9-27 みにくいアヒルの子の時代に見られる正中離開
犬歯の萌出に伴い正中離開は自然に閉鎖する．

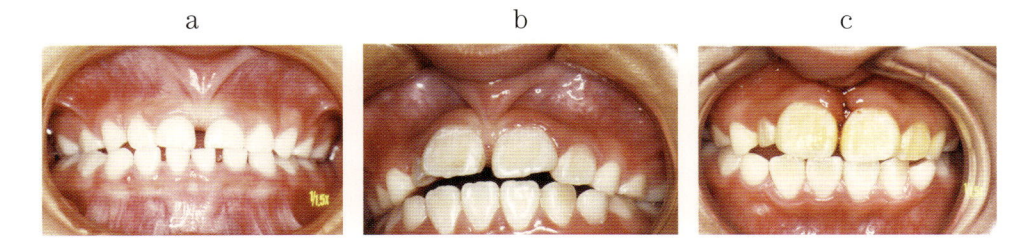

図9-28 上唇小帯異常による正中離開
上唇小帯は加齢に伴い退縮するが，側切歯が萌出しても十分に退縮しない場合には，上唇小帯切除術を施し，正中離開を直す必要がある．
a．乳歯列期における写真　b．処置前写真　c．処置後写真

中切歯および側切歯の萌出後も正中離開が存在する場合には，上唇小帯切除術を行う（図9-28）．通常，正中離開は手術後ひとりでに直るが，正中離開が2mm以上ある場合には，左右両中切歯にブラケットを装着して，近心移動させる必要がある．

(4) 正中埋伏過剰歯

埋伏した過剰歯が，隣接する永久歯の萌出を障害したり，あるいは偏位させることがある．このような場合，上顎前歯部の根尖が完成後抜去するのが望ましいが，正中離開を直すためには，中切歯の萌出後抜歯する（図9-21参照）．

9) 永久歯の萌出不全

(1) 原因

① 歯牙腫による萌出障害
② 歯原性囊胞による萌出障害
③ 外傷による彎曲歯
④ 乳歯の早期脱落による歯肉の肥厚

(2) 診査法
① 問診：乳歯外傷の既往がある場合，永久歯の萌出不全を引き起こすことがある．
② 口腔内診査：隣在歯の傾斜と当該部の膨隆感を調べる．
③ エックス線診査
　　咬合，歯軸，パノラマ，頭部エックス線規格写真を撮り，歯の位置と歯根の彎曲を調べる．

(3) 処置法
① 開窓法
　(i) 適応症
　　・歯胚の位置，歯冠の方向に異常がない．
　　・歯根に彎曲がない．
　　・骨と癒着していない．
　　・萌出スペースが十分にある．
　(ii) 方法
　　歯肉，歯槽骨を切除し，歯冠の一部を露出させる（図9-29）．

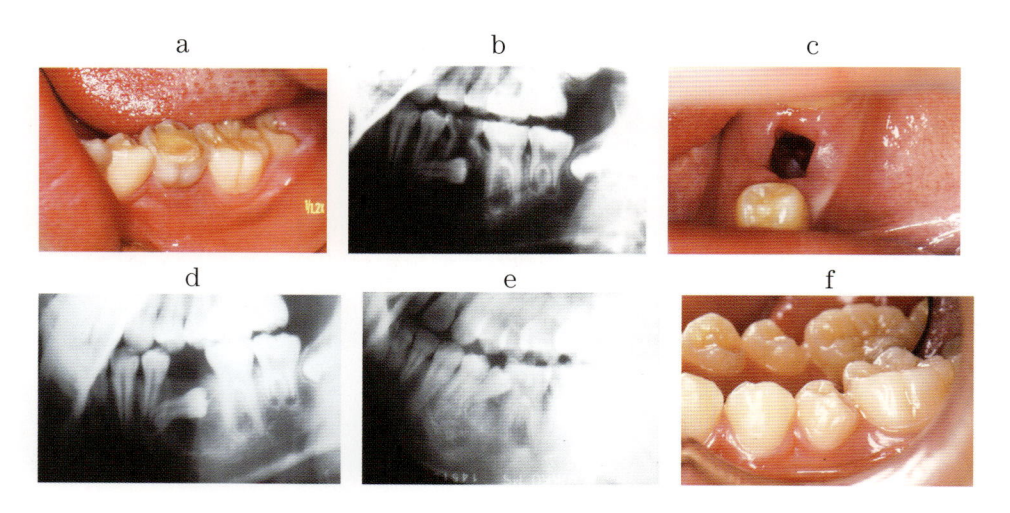

図9-29　第二小臼歯の萌出不全
第二小臼歯のFolicular cystに起因する萌出不全と診断し，第二乳臼歯を抜歯するとともに，囊胞の開窓処置を施した．
　a．処置前写真　b．処置前エックス線像　c．第二乳臼歯抜歯後写真
　d．1カ月後エックス線像　e．8カ月後エックス線像　f．1年後写真

② 牽引法
  (i) 適応法
    開窓法の適応症で，開窓後も萌出が見られないもの．
  (ii) 方法
    開窓後，埋伏歯冠に結紮線を結んだリンガルボタンを接着させる．結紮線をリンガルアーチのフックに結び，牽引する．歯冠萌出後，リンガルボタンをブラケットに替え，歯列内に誘導する（図 9-30）．

③ 抜歯
  (i) 適応法
    歯の移動軸が 90 度以上のもの，および歯根の彎曲度が 60 度以上のもの．

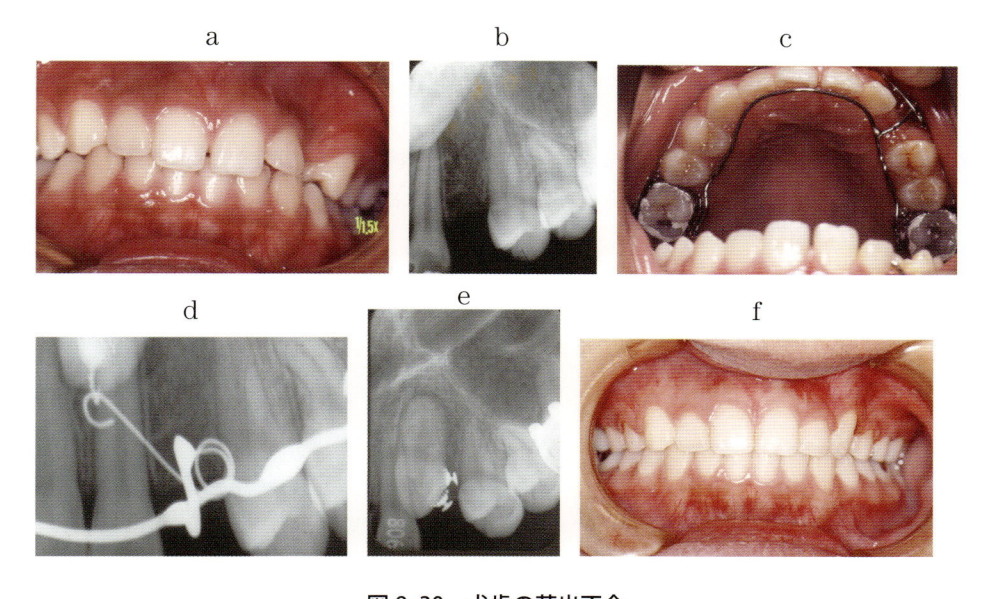

図 9-30　犬歯の萌出不全
a. 処置前写真　b. 処置前エックス線像　c. 処置時写真
d. e. 処置時エックス線像　f. 処置後写真

10）第一大臼歯の早期喪失

(1) 第一大臼歯の早期喪失による障害

① 咀嚼機能の低下
- 下顎第一大臼歯の喪失は，咀嚼効率を 50% 近く低下させる．
- 対顎の第一大臼歯のう蝕罹患率が高くなる．
- 健全側でのみ咀嚼する習慣が付く．

② 歯の傾斜

第一大臼歯の喪失は，第二大臼歯の近心傾斜および小臼歯の遠心移動をもたらす．これらの傾斜あるいは移動は，これらの部位に外傷性咬合を引き起こす．

③ 対合歯の挺出

(2) 処置法

① 義歯の装着

対合歯の挺出を防ぐ目的で装着し，骨の成長がおさまる20歳以降に最終処置を施す．

② 対合歯の抜歯

第二大臼歯の萌出の数年前で，対合する第一大臼歯も重度のう蝕があり，第三大臼歯の歯胚があればこの方法も考慮する．

11）小児歯科医の行う咬合誘導

いわゆる矯正処置に熟達した小児歯科医は別として，咬合誘導を行う小児歯科医は，①顔面骨格の著しい非対称性，②前後的顎顔面形態の異常のあるⅡ級不正咬合やⅢ級不正咬合，③垂直的顎顔面形態の異常のある前歯部開咬や過蓋咬合，④著明なディスクレパンシーのあるⅠ級不正咬合の抜歯症例などは矯正専門医に任せ，Ⅰ級不正咬合の非抜歯症例のみを取り扱うべきである．

第10章
小児の歯周疾患

この章の要点

　小児の歯周疾患は稀なものではない．多くの場合は，適切な指導と処置により，すぐに健全な状態に回復する．一方，アタッチメントロスや歯槽骨の吸収を引き起こす歯周炎はきわめて稀で，予後不良である．

1. 適切な口腔衛生指導は小児の歯肉状態を一変させる．
2. 小児の歯周炎は免疫機能の低下が根底にある．
3. 幼児では異物挿入による歯周炎がある．
4. 小児では急性歯周炎もある．

1　小児の正常な歯肉組織

1）乳歯列期

　乳歯列期の歯肉は，成人に比べて赤みを帯び，弾力性に富んでいる．これは歯肉角化層が薄く，上皮の下にある結合組織のコラーゲン線維が粗で血管に富み，結合組織内の血管が透けて見えるためである．歯肉のスティップリングは2歳から3歳頃に出始め，小学校低学年で明確になるが，数は少ない．乳歯列期の歯肉の辺縁は丸くて厚みがある．これは乳歯歯頸部が膨隆した形態を呈することに関連している．歯間乳頭は，乳歯の歯頸部狭窄が著しい上に歯冠高径が低く，接触点が咬合面に近くて面接触するため，底辺の広い高さの低い三角形を呈する．乳歯歯肉溝の深さは，上顎臼歯部でやや深い傾向にあるものの平均すると約1mmであり，増齢に伴う変化は認められない．

2）混合歯列期

　　永久歯萌出に伴い，口腔上皮とエナメル上皮が増殖して癒合し，上皮栓を形成する．歯の頭部に当たる上皮栓の中央部が変性し細胞が死滅して，内腔が上皮で覆われた管となる．この管を通って萌出するため，永久歯は出血することなく口腔内に萌出することができる．咬頭頂が口腔内に露出すると，さまざまな抗原がこの離開した細胞間隙を通って結合組織内に侵入し，急性の炎症をもたらす．この炎症の強さは，口腔内の清掃度と個人の抵抗力に影響される．エナメル上皮は次第に歯肉粘膜上皮に置き換わり，内縁上皮と上皮付着部を形成する．しかし，エナメル上皮は萌出後数年間は歯肉溝部に残存する．萌出途上の永久歯の歯肉溝は深く，辺縁歯肉はプローベが透けるほど薄い．この辺縁歯肉が大人並の厚さになるのは十代も後半になってからである．歯肉に炎症の見られない辺縁歯肉周囲の細菌叢は，グラム陽性菌が85％以上を占め，*Actinomyces*と*Streptococci*がそれぞれ40％を占める．グラム陰性菌としては，*Fusobacterium*, *Prevotella*および*Veillonella*などが検出される．

2　小児の歯周疾患の分類

　　1999年にアメリカ歯周病学会により示された歯周疾患の分類では，小児期の歯周疾患を，歯肉疾患，慢性歯周炎，侵襲性歯周炎，全身疾患に関連する歯周炎，および壊死性歯周疾患に分けている．特に侵襲性歯周炎は限局性と公汎性に分けるのみである．小児歯科臨床においては，乳歯列期の前思春期性歯周炎と永久歯列期初期の若年性歯周炎とに分ける方が適切なように思える．表10-1に小児の歯周疾患の分類を記載する．

表 10-1 小児の歯周疾患の分類

1. 歯肉炎（Gingivitis）
   (1) 単純性歯肉炎（Simple gingivitis）
   (2) 思春期性歯肉炎（Pubertal gingivitis）
   (3) 急性壊死性潰瘍性歯肉炎（Acute necrotizing ulcerative gingivitis）
   (4) ウイルス性口内炎（Herpetic gingivostomatitis）
2. 歯周炎（Periodontitis）
   (1) 前思春期性歯周炎（Prepubertal periodontitis）
     ① 局所侵襲型（Localized）
     ② 全歯列侵襲型（Generalized）
   (2) 若年性歯周炎（Juvenile periodontitis）
     ① 局所侵襲型（Localized）
     ② 全歯列侵襲型（Generalized）
3. 歯肉退縮（Gingival recession）
4. 歯肉増殖（Gingival overgrowth）
   (1) 薬物誘発性歯肉肥大（Drug-induced gingival overgrowth）
   (2) 家族性歯肉線維腫（Familial gingival fibromatosis）
5. その他
   (1) 急性歯周炎（Acute periodontitis）
   (2) 異物挿入性歯周炎（Accidentally induced periodontitis）
   (3) 全身疾患に関連する歯周炎

3 歯肉炎

　歯槽骨の病変を伴わない辺縁歯肉に限局した組織の炎症をいう．歯肉は発赤・腫脹し，プロービングやブラッシングにより容易に出血する．すべて口腔清掃の不良に起因する．発生頻度は研究者によりさまざまな報告がなされているが，日本人小児を対象とした大規模な調査によると，1歳6ヵ月児においてすでに30%以上の小児が歯肉炎に罹患している．この罹患率は経年的に増加して，12歳では67%に達している（甘利, 1992）（図10-1）．徹底した口腔清掃を行い，常に口腔内を清潔に保つことが唯一の治療法であり，

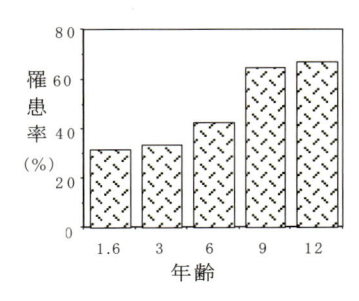

図 10-1　日本人小児における歯肉炎罹患者率
口腔清掃の不良が歯肉炎をもたらす．（甘利，1992）

また予防法でもある．歯石もプラークの停滞因子となるため，徹底的に除去する必要がある．慢性の歯肉炎患者のプラークからは，グラム陽性細菌が高頻度に検出されるものの，健康人に比べて偏性嫌気性のグラム陰性細菌の割合は高い．検出されるグラム陰性細菌は，*Fusobacterium nucleatum*, *Prevotella intermedia*, *Treponema denticola* などである．

1）単純性歯肉炎　Simple gingivitis

口腔内の不潔により引き起こされる歯肉炎をいい，不潔性歯肉炎とも呼ばれる（図10-2）．通常口腔清掃を停止すると，初期病変（歯肉組織内の血管膨張，多核白血球の歯肉溝への遊走）が認められるようになる．プラークの沈着がさらに長期化すると，歯肉溝内に血清蛋白質が浸出し，内縁上皮内にマクロファージやリンパ球が出現する．さらに進行すると，好中球が結合組織内に出現し，多量の免疫グロブリンが結合組織内に認められるようになる．小児の場合，この病変の多くは可逆的であり，プラークが除去されると容易にもとの健康な歯肉の状態にもどる．これは大人に比べて小児では，①歯肉溝が浅い，②歯肉溝液の流量が少なくpHが低い，③内縁上皮の血液循環がよく刺激に対する応答が早い，④組織が弾力性に富み障害を受けにくい，⑤障害を受けても回復が早い，ためと考えられている．萌出性歯肉炎もこの範疇に含まれ，歯冠が完全に萌出

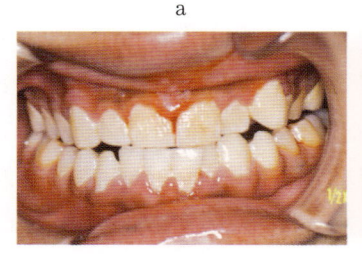

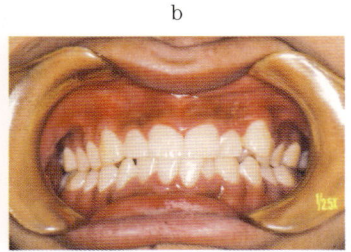

図10-2　不潔性歯肉炎
小児における口腔清掃の不良は歯肉炎をもたらし，口腔清掃の励行は歯肉炎を速やかに治癒させる．
a. 初診時写真　b. 口腔衛生指導1週間後写真

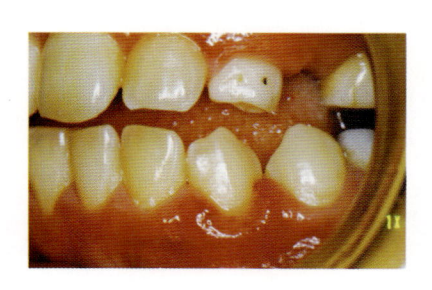

図10-3　萌出性歯肉炎
萌出中の歯は不潔になりやすく，歯肉炎を発生しやすい．

していないためにプラークの沈着が起こりやすいことに起因すると考えられている（図10-3）．

2）思春期性歯肉炎　Pubertal gingivitis

小児の歯肉炎の罹患率を調べると増齢とともに増加し，思春期に相当する10〜12歳頃にピークに達する．この歯肉炎は女性でより顕著であり，歯肉の腫脹，特に歯間乳頭の発赤と腫脹を特徴とする．ホルモンの変調が歯肉の炎症をより容易にもたらしたと考えられているが，口腔清掃の徹底により，容易に元の健康な歯肉に回復させることができる．局所的に P. intermedia の増加することが認められている．

3）急性壊死性潰瘍性歯肉炎　Acute necrotizing ulcerative gingivitis

歯間乳頭部や歯肉縁に沿って歯肉が発赤し，クレーター状の潰瘍を形成する．潰瘍部は灰白色で除去しやすい偽膜に覆われており，少しの刺激で激しい痛みを引き起こす（図10-4）．

スピロヘータや紡錘菌を中心としてグラム陽性細菌も関与する混合感染症である．初期には抗生物質の投与により速やかに軽快する．今日では，日本や先進国では稀であるが，開発途上国においては学童期から青年期にしばしば認められる．

類似の症状を示すウイルス性口内炎との識別は容易である．その鑑別点は，

① ウイルス性口内炎では，丸い潰瘍が口唇や頬粘膜に認められるが，急性壊死性潰瘍性歯肉炎では歯間乳頭部や歯肉縁に限定して偽膜に覆われた潰瘍を形成する．
② 抗生物質の投与が有効であるが，ウイルス性口内炎ではほとんど効果を示さない．
③ ウイルス性口内炎は就学前の幼児に多く，その発現は急であるのに対して，急性壊死性潰瘍性歯肉炎では就学前の幼児では稀で，その発症もゆっくりである．

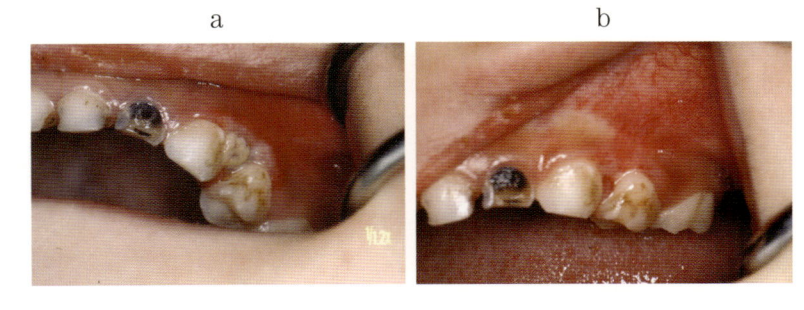

図10-4　潰瘍性歯肉炎
激しい痛みを伴うが，抗生物質の投与で治癒する．
a．抗生物質投与前写真　b．投与後写真

4）ウイルス性口内炎　Herpetic gingivostomatitis

乳幼児に発症する口内炎で，歯肉の広い範囲に強い炎症（発赤，腫脹，びらん）が見られる．歯肉全体の発赤が特徴的で，特異な口臭が認められる．当初は発熱（39℃に達することがある）がある．通常は，発症から2週間以内に治癒するが，痛みのため食物がとりにくく，衰弱をきたすと，治癒の遅れることがある（図10-5）．感染防止のために抗生物質を投与するとともに，水分と栄養の補給が第一で，痛みのため食物がとりにくい時には，水分補給のために小児科医に点滴を依頼する．また，それほど重度でなければ，食べれる物は何でも食べさせるように指導する．食物補給さえとれるようであれば，通常は2週間以内に治癒する．

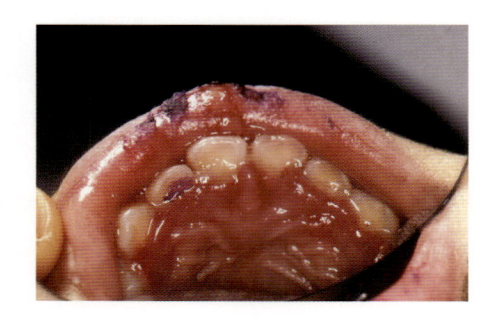

図10-5　ウイルス性口内炎
痛みのため飲食ができなくなると，治るのに時間がかかる．

4　歯周炎

歯肉に加え，歯肉以外の歯周組織の破壊（アタッチメントロスや歯槽骨吸収など）を伴う歯周組織の炎症をいう．小児期における発生頻度はきわめて低い．

1）前思春期性歯周炎　Prepubertal periodontitis

乳歯の萌出中あるいは萌出後に発症する歯周炎で，全歯列侵襲型（Generalized）と局所侵襲型（Localized）に大別される．

(1)　全歯列侵襲型　Generalized prepubertal periodontitis

すべての乳歯の歯槽骨が吸収をきたし，歯肉は高度の炎症のため真っ赤となり，激しい腫脹により歯肉裂隙（Gingival cleft）をきたすことがある．発生頻度はきわめて低く，乳歯は早期に脱落する．白血球接着機能不全症（Leukocyte adhesion deficiency）という全身疾患の口腔所見として現れることが多い．急性炎症時には抗生物質の投与を行って鎮静させるが，抜歯しなければ再発し，自然脱落する．

(2) **局所侵襲型　Localized prepubertal periodontitis**

　突然の痛みと動揺で始まり，その急性発作の繰り返しで歯槽骨の吸収が進む．乳歯列中の数歯にのみ歯槽骨吸収が認められることが多い．急性炎症時以外では，臨床的には炎症があるようには見えない（図10-6）（南　一惠ら，1994）．

　その発生頻度は局所侵襲型若年性歯周炎よりは高いとされている．その病因として，①宿主防御機構の機能異常；多核白血球の走化性（Chemotaxis）の異常，②病原微生物（*Aggregatibacter actinomycetemcomitans*, *P. intermedia*, *Capnocytophaga*など）の存在，③セメント質の構造異常；セメント質の低形成，が考えられている．ただし，歯根膜線維の低形成をもたらす低フォスファターゼ症（Hypophosphatasia）による歯周炎とは識別することになっている．

　急性炎症時には抗生物質の投与を行って鎮静させるが，抜歯しなければ再発する．口腔清掃の徹底と抗生物質の局所塗布を行うことにより再発を遅らせることができる．

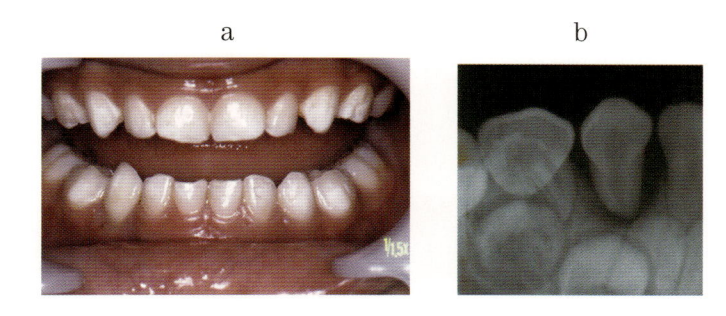

図10-6　局所侵襲型前思春期性歯周炎
突然の痛みと動揺で始まり，その急性発作の繰り返しで歯槽骨の吸収が進み，脱落する．
　　a．初診時写真　b．初診時エックス線像

2）局所侵襲型若年性歯周炎　Localized juvenile periodontitis

　思春期に発病し，第一大臼歯と中切歯部歯槽骨の垂直性吸収を特徴とする．男性より女性に多く，その発現頻度は0.06〜0.2％と報告されている．高校生を対象とした疫学調査では，毎年1名，女子の1年生に認められた（吉田ら，1988）．多核白血球の走化性の低下が認められ，病原細菌として *A. actinomycetemcomitans* が考えられている．歯槽骨の吸収速度が早く，早期発見と早期治療が重要である．処置としては徹底した口腔清掃とスケーリングで，歯槽骨の吸収が認められる部位については，抗生物質の局所塗布を行うことにより進行を遅らせることができる（図10-7）．

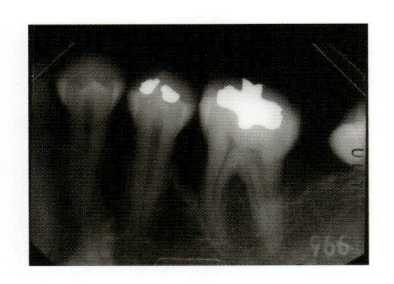

図10-7　局所侵襲型若年性歯周炎
罹患歯のエックス線像

5　歯肉退縮

　歯肉退縮（Gingival recession）は，下顎前歯部の叢生により唇側転位した切歯の唇側歯肉にしばしば認められる．これは唇側転位切歯の唇側歯槽骨が薄く，歯ブラシなどの外傷を受けやすいためと考えられている．唇側転位した切歯の場合には，矯正処置により歯列弓内への誘導が必要である（図10-8）．

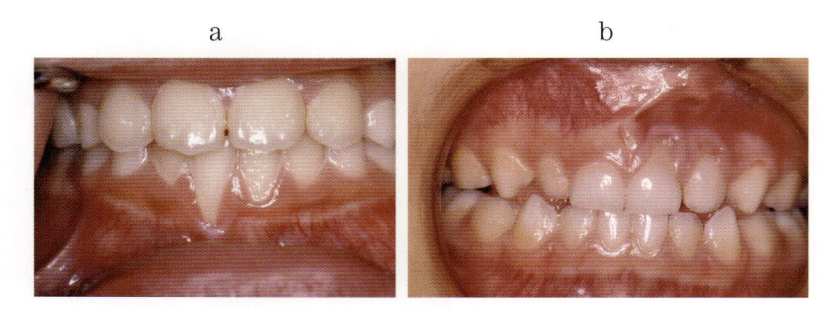

図10-8　歯肉退縮
a．外傷性咬合によるもの　b．過度の口腔清掃によるもの（上顎左側に多い）

6　歯肉増殖

　慢性辺縁性歯肉炎で見られる歯肉増殖（Gingival overgrowth）は，慢性刺激により歯肉の細胞と線維が増加したもので，平常では硬くて薄赤い色をしている．しかし，プラーク沈着などにより容易に炎症を起こして腫脹をもたらす．思春期に見られる歯肉の腫脹は主に歯肉溝からの浸出物の増加による浮腫である．また口呼吸によりもたらされる歯肉肥大は，増殖と浮腫の混在した症状を呈する．

1）薬物誘発性歯肉肥大　Drug-induced gingival overgrowth

　　てんかん発作の治療に用いる抗けいれん剤フェニトインを長期にわたり服用している患者の約半数に歯肉増殖が見られる（図10-9）．この発症メカニズムは不明であるが，プラークの存在は炎症性の浮腫を誘発し，歯肉組織をさらに肥大させる．徹底した口腔清掃は歯肉増殖をかなり抑制するが，歯肉が歯冠を覆うまで肥大すると，歯肉切除を行わなければ，口腔清掃による抑制は難しい．また切除しても，手術後のプラークコントロールが十分でなければ再発する．

　　最近になり，臓器移植の拒絶反応を抑える免疫抑制剤のシクロスポリンや，高血圧や狭心症の治療に用いられるカルシウム拮抗剤のニフェジピンの服用によっても，同様の歯肉増殖の起こることが明らかにされている．

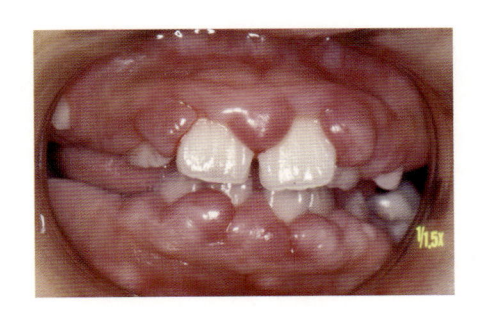

図10-9　薬物誘発性歯肉肥大
徹底した口腔清掃は，薬物誘発性の歯肉肥大を抑制する．

2）家族性歯肉線維腫　Familial gingival fibromatosis

　　常染色体性優性遺伝を示す歯肉肥大症で，肥大歯肉は非炎症性で硬く，色も薄い．臼歯部に限定することもあるが，すべての歯の歯肉で認められることが多い．乳歯の萌出遅延に関連して診断されることが多く，永久歯の萌出遅延をもたらすこともある．歯冠部を覆うほど増殖した場合には，歯肉切除を行う必要がある．切除後，口腔清掃が不良であれば歯肉の再増殖が認められることがある（図10-10）（Nakanoら，2004a）．

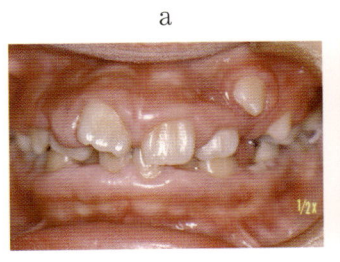

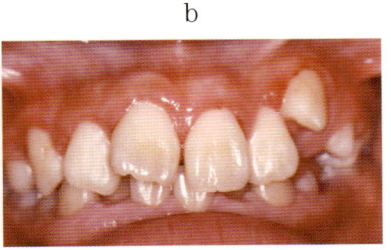

図10-10　家族性歯肉線維腫
口腔清掃の不良は歯肉の増殖を促進する．　a．処置前写真　b．歯肉切除後写真

7　急性歯周炎

　歯周病の専門書には急性歯周炎（Acute periodontitis）の記載はない．しかし口腔病理学の図書には，数日のうちに数mmに及ぶアタッチメントロスと歯槽骨の喪失が起こり，適切な処置を施せば2～3ヵ月のうちにアタッチメントと歯槽骨の回復が起こると記載されている．その原因は，歯肉溝における小さな傷に化膿性細菌が感染し炎症を引き起こしたもので，歯肉ポケットの洗浄と抗生物質の全身投与により，1週間以内に急性症状は消失し，自然治癒する（図10-11）（Ooshimaら，2002）．

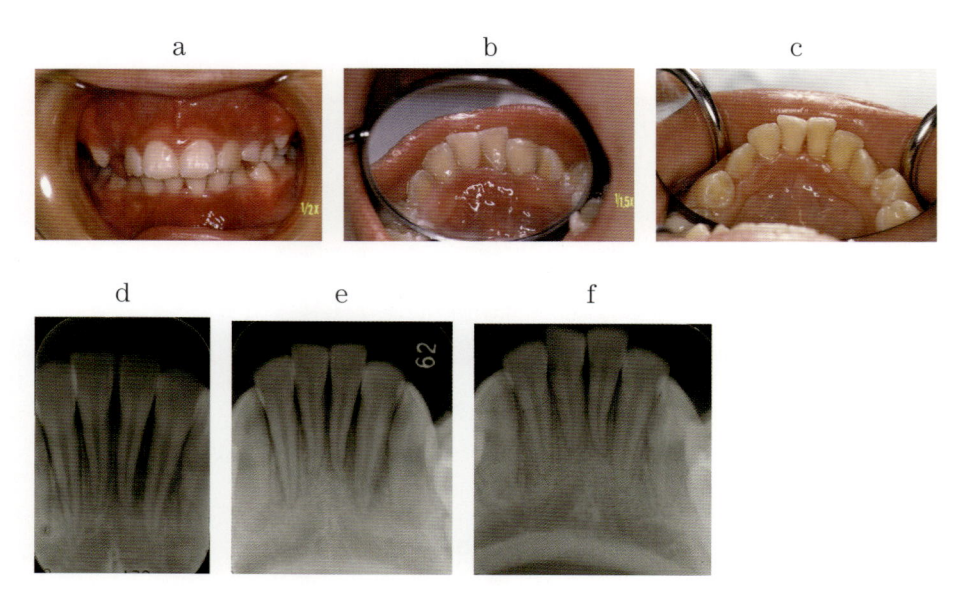

図10-11　急性歯周炎
抗生物質の投与で炎症が消失すると，吸収されていた歯槽骨が徐々に回復する．
a．初診時口腔内写真　b．初診時口腔内写真　c．鎮静時口腔内写真
d．初診時エックス線像（歯槽骨の吸収が認められる）　e．2週後エックス線像
f．4ヵ月後エックス線像（歯槽骨の再生が認められる）

8 異物挿入性歯周炎

美しいものや可愛いものがあると，すぐに口に中に入れてしまう子どもが時々いる．たまたま口に入った物が，直径5mm，幅3mmほどの薄いプラスチック製のチューブであれば，そのチューブが切歯に引っかかり，さわっているうちに歯頸部深くまで挿入してしまうことがある．場合によれば，歯頸部深くまで入り込んで，目に見えないことがある（図10-12）（Ooshimaら，2003）．このような異物挿入により引き起こされたアタッチメントロスと歯槽骨の喪失を異物挿入性歯周炎（Accidentally induced periodontitis）と呼び，異物を除去しても，元の健康な状態までに戻ることはない（図10-13）．適切な管理を怠ると，歯石が沈着し，歯肉の炎症を引き起こすことになる（図10-14）．

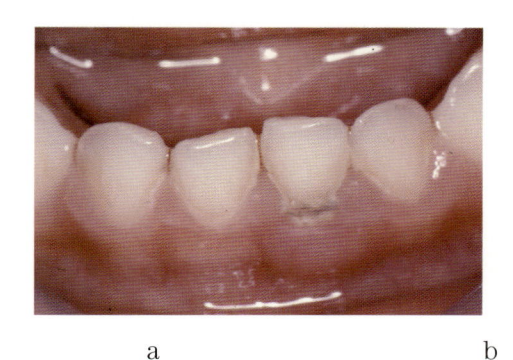

図10-12 異物挿入による歯周炎
当初，歯石の沈着と思われたが，プラスチック製チューブが取り出された．

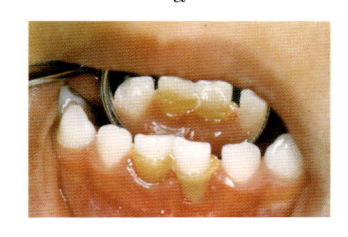

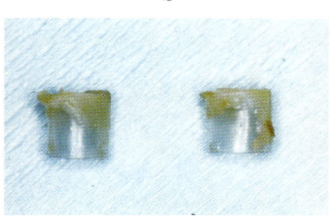

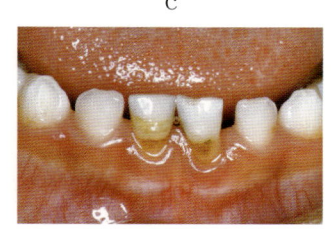

図10-13 異物挿入による歯周炎
プラスチック製チューブを除去しても健全な状態にはもどらない．
a. 処置前写真　b. 挿入されていた異物　c. 異物除去後1年後写真（Ooshimaら，2003）

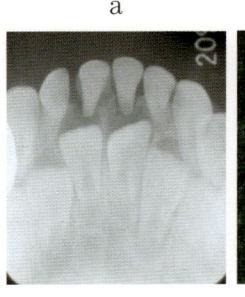

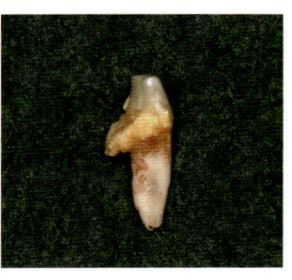

図10-14 異物挿入による歯周炎の予後
異物除去後，適切な指導を行わねば歯石が沈着し，抜歯せざるをえなくなることがある．
　a. 異物除去後2年後エックス線像
　b. 抜去歯（歯石が沈着している）

9　全身疾患に伴う歯周炎

1）家族性周期性好中球減少症　Familial and cyclic neutropenia

　　　周期性好中球減少症は，定期的に好中球数が減少し，それに伴い免疫機能が低下するため，場合によっては重度の歯周炎をきたすことがある．多くの場合，この周期は21日間隔で，好中球数は1mm^{3}当たり200以下，場合によっては0にまで低下する．

　　　好中球数が健常な場合，全く歯肉に炎症が見られないのに，好中球数がゼロにまで低下すると，激しい歯肉の炎症が発生する．この激しい炎症が21日間隔で発生するため，口腔清掃が十分に行えず，乳歯列期においても歯周炎を発生することがある（図10-15）．

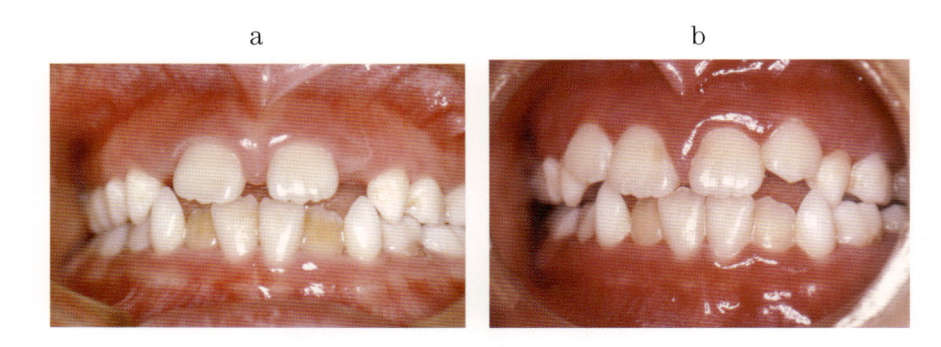

図10-15　周期性好中球減少症で見られる歯周炎
21日間隔で急性期となるため，管理が難しい．
　a．好中球数正常時　b．好中球数減少時

2）低フォスファターゼ症　Hypophosphatasia

　　　血清あるいは臓器中のアルカリフォスファターゼ活性の低下を特徴とする遺伝性の代謝異常で，全身的には骨の形成不全，歯科的には乳歯の早期脱落や歯髄腔の拡大が見られる．発症時年齢と臨床像で5型に分類され，早期発症型ほど重度である．歯科所見しか示さないOdontohypophosphatasiaもある．この乳歯の早期脱落は，セメント質の形成不良と歯根膜線維の脆弱さに起因すると考えられている．乳歯列が完成する前に乳切歯が脱落することもある（図10-16）（Miyamotoら，2007）．しかし永久歯が脱落するという報告は見当たらない．

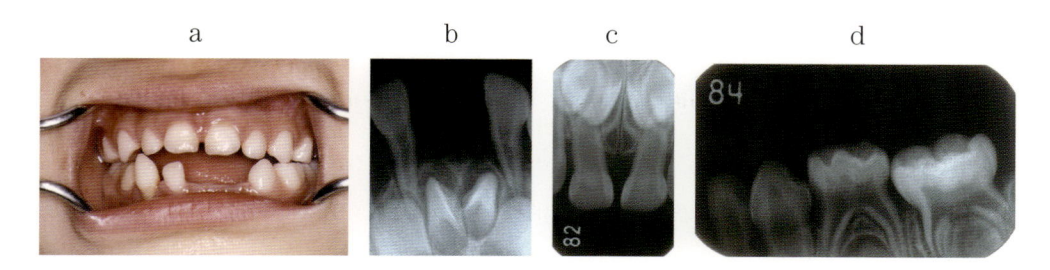

図10-16 低フォスファターゼ症患者における歯周炎
乳歯列が完成する前に乳切歯が自然脱落した．
a．口腔内写真　b．下顎前歯部エックス線像
c．上顎前歯部エックス線像（広い歯髄腔と歯槽骨の吸収が認められる）　d．下顎臼歯部エックス線像

第11章
定期健診

この章の要点

　小児歯科診療では，初回来院時に認められた口腔疾患の処置が終了すると，その患者はそれ以降，定期健診（リコール）を受けることになる．

1. リコールの間隔は，患者の年齢，咬合発育段階，う蝕活動性，口腔清掃度により決める．
2. リコールごとに口腔衛生指導を行い，口腔清掃の重要性を患者に理解させる．
3. 年に一度は食事カードを記載させ，具体的な食事指導を行う．
4. 永久歯の先天欠如の疑われる患者においては，2年に1度はパノラマエックス線写真を撮影し，永久歯数の確認と乳歯の脱落時期および永久歯の萌出順序と時期とを調べる．
5. リコールのない小児歯科臨床は意味がない．

　小児歯科診療では，初回来院時に認められた口腔疾患の処置が終了すると，それ以降，定期健診（リコール）を受けることになる．乳歯列期においては通常年2回行うが，う蝕活動性の高い小児や混合歯列期の小児においては，3〜4ヵ月に一度診査することが望ましい．永久歯列が完成し，新たな口腔疾患の発生する可能性がほとんど認められなくなるまで継続することになる．大阪大学歯学部附属病院小児歯科においては，毎年1度，夏休みにすべての患者のリコールを行っている．このリコールでは，口腔衛生指導と食事指導を行うだけでなく，担当医以外のドクターが口腔診査を行い，指導医が問題点を指摘する方式が採られている（図11-1）．

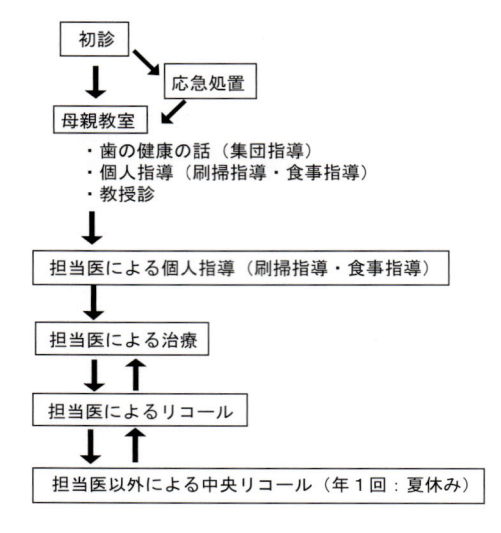

```
            ┌──────┐
            │ 初診 │
            └──┬───┘
               │    ┌────────┐
               ├───→│ 応急処置 │
               ↓    └────────┘
          ┌────────┐
          │ 母親教室 │
          └────────┘
     ・歯の健康の話（集団指導）
     ・個人指導（刷掃指導・食事指導）
     ・教授診
               ↓
  ┌──────────────────────────────┐
  │ 担当医による個人指導（刷掃指導・食事指導） │
  └──────────────────────────────┘
               ↓
        ┌──────────────┐
        │ 担当医による治療 │
        └──────────────┘
               ↓         ↑
        ┌────────────────┐
        │ 担当医によるリコール │
        └────────────────┘
               ↓         ↑
  ┌────────────────────────────────┐
  │ 担当医以外による中央リコール（年１回：夏休み） │
  └────────────────────────────────┘
```

図 11-1　大阪大学歯学部附属病院小児歯科における診療システム
年１度の中央リコールでは，担当医以外のドクターが診査する．

1　目的

① 口腔清掃に熟達させ，生涯を通じて健康で清潔な口腔を維持させるための基本を繰り返し教育する．
② 繰り返し指導を受けさせることにより，患者に口腔衛生と規則正しい食生活の重要性を認識させる．
③ 口腔疾患を早期に発見し，早期に治療する．
④ 乳歯の脱落時期と永久歯の萌出時期およびその順序を診査し，永久歯が正しい歯列で正しく咬合できるように，必要があれば誘導処置を施す．
⑤ 歯列や咬合不正を早期に発見し，必要があれば専門医に紹介する．

2　診査項目

定期健診では下記の項目について診査し，指導および処置を施す．

1）歯の診査

① 新生う蝕あるいは二次う蝕を発見し，その処置を施す．
② 歯肉膿瘍あるいは瘻孔を発見した場合には，その原因歯を特定し，処置を施す．
③ 歯冠修復物および保隙装置の適合性を診査し，問題があれば再製する．

④　萌出した永久歯のう蝕感受性を調べ，フィシャーシーラントを施すとともに，フッ素塗布を行う．
　　⑤　先天欠如および過剰歯を発見し，その対応を考察する．
　　⑥　歯石沈着があれば，スケーリングする．

2）口腔軟組織の診査
　　①　歯肉炎があれば，プラークの沈着状態を明示し，徹底した口腔衛生指導を行う．
　　②　小帯異常があれば，その対応を考察する．

3）歯列，咬合の診査
　　①　乳歯の萌出異常があれば，その処置法と処置時期を考察する．
　　②　乳歯脱落異常（乳歯アンキローシスなど）があれば，その処置法と処置時期を考察する．
　　③　永久歯の萌出異常があれば，その処置法と処置時期を考察する．
　　④　交叉咬合あるいは開咬があれば，その原因を調べ，その処置法と処置時期を考察する．
　　⑤　不正咬合をもたらす悪習癖があれば，その是正のための指導を行う．

4）口腔清掃の診査と指導
　　口腔清掃の時刻と回数を問診した後，口腔清掃度を歯垢染色剤を用いて調べ，正しい清掃方法を指導する．

5）食事指導
　　1年に1度は食事カード（図3-5を参照のこと）を記載させ，3度の食事の規則性とその内容，間食の内容とその回数，および摂取時刻を調べる．
　　①　朝食，昼食および夕食が規則正しくとられ，栄養学的にもバランスがとれているのかを調べ，規則正しい食生活の重要性を理解させ，指導する．
　　②　間食の回数と夕食後の間食の有無を調べ，小児う蝕と間食の関連を理解させる．
　　③　スクロース含有食品の摂取回数と摂取時刻を調べ，う蝕とスクロースとの関連を理解させる．
　　必要があれば，歯列模型のための印象採取，写真撮影，エックス線撮影も行う．顎全体が一枚の写真に写るパノラマエックス線写真は，先天欠如などの異常がある患者においては少なくとも2年に1度は撮影し，永久歯数を確認するとともに，乳歯の脱落時期と永久歯の萌出順序と時期を調べる．

3　3歳未満の幼児に対する定期健診

　　　この年齢の小児では計画的な診療が行えないため，う蝕発生の予防と進行抑制に重点が置かれる．この時期ではまだうまくうがいができないため，歯磨剤の使用は控える．

1）う蝕のない幼児の場合
　① 口腔清掃状態の診査と夕食後の口腔清掃を確認し，正しい清掃方法を教える．
　② スクロース摂取の有無と回数を調べ，スクロース摂取制限の重要性を教える．
　③ フッ素の局所塗布を行い，年に2回，リコールを行う．

2）フッ化ジアンミン銀塗布でう蝕の進行を抑えている幼児の場合
　① この時期におけるう蝕の発生は，乳歯列期に重度のう蝕をもたらすだけでなく，永久歯列期においてもう蝕を多発する可能性の高いことを認識させる．
　② う蝕の新生だけでなく，う蝕の進行にも気を付けて歯の検査を行い，必要があればフッ化ジアンミン銀の再塗布を行う．また，う蝕がさらに進んで急性炎症を起こす可能性がある場合には，無理をしても歯髄処置あるいは外科的処置を行う．ただし，フッ化ジアンミン銀塗布は歯を黒変させるため，できるかぎりその使用を制限する．
　③ 母親が注意深く口腔清掃しているのかを見定めるとともに，スクロース摂取の制限が行われているかを調べ，口腔清掃とスクロース摂取制限の重要性を理解させる．
　④ この時期の歯列あるいは咬合異常については処置できないため，3歳半頃まで観察する．
　⑤ この時期にう蝕があるということはう蝕活動性が高いことを意味し，年に4回はリコールを行う．

4　小学校就学前の小児に対する定期健診

　　　小児もこの年齢に達すると自分の家庭以外の社会に接するようになる．このことは，自分の家庭以外でスクロースを含む食品を食する機会が増え，隣接面う蝕の発生する可能性のあることを意味している．一方4歳を過ぎると，うがいをうまくできるようになるため，フッ素含有歯磨剤の利用を勧める．

1）う蝕のない小児の場合
　① 3歳までは口腔清掃もスクロース摂取もうまく管理されてう蝕がなかった小児に，臼歯部の隣接面にう蝕が発生することがある．この乳臼歯部の隣接面う蝕は口腔清掃

の不良というよりはむしろスクロース摂取に起因する．したがって，スクロース摂取に関する問診では，自分の家庭における食生活だけでなく，スクロース摂取の機会がどの程度あるのかを詳しく調べる必要がある．
② 口腔清掃の不良は，これまで健全であった前歯部唇面や臼歯部頰側面に思いがけないう蝕を発生させることがある．自分で歯を磨かせた後，母親がそれを補って清掃するよう指導する．
③ これまでう蝕の発生していない小児においても，臼歯部咬合面のう蝕感受性はきわめて高い．慎重に診査して，う蝕がなければフィシャーシーラントを行う．
　その後，乳臼歯隣接面やその他の平滑面に対してフッ素の局所塗布を行う．
④ この時期までう蝕のない小児の場合，定期診査は年2回でよい．しかし，定期診査中に隣接面う蝕を検出した時には，対側の同顎乳臼歯部に同じタイプのう蝕が発生する可能性が高く，3～4カ月に1度定期診査すべきである．

2）う蝕処置の行われた小児の場合

① すでにう蝕処置の行われた小児に対しては，さらに慎重な診査が必要である．幼児期の早期にう蝕に罹患していることは，その小児のう蝕感受性がそれだけ高いことを意味しており，通常う蝕になりにくいと考えられている下顎臼歯の舌側や上顎臼歯の頰側の歯面も注意して診査する必要がある．
② この時期になると，計画的なう蝕治療が可能となるため，フッ化ジアンミン銀塗布でう蝕の進行を抑えている乳前歯に対しては，レジン充填あるいはクラウンフォーマーによるレジン冠での修復が可能となる．フッ化ジアンミン銀塗布のまま観察をつづけるべきではない．
③ う蝕処置を終了して定期診査に入った小児の場合，臼歯部の隣接面が処置されていなければ，この部にう蝕が発生する可能性がきわめて高く，3～4カ月に1度診査すべきである．
④ この時期までに臼歯部の隣接面を含めたすべてのう蝕感受性歯面の処置が完了している場合，定期診査は年3回でよい．
⑤ 乳歯列期の咬合異常はきわめて少ない．しかし，骨格性の前歯部交叉咬合や機能性の前歯部あるいは臼歯部交叉咬合が認められることがある．骨格性の咬合異常は専門医にまかすべきであるが，機能性の咬合異常は小児歯科医が処置すべきである．また吸指癖などによる開咬や上顎狭窄は，習癖が4～5歳までに是正されれば，ひとりでに咬合も是正されることが多い．
⑥ 通常，小学校入学前に第一大臼歯が萌出することは少ない．しかし，時に入学前に下顎第一大臼歯が萌出することがあり，注意を要する．

5　小学生に対する定期健診

　小学生になると比較的規則正しい生活を送る反面，これまで以上に，はるかに広い社会で生活するようになる．このため母親によるスクロース摂取と口腔清掃の管理は難しくなる．加えて，乳歯の脱落と永久歯の萌出が交互に，時として同時に起こるため，う蝕発生の予防だけでなく，咬合管理にも重点を置かねばならない．

①　この時期の最も大切な診査事項は，第一大臼歯の萌出とそのう蝕予防である．第一大臼歯は完全に萌出するまでにう蝕に罹患することが多いため，第一大臼歯の口腔内萌出を確認後，第一大臼歯用の特製歯ブラシで，萌出した第一大臼歯の咬合面を刷掃する必要がある（図7-4を参照のこと）．

②　咬合面がすべて口腔内に萌出しているが，防湿が不完全なためにレジンを用いてのフィシャーシーラントを行えない場合には，フッ素を含むアイオノマーセメントで裂溝充填すべきである．防湿が可能となれば，レジンを用いてのフィシャーシーラントに置き換えることになる．

③　フッ素塗布は，第一大臼歯の歯冠の一部を認めた時から定期的に行わねばならない．永久歯も乳歯と同様に，萌出直後が最もう蝕感受性が高い．春，夏，冬の休暇には定期健診することが望ましい．

④　上顎および下顎の4前歯が萌出すれば，側方歯群の幅径の予測が可能となる．予測値と模型上の実測値とから，永久歯側方歯群の萌出状況を予測する．しかし，この予測値はあくまでその時点での予測値であって完全なものではない．定期的に診査を行い，予測した状況と異なるようであれば再診査すべきである．

⑤　側方歯群の萌出順序とその時期もきわめて大切で，第二乳臼歯が早期に脱落する可能性が高い場合には，保隙装置などを脱落前にあらかじめ作製することが望ましい．

6　中学生，高校生に対する定期健診

　この時期の小児は，親からの自立を志し，それを試みる．このため定期診査では，母親ではなく小児本人に直接，口腔衛生指導を行うべきである．特に二年生や三年生の学生では勉学に忙しく，口腔清掃が疎かになることがしばしば認められる．

①　口腔清掃の不良な小児の場合，スクロースの摂取が多いと永久歯の隣接面にう蝕が発生する．またスクロースの摂取が少なくても，歯肉炎が発生し，歯石沈着をみる．長期間放置すると歯槽骨の吸収をきたす歯周炎を惹起することもあり，う蝕予防の場合以上に，歯周疾患には注意深い指導が必要となる．

② 重度の歯肉炎をきたした患者に対しては，歯石除去と徹底した口腔衛生指導が必要である．このような患者に，稀ではあるが，歯槽骨の吸収を伴う歯周炎（若年性歯周炎）患者が認められることがある．萌出しているすべての歯についてデンタルエックス線，および大臼歯部には咬翼エックス線を撮影して，歯槽骨吸収を確かめるべきである．若年性歯周炎の進行はきわめて速い．

③ この時期になると，乳歯は脱落し，永久歯も第二大臼歯が萌出してくる．顎骨と歯の大きさの違い，いわゆるディスクレパンシーに起因する不正咬合に対して本格的な矯正治療が開始される．この時期にまだ乳歯が残存するようであれば，永久歯の先天欠如あるいは永久歯の萌出不全を疑うべきである．

④ 臼歯咬合面に対しては，レジンを用いたフィシャーシーラントを行って，裂溝部う蝕の予防するとともに，平滑面に対しては，フッ化物の局所塗布を行うべきである．できれば，年に2回の診査が望まれる．

第12章
小児期に特異な所見を呈する歯科疾患

この章の要点

多数乳歯の先天欠如といえば外胚葉異形成症（Ectodermal dysplasia），多数永久歯の過剰歯といえば鎖骨頭蓋異骨症（Cleidocranial dysostosis）がすぐに思い浮かぶように，特異な歯科所見を呈する疾患がある．この章では，私の経験したいくつかの特異な所見を呈する疾患について記載する．

1. 家族性低リン血症性ビタミンD抵抗性クル病の男児においては，う蝕も外傷の既往もない乳歯に特発性の歯肉膿瘍が発生する．
2. 象牙質形成不全症患者の乳歯は，特徴的な琥珀色を呈し，著明な咬耗が認められる．
3. エナメル質形成不全症では，萌出するすべての歯にエナメル質の形成不全を認めるが，その病態は一様ではない．
4. 多数乳歯の先天欠如では，外胚葉異形成症をまず考える．

1 家族性低リン血症性ビタミンD抵抗性クル病

家族性低リン血症性ビタミンD抵抗性クル病（X-linked hypophosphatemic Vitamin D-resistant rickets: XLH）の小児患者では，う蝕も外傷の既往もない外見上は健全と思える乳歯に，重度の場合には永久歯においても，特発性の歯肉膿瘍を発生することで知られている（図12-1）．多くはX連鎖性優性遺伝するクル病で，症状は女児よりも男児で重度である．*PHEX*遺伝子の異常に起因し，腎尿細管からのリンの再吸収に障害があり，その結果，低リン血症をきたしたものである．

全身的には，低身長，O脚，関節変形，クル病念珠など，低カルシウム血症由来のクル病と類似した特徴を示す．歯科的には，エックス線診査すると，薄い象牙質と広い歯髄腔，さらには突出した髄角が特徴的である（図12-2）（Yasufukuら，1983）．抜去

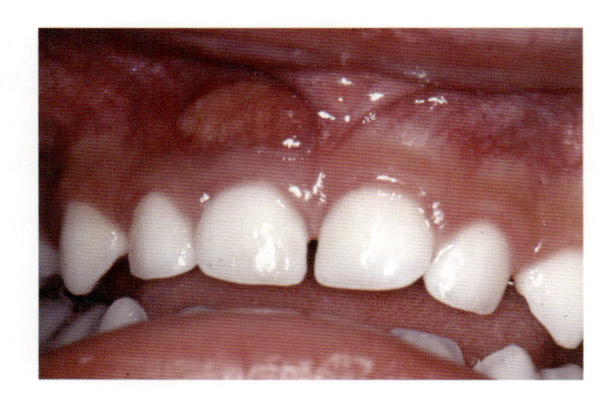

図12-1　低リン血症性ビタミンD抵抗性クル病患者に見られる歯肉膿瘍
健全と思える乳歯に歯肉膿瘍が次々に発生する．（Yasufuku ら，1983）

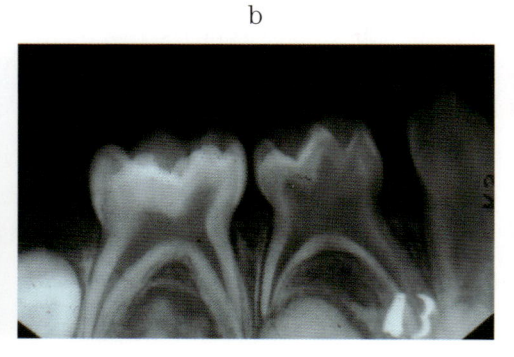

図12-2　低リン血症性ビタミンD抵抗性クル病患者に見られる特徴的なエックス線所見
　　a．前歯部像：薄い象牙質と広い歯髄腔が見られる．
　　b．臼歯部像：突出した髄角が見られる．（Yasufuku ら，1983）

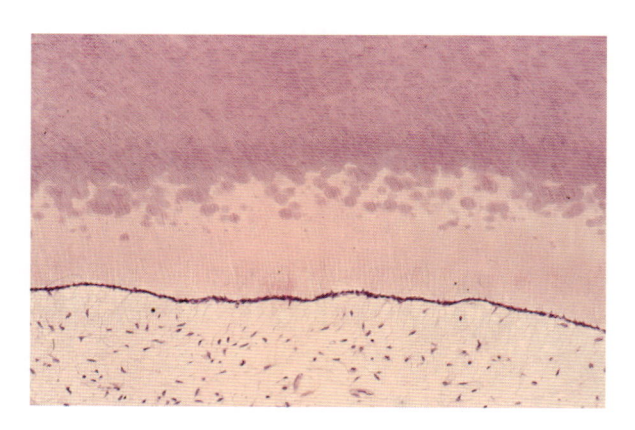

図12-3　低リン血症性ビタミンD抵抗性クル病患者乳歯に見られる象牙前質の拡大
石灰化不良の特徴である象牙前質の拡大と球状象牙質の存在が観察される．（Abe ら，1988）

した乳歯の組織を調べると，拡大した歯髄腔，幅広い象牙前質（図12-3），球間象牙質の多発（図12-4），歯髄からエナメル象牙質境にまで達する管状欠損（図12-5）など，象牙質の石灰化不全を示す所見が認められる（Yasufukuら，1983；Abeら，1988）．

この疾患の特徴である特発性の歯肉膿瘍は，一見健全であるが石灰化のやや悪いエナメル質が咬耗によりすり減り，象牙質が露出した時に引き起こされる．象牙質が単に石

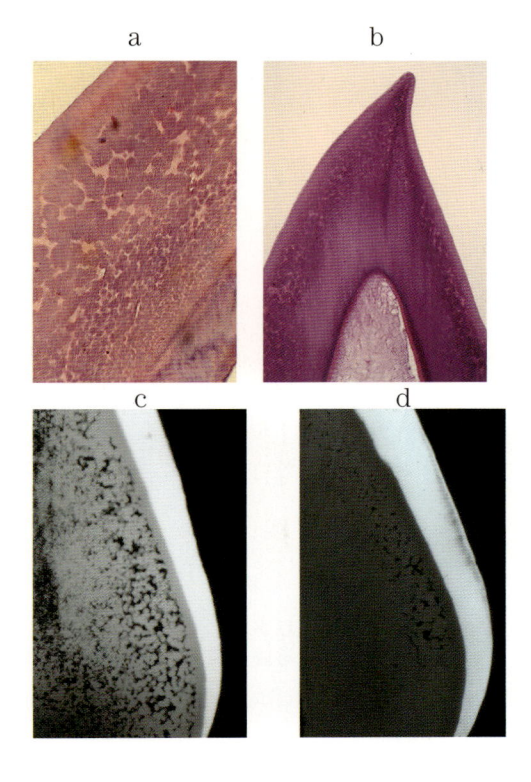

図12-4　低リン血症性ビタミンD抵抗性クル病患者乳歯象牙質に見られる球間象牙質

a. 男児患者乳歯に見られる多数の球間象牙質（HE染色）
b. 女児患者乳歯に見られる球間象牙質（HE染色）
c. 男児患者乳歯に見られる無数の球間象牙質（マイクロラディオグラフ像）
d. 女児患者乳歯に見られる球間象牙質（マイクロラディオグラフ像）

（Abeら，1988）

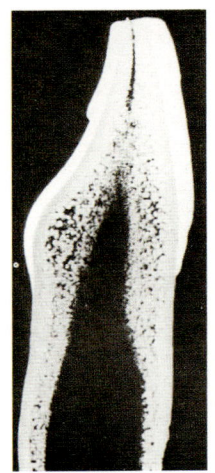

図12-5　低リン血症性ビタミンD抵抗性クル病患者乳歯象牙質に見られる管状欠損

（Yasufukuら，1983）

灰化不良であるだけでなく，エナメル象牙質境から歯髄に達する管状欠損があるため，XLH 患者においては，象牙質露出は健常児における露髄と同じ意味をもつことになる．このため，う蝕も外傷の既往もないのに，外見上は健全と思える乳歯に，歯肉膿瘍が発生することになる．この所見は，女児よりも男児で明確で，男児の場合には，同じことが永久歯でも起こる可能性が高い（Abe ら，1988）．

　この特発性の歯肉膿瘍を予防するためには，咬耗が進む前に，乳臼歯の場合には乳歯冠を装着することである（図 12-6）．乳前歯においても，クラウンを装着すれば，歯肉膿瘍の発生を予防することができる．しかし乳前歯が 2 歳までに萌出することを考えると，処置の可能な 3 歳頃には，すでに歯肉膿瘍を発生していることが多く，その予防は難しい．

　乳歯列期においてこの歯肉膿瘍を発生した XLH 患者の男児では，永久歯萌出後，直ちにクラウンを装着することが勧められる（Yasufuku ら，1983）．ただ，XLH と診断された時期が出生直後で，早期から低リン血症が是正されていた患者においては，歯肉膿瘍が発生する可能性は低下している．エックス線診査を行うことにより，必要があれば，処置する必要がある（Masatomi ら，1996）．

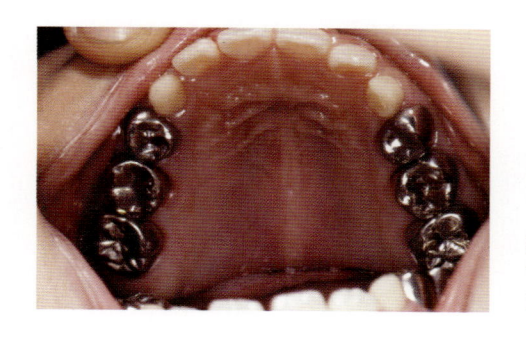

図 12-6　低リン血症性ビタミン D 抵抗性クル病患者における歯肉膿瘍の予防処置
重度の低リン血症の男児患者においては，歯が機能する前に，乳歯冠を装着する．（Yasufuku ら，1983）

2　象牙質形成不全症

　乳歯において，特徴的なグレーあるいは青味のかかった透明度の高い独特の琥珀色を呈し，著しい咬耗と歯根の形成不良，ならびに歯髄腔の早期狭窄を特徴とする遺伝性の疾患（Dentinogenesis imperfecta）である（図 12-7，図 12-8）．発生頻度は約 8,000 人に 1 人で，多くは常染色体性優性遺伝し，永久歯よりも乳歯に特徴的な所見が認められる．3 つの型（Shield type）に分類される．多くは骨形成不全症（Osteogenesis imperfecta）に随伴し，1 型コラーゲンの形成異常により起こる（Type 1）．骨形成不全症とは無関係に起こる Type 2 は，Dentin Sialophosphoprotein（DSPP）遺伝子の

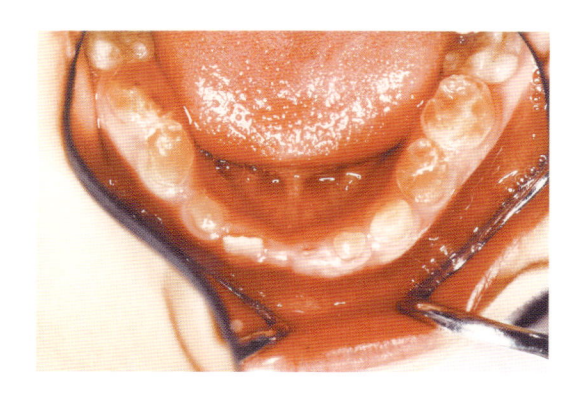

図 12-7　象牙質形成不全症患者の口腔内写真
著しい咬耗と特徴的な琥珀色を呈する．

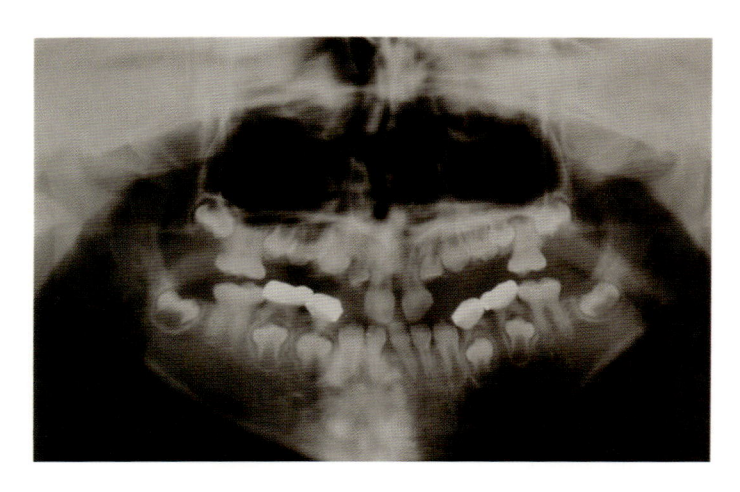

図 12-8　象牙質形成不全症患者のパノラマエックス線像
歯髄腔の狭窄と特徴的な球根状の歯冠が認められる．

変異に起因し，遺伝性乳白色象牙質と呼ばれることがある．Type 3 は限られた民族にのみ発現するブランデーワイン型で，特に永久歯で特徴的な所見を示すという．

　乳歯で特徴的に現れる著しい咬耗は，エナメル質の石灰化が不良であることや，象牙質との結合が弱く，エナメル質が剥がれやすいことに起因している．著しい咬耗により露髄することはないが，咬合高径を維持するためにすべての乳臼歯に乳歯冠を装着することがある．

　永久歯においても軽度の着色を認めるが，乳歯ほど特徴的ではない．また著しい咬耗を引き起こすこともない．

3　エナメル質形成不全症

　萌出するすべての歯に，エナメル質の形成不全を伴う遺伝性の歯科疾患（Amelogenesis imperfecta）．エナメル質基質そのものの形成と成熟度，およびエナメル質の石灰化度の違いにより大きく4型に分類され，さらにそれぞれの遺伝形式や病態により14型に細分されている（Witkop，1989）．

1）エナメル質形成不全症Ⅰ型：低形成型

　エナメル質の厚さは薄く，そのため歯と歯が接せず，歯間空隙がある．エックス線写真では健常なエナメル質と同じ不透過像を呈する．

⑴　Type ⅠA：Hypoplastic，pitted autosomal dominant

　エナメル質形成不全症では最も高頻度に発症し，永久歯唇面および頰側面にピン状の小窩が認められる．歯間空隙があり，冷温刺激に対して過敏である．前歯部の開咬を伴うことが多い．

⑵　Type ⅠB：Hypoplastic，local autosomal dominant

　主に乳歯の臼歯，あるいは永久歯の切歯あるいは小臼歯に，歯冠中央部を横切る小窩あるいは裂溝が認められる．

⑶　Type ⅠC：Hypoplastic，local autosomal recessive

　Type ⅠBより重度．乳歯，永久歯のほぼすべての歯に発現し，エナメル質は低形成であるだけでなく，低石灰化でもある．

⑷　Type ⅠD：Hypoplastic，smooth autosomal dominant

　平滑で硬くて薄いエナメル質で，色は白から黄褐色を呈する．歯間空隙があり，エックス線写真では薄い一層のエナメル質が認められる．埋伏することが多く，その50％で前歯部開咬がある．

⑸　Type ⅠE：Hypoplastic．smooth X-linked dominant

　症状に性差がある．
　男児ではエナメル質は薄く，光沢のある茶褐色を呈する．エックス線写真では薄い一層のエナメル質が認められる．多くの場合，前歯部開咬である．女児の場合，エナメル質表面に歯軸にそって縦の縞状の欠損が認められ，その1／3に前歯部の開咬がある．

⑹　Type ⅠF：Hypoplasitic，rough autosomal dominant

　エナメル質は薄く，硬い．歯間空隙があり，エックス線写真では，エナメル質と象牙質の境界が明瞭である．その50％に前歯部開咬が認められる．

⑺　Type ⅠG：Enamel agenesis，autosomal recessive

　エックス線写真でもエナメル質は認められず，歯間空隙がある．歯の表面は粗造で，色は黄褐色である．ほとんどの症例で前歯部開咬である．きわめて稀．

2）エナメル質形成不全症 II 型：低成熟型

通常と同じ厚さのエナメル質であるが，やや柔らかく，はがれやすい．エックス線写真では象牙質とほぼ同じ透過度を示す（図 12-9）．

(1) Type IIA：Hypomaturation, pigmented autosomal recessive

通常の厚さのエナメル質であるが，まだら模様の茶色で，柔らかく，象牙質からはがれやすい．エックス線写真ではコンタクトポイントが空いて見える．前歯部開咬を示すことは少ない．

(2) Type IIB：Hypomaturation, X-linked recessive

著しい性差を示す．

男児では，乳歯のエナメル質は磨りガラス状の白さであるが，永久歯のエナメル質はまだら模様の黄色である．プローベが刺さるほど柔らかく，エックス線写真で象牙質との識別は難しい．

女児では，正常なエナメル質と乳白色のエナメル質が交互に並んだ縦縞模様を呈する．

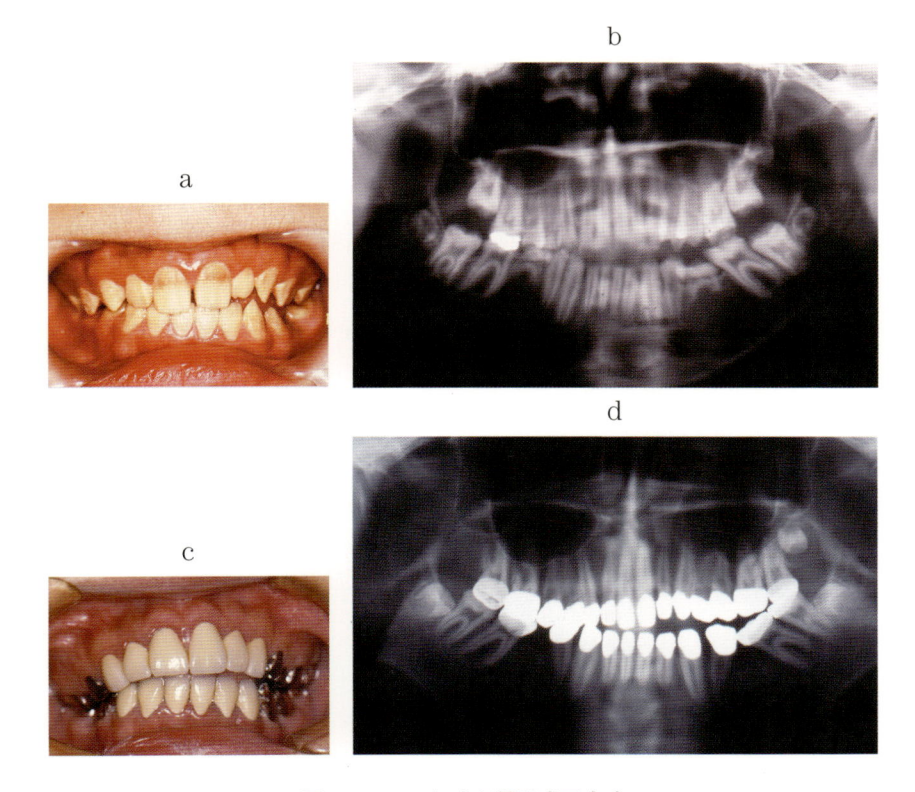

図 12-9　エナメル質形成不全症
永久歯の萌出に伴い冷水痛を訴えたため，順次，クラウンを装着した．
a. 処置前の口腔内写真　　b. 処置前のパノラマエックス線像
c. 処置終了後の口腔内写真　d. 処置終了後のパノラマエックス線像

(3) Type IIC：Snow capped teeth, autosomal dominant

　　　雪を被ったように切端あるいは咬合面の 1/4 ～ 1/3 が白く変色したエナメル質をもつ．下顎切歯が侵されることは少ない．

3）エナメル質形成不全症 III 型：低石灰化型

　　　エナメル質の厚さは正常であるが，石灰化が不良なため，萌出時に黄色かったエナメル質は容易に剥離し，象牙質が露出する．このため温熱刺激に過敏となる．エックス線写真では象牙質よりも石灰化が悪い．

(1) Type IIIA：Hypocalcified, autosomal dominant

　　　萌出不全あるいは萌出遅延することが多く，萌出直後のエナメル質は黄褐色あるいはオレンジ色を呈している．萌出後，次第に茶色から黒色に変わり，容易に剥離する．温熱刺激に過敏である．12 歳頃までには象牙質が露出する．しかし歯頚部エナメル質の石灰化は比較的良好である．エックス線写真では象牙質よりも石灰化が悪い．前歯部の開咬が見られることが多い．

(2) Type IIIB：Hypocalcified, autosomal recessive

　　　臨床所見は Type IIIA と同じであるが，このタイプの方が重度である．

4）エナメル質形成不全症 IV 型：タウロドントを伴う低成熟―低形成型

　　　エナメル質は黄褐色のまだら模様を呈し，唇面にはピットが認められる．大臼歯はタウロドントを示し，他の歯も歯髄腔の拡大が見られる．エックス線写真では象牙質とほぼ同じ石灰化を示す．

(1) Type IVA：Hypomaturation-hypoplastic with taurodontism, autosomal dominant

　　　エナメル質は黄褐色から白色のまだら模様を呈し，唇面にピットを認める．単根歯において歯髄腔の拡大が見られる．エックス線写真では象牙質とほぼ同じ石灰化を示す．

(2) Type IVB：Hypoplastic-hypomaturation with taurodontism, autosomal dominant

　　　エナメル質は薄い．大臼歯はタウロドントを示し，他の歯も歯髄腔の拡大が見られる．

4　外胚葉異形成症

　外胚葉組織の発育障害をきたす遺伝性の疾患（Ectodermal dysplasia）で，発汗異常，減毛症，歯の発育障害を主要徴候とする．常染色体性優性遺伝する汗腺型と伴性劣勢遺伝する無汗腺型とがある．前者においてはとりたてての歯科所見は認められないが，後者においては多数乳歯の先天欠如を認めることが多い．特に乳歯列期の Total anodontia のほとんどが無汗腺型外胚葉異形成症と考えてもよい（図 12-10）．

　男性に発症するため，3歳での義歯作成は難しいが，できるかぎり早期に義歯の作成を行うことが望ましい．図 12-10 の症例は3歳半の時点で総義歯を作成した．永久歯胚が全く認められないため，10歳の現在まで，乳歯を用いた総義歯を2回と，永久歯を用いた総義歯を2回作製し，年2回，定期診査を行っている．

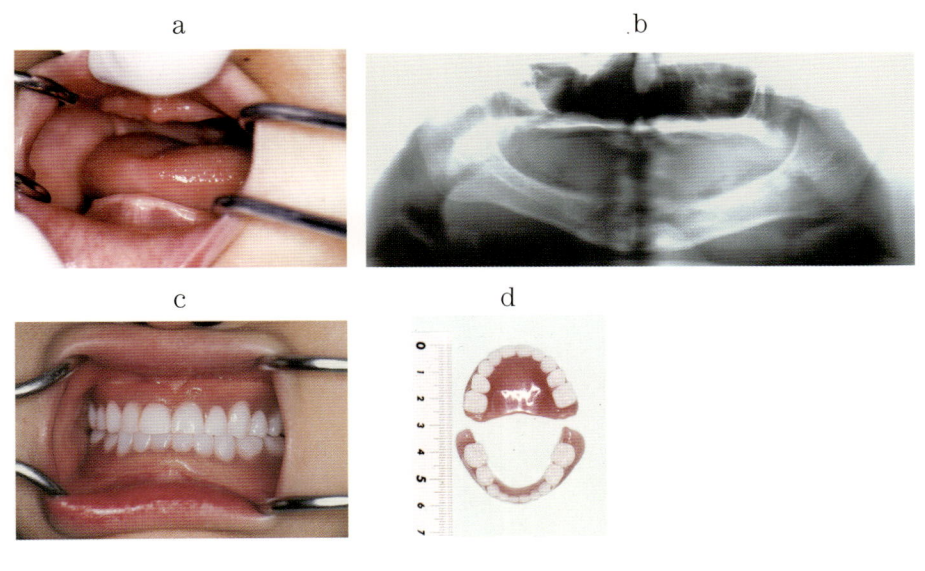

図 12-10　外胚葉異形成症
3歳を過ぎれば，総義歯を作成する．
a. 義歯装着前の口腔内写真　b. 義歯装着前のパノラマエックス線像
c. 義歯装着時の口腔内写真　d. 装着した義歯

図12-11の症例は，10歳時に来院し，22歳までは定期的に診査を行っていたが，大学卒業後は，義歯の調子が悪くなった時に来院する程度である．上顎切歯は円錐歯で，外傷により破折したため，レジン冠で修復している．
　外胚葉異形成症患者においては，成人に達しても小児歯科医で処置することが多い．顎骨が貧弱であるため基本的には義歯の作成となるが，可能であればインプラントを利用し，より安定性に富む義歯の作成も考慮すべきである．

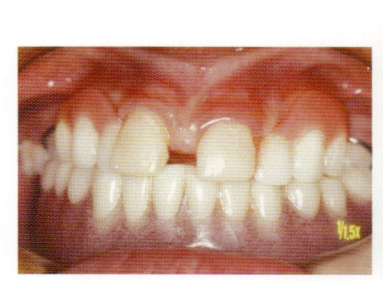

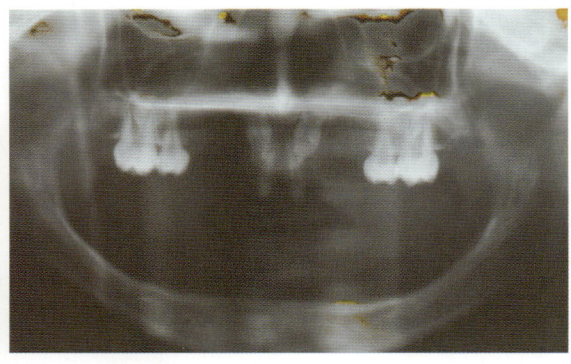

図12-11　外胚葉異形成症（成人）
a．義歯装着時の口腔内写真　b．義歯装着前のパノラマエックス線像

第13章
う蝕と感染性心内膜炎

この章の要点

感染性心内膜炎の発症にう蝕原性細菌 S. mutans が深く関与している可能性が示唆されている．

1. 一過性菌血症を起こす歯科処置として，抜歯，歯周手術，インプラント手術，スケーリングなどが挙げられている．
2. 先天性心疾患などのハイリスク患者では，この一過性菌血症が感染性心内膜炎を発症させることがある．
3. 感染性心内膜炎の発症には，う蝕病巣から検出される典型的な S. mutans ではなく，菌体表層構造物に変異をきたした S. mutans の関与している可能性が高い．
4. 菌体表層構造物に変異をきたした S. mutans は小児の口腔内からも検出される．

　小児歯科臨床において，心室中隔欠損など先天性心疾患を有する患者や心臓手術を受けた患者など，感染性心内膜炎（Infective endocarditis）の発症リスクがあるとされる患者に対しては，抗生物質の術前投与が行われている．これは，歯科処置により口腔細菌が血中に侵入し，感染性心内膜炎を引き起こすのを予防するためと理解されている．
　口腔レンサ球菌は感染性心内膜炎の主要な原因細菌として知られ，約50％の感染性心内膜炎に関連している．主要なう蝕原性細菌である S. mutans も，菌血症や感染性心内膜炎の患者血液より分離されている．これまでにさまざまな観点から，S. mutans と感染性心内膜炎の関係や，血中に侵入した際の病原性発揮のメカニズムなどについての検討が加えられてきた．この章では，う蝕と感染性心内膜炎との関連について記載する．

1　感染性心内膜炎とは

　感染性心内膜炎は，先天性心疾患を有する患者や人工弁置換術を受けた患者などで起こりやすい．これらの患者では，これらの疾患に伴う異常血流の影響で非細菌性血栓性心内膜炎が生じやすく，歯科処置などで一過性の菌血症が生じると，この炎症部に細菌が付着し，増殖することにより疣贅（ゆうぜい；Vegetation）を形成するためである．この一過性菌血症の原因の一つとして歯科処置が挙げられている．この菌血症は歯磨きや食物の咀嚼などによっても起こるとされているが，感染性心内膜炎の予防として抗生物質を投与しなければならない歯科手技としては，出血を伴ったり根尖を超えるような大きな侵襲を伴うもので，抜歯，歯周手術，インプラント手術，スケーリングなどが挙げられている．アメリカのガイドラインに準拠すれば，小児患者の場合，アモキシシリンを体重1kg当たり50mg（成人量の2gを超えない範囲）を処置1時間前に経口投与することが勧められている（感染性心内膜炎の予防と治療に関するガイドライン，2003）．

　感染性心内膜炎は急性と亜急性に分類される．急性感染性心内膜炎は主に黄色ブドウ球菌が原因となり，数日から数週間の間に急速に弁の破壊や敗血症が進み，死に至る．一方の亜急性感染性心内膜炎は，主に口腔レンサ球菌が原因となり，数ヵ月にわたって症状が徐々に経過する．死因の多くは心不全である．

2　感染性心内膜炎患者血液より分離した *S. mutans* の性状

　S. mutans は，菌体表層にあるラムノースとグルコースからなる血清型特異多糖抗原の組成によって，*c*, *e*, *f* の3つの血清型に分類されている．*c* 型, *e* 型, *f* 型の違いはラムノースポリマーの主骨格に結合するグルコース側鎖の結合様式の違いによって識別され，口腔内の *S. mutans* 株における頻度は，*c* 型が約70〜80%，*e* 型が約20%であり，*f* 型は5%以下である．ところが，既知のどの血清型にも属さない（不定型）*S. mutans* 株が感染性心内膜炎患者の血液より分離されている（Fujiwaraら，2001）．この血液より分離された不定型 *S. mutans* 株は，う蝕を誘発する作用は有しているものの，口腔内より分離される *S. mutans* に比べて抗原性がきわめて低く，白血球の食作用も受けにくい（Nakanoら，2004b）．この不定型 *S. mutans* 株の菌体表層にある血清型特異多糖の糖組成を分析すると，標準株の *c* 型 *S. mutans* MT8148株ではラムノースとグルコースの2つのピークが認められるのに対し，不定型のTW295株ではラムノースのピークは認めるものの，グルコースのピークはほとんど認められない（図13-1）（Fujiwaraら，2001）．このグルコース側鎖の欠落した *S. mutans* 株の発生頻

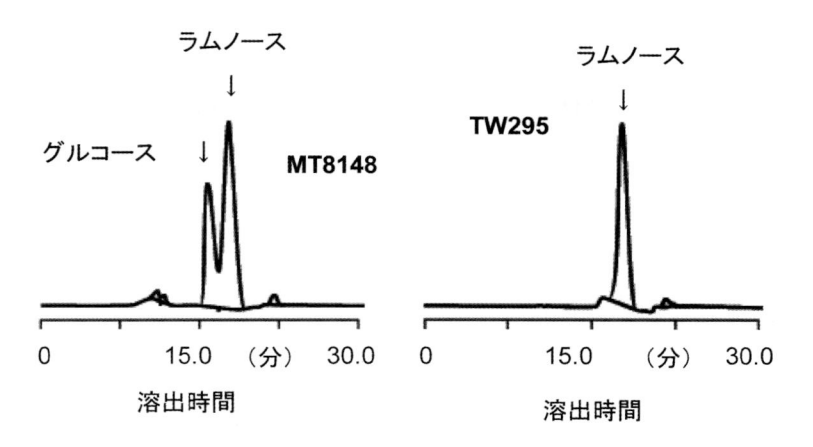

図 13-1 高速液体クロマトグラフィーを用いた S. mutans 血清型特異多糖の溶出パターン
血清型不定の TW295 株にはグルコースのピークがほとんど認められない．（Fujiwara ら，2001）

度を日本人小児で調べると，約 2～3％ の小児口腔内に存在していた（Nakano ら，2004c）．このため，このグルコース側鎖の欠落した S. mutans 株の血清型を k 型と命名した．

　心臓弁置換術を施された亜急性感染性心内膜炎患者 8 名の心臓弁から細菌 DNA を抽出し，S. mutans 特異プライマーを用いて PCR 法を行うと，そのうち 7 症例において S. mutans 陽性の反応が認められた（Nakano ら，2007b）．この S. mutans 陽性サンプルに対して，血清型 k 特異プライマーを用いて PCR 法で検討すると，5 サンプルが陽性反応を示した．このことは，k 型 S. mutans が感染性心内膜炎の発症に強く関与している可能性を示唆している．一方で，患者の血液から分離した S. mutans 株では，k 型株でなくても白血球による食作用率が低下していた．このため，菌体表層タンパクの変異を調べたところ，血液分離した S. mutans 株の中に，菌体表層のグルカン結合タンパク C（GbpC）の変異している株が見いだされ，それらの GbpC 欠失株でも食作用率の低下することが認められた（Nakano ら，2002；Nomura ら，2004）．

　S. mutans の主要な病原因子であるグルカン合成酵素（GTF）を欠失した S. mutans が，感染性心内膜炎患者の心臓弁から分離されている（Nomura ら，2006）．その患者の場合，口腔から分離された S. mutans はすべて c 型で，寒天培地上で典型的なラフ型コロニーを示していた．しかし，手術の際に摘出された人工弁からから分離された S. mutans はすべて血清型 c を示すものの，コロニー形態はスムーズ型を呈した．このスムーズ型血液分離株の GTF を調べてみると，3 種の GTF の発現がすべて認められなかった．遺伝子操作ですべての GTF を欠失させた変異株のコロニー形態を調べるとスムーズ型であった（図 13-2）．そこでこの患者のデンタルプラークから細菌 DNA を抽出し，PCR 法を用いて GTF を欠失した S. mutans の存在を調べると，

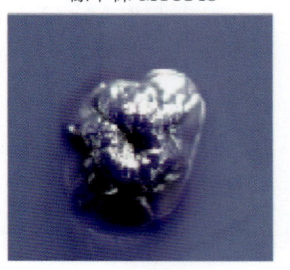

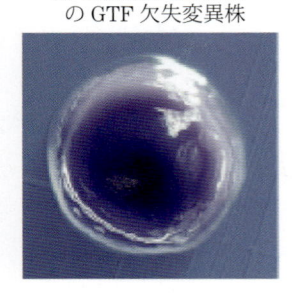

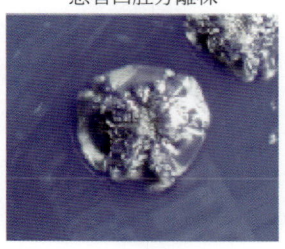

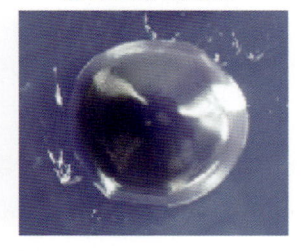

図13-2 感染性心内膜炎患者の心臓弁から分離された S. mutans
すべての GTF を欠失させた変異株のコロニー形態と類似する．（Nomura ら，2006）

GTFを欠失したS. mutansの存在することが示された（Nemoto ら，2008）．

　これら研究成果は，血液から分離される S. mutans が，口腔内の S. mutans が血液中に入ってから変異を起こして血液中で生息できるようになったのではなく，k 型 S. mutans のように，菌体表層の多糖抗原やタンパク抗原の変異した S. mutans が口腔内に元々棲息しており，それらの菌がなんらかの原因で血液中に入った時，たまたまその個体が何らかの循環器障害を抱えていると，感染性心内膜炎が発生する可能性の高いことを示している．先天性心疾患を有する患者や人工弁置換術を受けた患者など感染性心内膜炎を発生しやすい個体だけではなく，感染性心内膜炎を発生しやすい細菌が存在し，その双方を保有する個体で感染性心内膜炎が発生する可能性の高いことを示唆している．

3　循環器疾患病変組織における S. mutans の検出

　近年，循環器疾患病変組織において歯周病原性細菌の検出が報告され，その関連が注目されている．しかし感染性心内膜炎だけでなく，循環器疾患においても，歯周病原性細菌だけでなく，S. mutans も高頻度に検出されている（Nakano ら，2006）．心臓弁

膜症などの診断のもとに心臓弁摘出手術を受けた患者40名，および胸部あるいは腹部大動脈瘤の診断のもとに動脈瘤摘出術を受けた患者35名の病巣部から細菌DNAを抽出し，口腔レンサ球菌6菌種（*S. mutans*, *S. sobrinus*, *S. salivarius*, *S. sanguinis*, *S. oralis*, *S. gordonii*）および歯周病原性細菌6菌種（*Porphyromonas gingivalis*, *P. intermedia*, *A. actinomycetemcomitans*, *T. denticola*, *Tannerella forsythia*, *Campyrobacter rectus*）に対する特異プライマーを用いたPCR法にて，組織中におけるこれらの菌種の存在を調べると，*A. actinomycetemcomitans* や *T. denticola* も高頻度に検出されるものの，*S. mutans* が最も高頻度に検出された（図13-3；Nakanoら，2006）．

　その循環器疾患病変部から検出される *S. mutans* の血清型を調べると，*c* 型以外の *e*, *f*, *k* 型が合計で約65%を占め，健全なヒト口腔における分布頻度と全く異なっていた（図13-4）（Nakanoら，2007a）．さらに，心臓血管手術を受けた患者のデンタルプラーク中に含まれる *S. mutans* の血清型を調べると，*c* 型以外の *e*, *f*, *k* 型が合計で約65%を占め，病変部から検出される *S. mutans* と同様の結果を示した．加えて，心臓血管病巣およびその患者のデンタルプラークにおいては，血清型不定の *S. mutans* が約15%存在していた．このことは，血清型 *e*, *f*, *k* の *S. mutans* 株は，健常人の口腔での分布は低いものの，心臓血管疾患患者口腔および病変部組織での検出頻度が高く，心臓血管系の疾患の発症に関わっている可能性を示唆している．

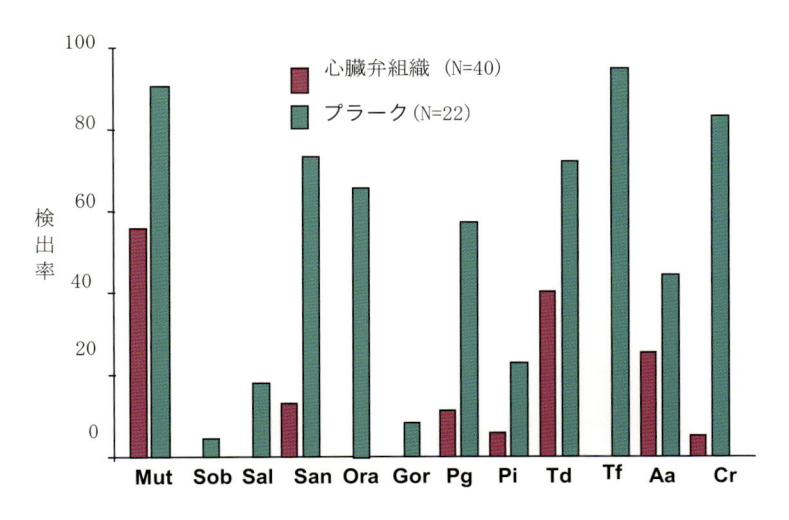

図13-3　心臓弁膜症患者の心臓弁から検出される口腔細菌種

歯周病原性細菌より *S. mutans* の方がより高頻度に検出される．（Nakanoら，2006）
Mut: *S. mutans*, Sob: *S. sobrinus*, Sal: *S. salivarius*, San: *S. sanguinis*, Ora: *S. oralis*, Gor: *S. gordonii*, Pg: *P. gingivalis*, Pi: *P. intermedia*, Td: *T. denticola*, Tf: *T. forsythia*, Aa: *A. actinomycetemcomitans*, Cr: *C. rectus*

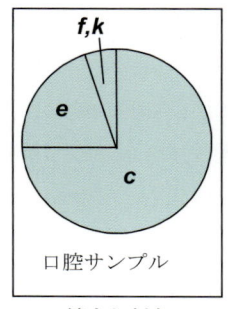

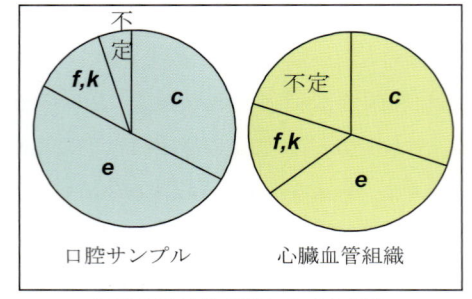

図 13-4 循環器疾患を有する患者から検出される *S. mutans* の血清型
循環器疾患を有する患者から検出される *S. mutans* の血清型は，健全な成人のそれとは異なるパターンを示す．（Nakano ら，2007a）

4 歯科疾患に起因する感染性心内膜炎を予防するために

　感染性心内膜炎は，先天性心疾患を有する患者や人工弁置換術を受けたハイリスク患者などで起こりやすい．また，菌体表層構造物に変異をきたした k 型 *S. mutans* などは，通常の *S. mutans* に比べて抗原性が低下して血液中において生存しやすく，ハイリスク細菌と考えられる．現時点においては，ハイリスク患者がこれらのハイリスク細菌を保有する場合には，歯科処置に際して抗生物質の術前投与だけでなく，さらに慎重な配慮が必要と思われる．

　循環器疾患を有する患者の口腔内から検出される *S. mutans* の血清型が，健全な人のそれとは大きく異なることは注意を要する．*S. mutans* の疫学研究に用いる抗血清を作成するに際して，f 型 *S. mutans* では k 型 *S. mutans* における場合と同様に非常に難しい．このことは f 型 *S. mutans* が k 型 *S. mutans* と同様に抗原性が低いことを示唆している．抗原性の低いことは血液中で生存しやすいことを意味し，抗原性の低い口腔内細菌が循環器疾患の発生に関与している可能性は高い．これに加えて，歯周病原性細菌の多くは偏性嫌気性細菌であり，酸素に富む血液中で生存する可能性は低い．酸素存在下でも生存できる口腔レンサ球菌が歯周病原性細菌よりも循環器疾患の発生に関与している可能性は高い．さらなる研究が必要である．

5 脳出血の重症化における k 型 *S. mutans* の役割

　k 型ミュータンス菌の特徴を調べると，k 型菌のほとんどがコラーゲン結合タンパクを菌体表層にもっているだけでなく，この k 型菌が存在すると血小板凝集能が低下した．

コラーゲン結合タンパクを欠失させた変異株では血小板凝集能が上昇することから，菌体表層のコラーゲン結合タンパクがこの作用に関連していると考えられた．血小板凝集能の低下は出血と関連することから，脳出血における k 型ミュータンス菌の役割を調べた．浜松医科大学の薬理学教室では，頸静脈から光増感剤を注入すると同時に，中大脳動脈に光照射すると照射部の血管内皮細胞の損傷を誘発し，微小な脳出血を引き起こす実験系をもっていた．この実験系に，k 型ミュータンス菌を頸静脈より感染させるとどうなるのかを調べたところ，傷害部のみに大きな脳出血を誘発した（図 13-5）．この脳出血部にのみ感染に用いた k 型ミュータンス菌が存在することから，この脳出血の増悪が k 型ミュータンス菌の感染により引き起こされたことが示された（Nakano ら，2011）．

　脳出血の既往のある患者に，このコラーゲン結合タンパクをもつミュータンス菌がどの程度存在するのかを調べると，60 代の健常者では 57 % でミュータンス菌が検出され，その 15 % がコラーゲン結合タンパクをもつミュータンス菌であった．ところが脳出血の既往のある 60 代の患者で調べると，62 % でミュータンス菌が検出され，その 63 % がコラーゲン結合タンパクをもつミュータンス菌であった．脳出血の既往のある患者では健常者よりも 4 倍も高い率でコラーゲン結合タンパクをもつミュータンス菌が検出されたのである．このことは，コラーゲン結合タンパクをもつミュータンス菌が脳出血の増悪に強く関与していることを示している．

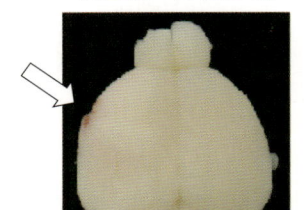

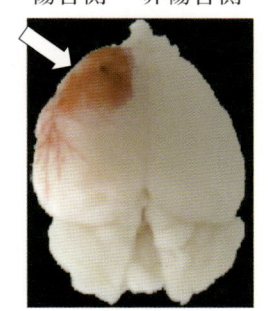

図 13-5　マウスにおける k 型菌の脳出血増悪作用

おわりに

　この本は，私が大阪大学歯学部付属病院小児歯科で経験した症例や，小児歯科診療室を整備する上で採用した診療システム，さらには小児歯科診療に対する私の考え方を記載したものです．私は永年にわたってう蝕の病因とその予防法の研究に携わっていましたから，私の小児歯科診療に対する考え方の基本がう蝕予防にあることは間違いありません．しかし40年にわたる小児歯科臨床の経験は，私を単なるう蝕研究者としての小児歯科医ではなく，研究指向の強い小児歯科医に育てたように思います．

　私が小児歯科医を志したのは昭和47年（1972）のことで，当時，小児歯科診療室はう蝕で苦しむ小児であふれかえっていました．このため小児歯科入局と同時に200名ほどの患者を配当されました．これらの患者に加えて，毎日10名以上訪れる新患の対応にも当たっていましたので，この時期に私の経験した患者数は，今から考えると驚くべきものだったと思います．ただ，そのほとんどがう蝕の治療を主訴とする患者であり，私自身がう蝕の細菌学を基盤としたう蝕の病因に関する研究に専念していましたので，う蝕以外の小児歯科疾患に関心を抱くことはほとんどありませんでした．

　私がう蝕以外の小児歯科疾患に目を向けるきっかけとなったのは，家族性低リン血症性ビタミンD抵抗性クル病患者に巡り会えたことにあると思います．う蝕も外傷の既往もない歯に特発的に歯肉膿瘍が発生する．その原因が低リン血症に起因する象牙質石灰化不全にあり，その病理組織像は驚くべきものでした（第12章を参照）．この疾患の歯科所見は，アメリカの小児歯科の本には記載されていましたが，その内容は口腔病理学の本に記載されているものと変わりなく，特発性歯肉膿瘍の発生機序もその予防法も明確ではありませんでした．当時，大阪大学医学部附属病院小児科の清野佳紀博士がこの疾患のモデル動物（Hypマウス）を保有されており，そのつがい（雌雄）を分与していただきました．このHypマウスを用いた研究で，象牙質の石灰化不全が低リン血症と強く関連すること，低リン血症を完全に治癒すると象牙質の石灰化不全はある程度改善するものの，完全に消失することはないことを明らかにしました．この研究成果は，家族性低リン血症性ビタミンD抵抗性クル病患者の治療開始時期とその効果が，象牙質の石灰化不全の程度を示す指標となることを明らかにしました．

歯周病の研究も，前思春期性歯周炎や若年性歯周炎の患者に遭遇したのがきっかけでした．特に若年性歯周炎については，私の診ている患者の臨床所見が歯周病の本に記載してあることと一致する部分が少なく，違和感を抱いておりました．そこで毎年学校歯科健診を担当していた高等学校で若年性歯周炎の発生頻度を調べることにしました．この調査は10年にも満たない期間で終了しましたが，1,500名を超える生徒数の高等学校において，毎年1名，1年生の女児が若年性歯周炎に罹患していることを見いだしました．この調査で，若年性歯周炎は，中学生までの時期に口腔清掃の不良な女子に発症しやすいこと，早期に発見し適切な口腔衛生指導と歯周治療を行えば進行を抑えることができることがわかりました．またこれらの高校生の口腔より分離した歯周病細菌をラットに感染し，実験歯周炎を誘発させることにも成功しました．現在は，小児患者の唾液を採取し，唾液中細菌のDNAを抽出することによって歯周病原性細菌の有無をPCR法で調べ，歯周炎発症の予知ができないかを調べています．

　私のう蝕研究は，大学6年生の時に，実験動物にう蝕を誘発する研究に参加する歯学部学生を求めていた浜田茂幸博士（口腔細菌学講座，現：大阪大学名誉教授）の募集に応じたことに始まります．もともと『大学は卒業論文を書いて卒業するところ』と私は考えていましたので，歯学部では卒業論文は不要であることを知ってから，何か研究をしてから大学を辞めたいと考えていました．また臨床よりも研究を中心とする臨床講座に残りたいとも思っていましたので，祖父江鎮雄先生（現：大阪大学名誉教授）を中心とする小児歯科で，う蝕研究に参加することになりました．実験動物にう蝕を誘発する研究は，実験系を確立するのに2年間を要しました．当時 $Streptococcus\ mutans$ と一括されていたう蝕原性細菌が，その病原性の違いにより大きく2つに分かれること（現在では $S.\ mutans$ と $S.\ sobrinus$ に分けられている）を示して，私の学位論文になりました．それだけでなく，これ以降の私の手がけたう蝕研究のほとんどすべてでこの動物実験系を利用しており，今でもこの実験系はう蝕予防剤の開発に用いられています．この動物実験系を用いて最初に行ったのが代用糖の研究です．多くの甘味物質のう蝕誘発能を調べ，パラチノースとマルチトールの商品化に寄与しました．つづいて，ミュータンス菌によるグルカン合成を抑制するう蝕予防剤の開発に関与しました．ムタステインや卵黄抗体など多くのGTF阻害剤のう蝕予防効果を調べましたが，特にウーロン茶ポリフェノールのう蝕抑制作用は驚異的なもので，小児う蝕に限らず，すべてのう蝕を

撲滅する上で切り札になる可能性があると考えています．

　この他，実験動物を用いてのミュータンス菌の母から仔への伝播を調べる研究では，①ミュータンス菌が母から仔へ伝播するためには一定以上の菌量を必要とする，②スクロースが存在すればこの一定菌量以下のミュータンス菌であっても定着を可能にする，③感染頻度が多ければ一定菌量以下のミュータンス菌であっても定着を可能にする，ことを明らかにしました．この研究成果は，私のう蝕予防法の概念を確立する上で重要な理論的根拠を与えたと思います．また，放射線科の歯科医師からの要請で行った唾液分泌障害とう蝕との関連を調べる研究では，①唾液分泌量とう蝕罹患度には強い相関がある，②唾液分泌障害ラットではミュータンス菌の感染がなくてもう蝕が発生する，③唾液分泌障害ラットのう蝕病巣から分離した乳酸桿菌は唾液分泌障害ラットに強いう蝕を誘発する，ことを明らかにしました．この研究成果は，小児歯科で現在一番問題となっている哺乳う蝕が，ミュータンス菌とスクロースとによるう蝕発生とは異なる機序で起こっていることを示し，その予防法の確立に寄与したと思います．

　現在私が取り組んでいるう蝕研究は，う蝕原性細菌と感染性心内膜炎との関連を調べることです．もともとは東京女子医大のレンサ球菌研究者からいただいた4株の $S.\ mutans$ を調べたところ，その2株が既存のどの血清型にも属さないことがわかったことから始まりました．その2株はともに $S.\ mutans$ の血清型を決める菌体表層の多糖抗原が変異し，抗原性が低下していました．当初，これら血液から分離される $S.\ mutans$ は，口腔内の $S.\ mutans$ が血液中に入ってから変異が起こり，血液中で棲息できるようになったと考えていました．しかし，口腔内から検出される $S.\ mutans$ を詳しく調べると，菌体表層の多糖抗原やタンパク抗原が変異し，抗原性の低下した細菌がいるのが明らかとなりました．このことは，感染性心内膜炎の発症が，発症する可能性のある個体（心臓奇形や心臓手術を受けたことのある人）だけでなく，発症させやすい細菌を保有しているかどうかにも関連することが明らかになりました．

　この本には，これまでに私が明らかにした研究成果のうち，小児歯科臨床に直接関連するもののみが掲載されています．掲載された事項については，研究成果を引用し，読者にも理解できるように努めました．しかし私にとって自明のことと思い込んでいる事項については，研究成果を引用することなく本文に利用されているおそれがあるため，この本の作成に当たっては，小児歯科医を目指す若い歯科医から小児歯科臨床を30年

以上経験した小児歯科専門医まで，数名の小児歯科医に査読を頼み，読者に「なぜ？」と思われる箇所がないように努めました．査読していただいた宮本えり子先生，佐々木秀和先生，仲野道代先生，野々村榮二先生に深く感謝いたします．また第10章の「小児の歯周疾患」については，大阪大学大学院歯学研究科教授の村上伸也先生にも目を通していただき，誤りを正していただきました．深く御礼申し上げます．なお，本書に用いた手書きの図と表紙のデザインについては，娘の幸子に依頼しました．歯科には素人であるため，時間がかかりましたが，満足できるものになったと考えています．またこの本は，多くの大阪大学歯学部附属病院小児歯科関係者のご支援のたまもので完成したものであり，皆様に深く感謝いたします．最後に，この本の出版に際して，多大なご配慮をいただきました浜田茂幸先生に厚く御礼申し上げます．

なお，この章に関連する文献は本文での引用を省略し，「参考文献」の欄にまとめて掲載いたしました．

文 献

1 引用文献

甘利英一：小児の口腔軟組織疾患の年齢的変化──とくに歯肉炎について──．小児歯誌，30：867-881，1992．

石田良介，三島賢郎，足立ちあき，宮本充子，大嶋　隆，甘利英一，神山紀久男，檜垣旺夫，赤坂守人，吉田定宏，長坂信夫，西野瑞穂，中田　稔，祖父江鎭雄：歯牙硬組織の発育と障害に関する研究．小児歯誌，28：466-485，1990．

石田良介，安福美昭，宮本充子，大嶋　隆，祖父江鎭雄：唇顎口蓋裂児のう蝕罹患について．小児歯誌，27：716-724，1989．

大嶋　隆：う蝕原性細菌の母子伝播．小児科臨床，62：1300-1305，1999．

大嶋　隆，浜田茂幸：う蝕予防のための食品科学──甘味糖質から酵素阻害剤まで──．医歯薬出版，1996．

小野博志：乳歯および永久歯の歯冠近遠心幅径と各歯列内における相関について．口病誌，27：221-234，1960．

感染性心内膜炎の予防と治療に関するガイドライン．Circulation J, 67 Sup(4)：1083-1109, 2003．

北村千枝子，尾崎きく子，田中真由美，戸田ちか子，白神節子，南　美紀，青木　茂，大嶋　隆：歯科衛生活動下における低年齢小児の乳歯う蝕について──「むし歯のない子を育てる会」10年間の活動報告──．小児歯誌，23：140-152，1985．

近藤清志：第一大臼歯のう蝕罹患に関する研究──萌出過程におけるう蝕罹患様相について──．日大歯学，58：85-95，1984．

日本小児歯科学会：日本人小児における乳歯・永久歯の萌出時期に関する調査研究．小児歯誌，26：1-18，1988．

浜田茂幸，大嶋　隆：新・う蝕の科学．医歯薬出版，2006．

南　一惠，岸本佳子，鈴木敦子，松木　香，岡本亜希子，大嶋　隆，森崎市治郎，祖父江鎭雄：前思春期性歯周炎で認められた急性歯槽骨吸収．小児歯誌，32：595-600，1994．

南　貴洋，松本道代，田村康治，青野　亘，藤原　卓，大嶋　隆，祖父江鎭雄：ウーロン茶ポリフェノールのラットにおける齲蝕抑制効果．小児歯誌，32：811-814，1994．

吉田一惠，藤原　卓，大嶋　隆，祖父江鎭雄：若年性歯周炎に罹患した高校生の細菌学的検索．小児歯誌，26：782-789，1988．

（50音順）

Abe K, Ooshima T, Tong SML, Yasufuku Y, Sobue S: Structural deformities of deciduous teeth in patients with hypophosphatemic vitamin D-resistant rickets. Oral Surg Oral Med Oral Pathol, 65: 191-198, 1988.

Alaluusua S, Kleemola-Kujala E, Nyström M, Evälahti M, Grönroos L: Caries in the primary teeth and salivary *Streptococcus mutans* and lactobacillus levels as indicators of caries in permanent teeth. Ped Dent, 9: 126-130, 1987.

Backer Dirks O: The benefits of water fluoridation. Caries Res, 8 Suppl: 2-15, 1974.

Fujiwara T, Nakano K, Kawaguchi M, Ooshima T., Sobue S, Kawabata S, Nakagawa I, Hamada S: Biochemical and genetic characterization of serologically untypable *Streptococcus mutans* strains isolated from patients with bacteremia. Eur J Oral Sci, 109: 330-334, 2001.

Fujiwara T, Sasada E, Mima N, Ooshima T: Caries prevalence and salivary mutans streptococci in 0-2-year old children of Japan. Commun Dent Oral Epidemiol, 19: 151-154, 1991.

Imai S, Takeuchi K, Shibata K, Yoshikawa S, Kitahata S, Okada S, Araya S, Nishizawa T: Screening of sugars inhibitory against sucrose-depend synthesis and adherence of insoluble glucan and acid production by *Streptococcus mutans*. J Dent Res, 63: 1293-1297, 1984.

Li Y, Wang W: Predicting caries in permanent teeth from caries in primary teeth: An eight-year cohort study. J Dent Res, 81: 561-566, 2002.

Masatomi Y, Abe K, Ooshima T: Unusual multiple natal teeth: Case report. Ped Dent, 13: 170-172,1991.

Masatomi Y, Nakagawa Y, Kanamoto Y, Sobue S, Ooshima T: Effects of the serum phosphate level on the formation of incisor dentin in hypophosphatemic mice. J Oral Pathol Med, 25: 182–187, 1996.

Miyamoto E, Nakano K, Tamura K, Nomura R, Sasaki Y, Ooshima T: Clinical and microbiological evaluations of children with hypophosphatesia affected by periodontitis. Ped Dent J, 17: 84–92, 2007.

Moorrees, CFA, Fanning, EA, Hunt, EE: Age variation of formation stages for ten permanent teeth. J Dent Res, 42: 1490–1498, 1963.

Nakano K, Hokamura K, Taniguchi N, Wada K, Kudo C, Nomura R, Kojima A, Naka S, Muranaka Y, Thura M, Nakajima A, Masuda K, Speziale P, Shimada N, Amano A, Kamisaki Y, Tanaka T, Umemura K, Ooshima T: The collagen-binding protein of *Streptococcus mutans* is involved hemorrhagic stroke. Nature Communication 2: 485, 2011.

Nakano K, Inaba H, Nomura R, Nemoto H, Takeda M, Yoshioka H, Matsue H, Takahashi T, Taniguchi K, Amano A, Ooshima T: Detection of *Streptococcus mutans* in extirpated heart valve and atheromatous plaque specimens. J Clin Microbiol, 44: 3313–3317, 2006.

Nakano K, Matsumura M, Kawaguchi M, Fujiwara T, Sobue S, Nakagawa I, Hamada S, Ooshima T: Attenuation of glucan-binding protein C reduces the cariogenicity of *Streptococcus mutans*: Analysis of strains isolated from human blood. J Dent Res, 81: 376–379, 2002.

Nakano K, Matsuoka T, Takahashi A, Matsumura M, Sobue S, Ooshima T: Delayed development or congenital absence of a single first permanent molar in Japanese child patients. Inter J Paed Dent, 9: 271–276, 1999.

Nakano K, Nemoto H, Nomura R, Homma H, Yoshioka H, Shudo Y, Hata H, Toda K, Taniguchi K, Amano A, Ooshima T: Serotyoe distribution of *Streptococcus mutans*, a pathogen of dental caries, in cardiovascular specimens from Japanese patients. J Med Microbiol, 56: 551–556, 2007a.

Nakano K, Nishiyama N, Tamura K, Sasaki H, Ooshima T: Clinical and microbiological evaluations of gingival fibromatosis in children: Report of two cases. Ped Dent J, 14: 141–146, 2004a.

Nakano K, Nomura R, Nakagawa I, Hamada S, Ooshima T: Demonstration of *Streptococcus mutans* with specific cell wall polysaccharide in the human oral cavity. J Clinic Microbiol, 42: 198–202, 2004b.

Nakano K, Nomura R, Nemoto H, Mukai T, Yoshioka H, Shudo Y, Hata H, Toda K, Taniguchi K, Amano A, Ooshima T: Detection of novel serotype *k* *Streptococcus mutans* in infective endocarditis patients. J Med Microbiol, 56: 1413–1415, 2007b.

Nakano K, Nomura R, Shimizu N, Nakagawa I, Hamada S, Ooshima T: Development of a PCR method for rapid identification of new *Streptococcus mutans* serotype *k* strains. J Clinic Microbiol, 42: 4925–4930, 2004c.

Nemoto H, Nakano K, Nomura R, Ooshima T: Molecular characterization of *Streptococcus mutans* strains isolated from heart valve of infective endocarditis patient. J Med Microbiol, 57: 891–895, 2008.

Nomura R, Nakano K, Nemoto H, Fujita K, Inagaki S, Takahashi T, Taniguchi K, Takeda M, Yoshioka H, Amano A, Ooshima T: Isolation and characterization of *Streptococcus mutans* in heart valve and dental plaque specimens from an infective endocarditis patient. J Med Microbiol, 55: 1135–1140, 2006.

Nomura R, Nakano K, Ooshima T: Contribution of glucan-binding protein C of *Streptococcus mutans* to bacteremia occurrence. Arch Oral Biol, 49: 783–788, 2004.

Ooshima T, Fujiwara T, Takei T, Izumitani A, Hamada S: Inhibitory effects of GOS-sugar on sucrose-induced dental caries in SPF rats infected with *Streptococcus mutans*. Microbiol Immunol, 32: 1093–1105, 1988a.

Ooshima T, Hashida T, Fuchihata H, Fujiwara T, Yoshida T, Izumitani A: Effect of experimental hyposalivation on the induction of dental caries in rats infected with *Streptococcus mutans*. Caries Res, 24: 446–451. 1990.

Ooshima T, Izumitani A, Minami T, Yoshida T, Sobue S, Fujiwara T, Hamada S: Non-cariogenicity of maltitol in SPF rats infected with mutans streptococci. Caries Res, 26: 33–37, 1992.

Ooshima T, Izumitani A, Sobue S, Okahashi N, Hamada S: Non-cariogenicity of the disaccharide palatinose in experimental dental caries of rats. Infect Immun, 39: 43-49, 1983.

Ooshima T, Mihara J, Saito T, Sobue S: Eruption of tooth-like structure following the exfoliation of natal tooth: Report of case. ASDC J Dent Child, 53: 275-278, 1986.

Ooshima T, Minami T, Aono W, Izumitani A, Sobue S, Fujiwara T, Kawabata S, Hamada S: Oolong tea polyphenols inhibit experimental dental caries in SPF rats infected with mutans streptococci. Caries Res, 27: 124-129, 1993.

Ooshima T, Nishiyama N, Tamura K: Accidentally induced periodontitis in primary dentition: longitudinal examinations of periodontal bacteria and clinical conditions. Inter J Paed Dent, 13: 193-197, 2003.

Ooshima T, Sugiyama K, Sobue S: Oligodontia in the primary dentition with permanent successors : Report of case. ASDC J Dent Child, 55: 75-77, 1988b.

Ooshima T, Sumi N, Izumitani A, Sobue S: Effect of inoculum size and frequency on the establishment of *Streptococcus mutans* in the oral cavity of experimental animals. J Dent Res, 67: 964-968, 1988c.

Ooshima T, Sumi N, Izumitani A, Sobue S: Maternal transmission and dental caries induction in Sprague-Dawley rats infected with *Streptococcus mutans*. Microbiol Immunol, 32: 785-794, 1988d.

Ooshima T, Takiguchi M, Tamura M, Nishiyama N: Clinical and microbiological changes in a child with rapid alveolar bone loss and refill. ASDC J Dent Child, 69: 143-147, 2002.

Parfitt GJ: The distribution of caries on different sites of the teeth in English children from the age of 2-15 years. Brit Dent J, 99: 423-427, 1955.

Sasaki H, Ogawa T, Kawaguchi M, Sobue S, Ooshima T: Multiple fractures of primary molars caused by injuries to the chin: Report of two cases. Endod Dent Traumatol, 16: 43-46, 2000.

Tsubone H, Onishi T, Hayashibara T, Sobue S, Ooshima T: Histological examination of residual natal tooth erupted following the exfoliation of a natal tooth: A case report. J Oral Pathol Med, 31: 239-241, 2002.

Weiss RL, Trithart AH: Between-meal eating habits and dental caries experience in preschool children. Am J Pub Health, 50: 1097-1104, 1960.

Yasufuku Y, Kohno N, Tsutsumi N, Ooshima T, Sobue S, Murakami Y, Ikari H: Dental management of familial hypophosphatemic vitamin D-resistant rickets: Report of case.ASDC J Dent Child, 50: 300-304, 1983.

Witkop CJJr: Amelogenesis imperfecta,dentinogenesis imperfecta and dentin dysplasia revisited: problems in classification. J Oral Pathol, 17: 547-553, 1989.

（アルファベット順）

2　参考文献

青野　亘，武井　勉，南　貴洋，吉田俊彦，泉谷　明，大嶋　隆，祖父江鎮雄：パラチニットの齲蝕誘発能．小児歯誌，30：749-754，1992．

青野　亘，田村康治，南　貴洋，武井　勉，松本道代，大嶋　隆，祖父江鎮雄：パノースを主要構成成分とする糖質甘味料の低齲蝕誘発性．小児歯誌，31：903-910，1993．

阿部慶子，正富洋子，大嶋　隆，祖父江鎮雄：低リン血症性ビタミンD抵抗性くる病患者乳歯の病理組織学的観察．小児歯誌，28：143-152，1990．

泉谷　明，落合伸行，墨　典夫，楽木正実，谷口　学，大嶋　隆，祖父江鎮雄，西村英明：ラット実験齲蝕系における（NH_4）$_2MoO_2F_4$ および $SrTiF_6$ の抑制効果．小児歯誌，20：625-632，1982．

泉谷　明，墨　典夫，大嶋　隆，祖父江鎮雄：パラチノース蜜の齲蝕誘発能．小児歯誌，23：592-599，1985．

泉谷　明，墨　典夫，草村やよい，大嶋　隆，祖父江鎮雄：ラット実験齲蝕系におけるマルチトール甘味料の齲蝕誘発能．小児歯誌，23：56-61，1985．

泉谷　明，武井　勉，大嶋　隆，祖父江鎮雄：パラチノース配合キャンディーのヒトプラーク形成に及ぼす影響．

泉谷　明，藤原　卓，南　貴洋，鈴木精二，大嶋　隆，祖父江鎮雄：糖アルコール・マルチトールの抗齲蝕作用．小児歯誌，27：1018-1024，1989．

泉谷　明，藤原　卓，安福美昭，大嶋　隆，祖父江鎮雄：実験動物におけるムタステインの齲蝕抑制効果．小児歯誌，24：751-757，1986．

井上友紀，大西智之，大嶋　隆：Er:YAG レーザーの乳歯生活歯髄切断法への応用．小児歯誌，40：739-743，2002．

今西秀明，大嶋　隆，祖父江鎮雄，浜田茂幸：う蝕誘発実験時にラット口腔より回収された *Streptococcus salivarius* 株の生物学的性状の変化．阪大歯誌，27：209-215，1982．

大島香澄，下野秀子，大嶋　隆，増田典男，岡本　誠，下野　勉，鈴木俊行，西田百代，祖父江鎮雄：保護者の口腔衛生に関する知識と子供の食習慣．小児歯誌，12：41-45，1974．

大嶋　隆：実験動物におけるう蝕誘発系を用いたう蝕の病因論に関する研究．1．日本人小児より分離した口腔レンサ球菌，特に *Streptococcus mutans* のう蝕原性について．小児歯誌，16：149-160，1978．

大嶋　隆：実験動物におけるう蝕誘発系を用いたう蝕の病因論に関する研究．2．生菌乳酸飲料のラットに対するう蝕誘発能．小児歯誌，16：161-169，1978．

大嶋　隆：実験動物におけるう蝕誘発系を用いたう蝕の病因論に関する研究．3．*Spicaria* 属菌が作るα（1→6）グルカナーゼのハムスター実験う蝕に対する抑制効果．小児歯誌，16：170-176，1978．

大嶋　隆：小児歯科臨床における接着性レジン．シンポジウム，接着レジン——歯科臨床に与える影響——．阪大歯誌，29：14-20，1984．

大嶋　隆：動物によるう蝕誘発実験．歯界展望，67：579-587，1986．

大嶋　隆：う蝕は伝播する．ザ・クインテッセンス，特別号：72-76，1988．

大嶋　隆：う蝕予防のための代用糖．微生物，4：242-251，1988．

大嶋　隆：歯牙う蝕．小児内科，21：892-896，1989．

大嶋　隆：う蝕とスクロース——う蝕予防のための食品について——．歯界月報，530：6-14，1995．

大嶋　隆：う蝕と糖質．1．う蝕とスクロース．小児歯科臨床，4(6)：83-88，1999．

大嶋　隆：う蝕と糖質．2．う蝕予防のための代用糖．小児歯科臨床，4(7)：83-89，1999．

大嶋　隆：齲蝕予防に有効な人工甘味料・糖アルコールの用い方．デンタルハイジーン，21：89-93，2001．

大嶋　隆：お茶ポリフェノールのう蝕抑制作用．阪大歯誌，49：1-2，2004．

大嶋　隆：キシリトール——小児のう蝕予防に必要か——．小児歯科臨床，9(12)：12-19，2004．

大嶋　隆：お茶ポリフェノールのむし歯抑制作用——歯の保健と食を考える——．FFI ジャーナル，210：325-330，2005．

大嶋　隆：人工甘味料及び糖アルコールとう蝕予防．歯科臨床研究，2：58-65，2005．

大嶋　隆，泉谷　明，祖父江鎮雄，岡橋暢夫，浜田茂幸：2糖類パラチノースの非う蝕原性．日本歯科評論，473：147-154，1982．

大嶋　隆，大坂裕子：カカオ抽出物の抗う蝕作用について．食の科学，252：46-49，1999．

大嶋　隆，鈴木俊行，祖父江鎮雄：部分無歯症患者の咬合挙上を伴う治療例．小児歯誌，12：46-52，1974．

大嶋　隆，祖父江鎮雄：小児歯科領域における前歯部の審美性回復．ザ・クインテッセンス，2：43-50，1983．

大嶋　隆，祖父江鎮雄：子どもをむし歯にしないために．砂糖類情報，No. 31：1-3，1999．

大嶋　隆，祖父江鎮雄，浜田茂幸，小谷尚三：乳酸菌飲料と齲蝕．歯界展望，49：421-431，1977．

大嶋　隆，浜田茂幸：う蝕とパラチノース——スクロースの構造異性体——．歯界展望，61：1279-1288，1983．

大嶋　隆，浜田茂幸：抗う蝕性甘味糖の展望．ザ・クインテッセンス，5：113-121，1986．

大嶋　隆，浜田茂幸：卵黄抗体を用いたう蝕の受動免疫．歯界展望，79：1619-1630，1992．

大嶋　隆，浜田茂幸：う蝕になりにくい食素材．フードケミカル，10：21-28，1994．

大嶋　隆，浜田茂幸：ウーロン茶ポリフェノールのう蝕抑制作用．日本歯科評論，622：179-189，1994．

大嶋　隆，浜田茂幸：う蝕になりにくい食素材．Food Style 21，1：36-40，1997．

大嶋　隆，浜田茂幸：代用甘味料の将来展望．デンタルダイアモンド，24：40-42，1999．

大嶋　隆，増田典男，水野　純，祖父江鎮雄，長谷川清，浜田茂幸，児玉寛典：*Spicaria violace* IFO6120 株に由来するデキストラナーゼによるラット実験う蝕抑制効果．歯基礎誌，17：127-141，1975．

大嶋　隆, 松村美依子：カリオロジーの行方を探る——ミュータンスレンサ球菌の感染からエナメル質脱灰まで——. 歯界展望, 99：662-665, 2002.

大嶋　隆, 南　貴洋, 浜田茂幸：新しい半合成甘味料スクラロースの性状とう蝕発生に及ぼす作用．日本歯科評論, 692：205-212, 2000.

大嶋　隆, 南　貴洋, 泉谷　明：パラチノースはなぜう蝕予防の代用糖としてすぐれているのか．デンタルダイヤモンド, 15：50-53, 1990.

大西智之, 楽木正実, 新谷誠康, 大嶋　隆, 祖父江鎮雄：リン酸四カルシウムセメントの齲蝕予防填塞材料としての可能性の検討．小児歯誌, 34：635-640, 1996.

小川智弘, 大西智之, 林原哲之, 村上裕朗, 阪下　卓, 大嶋　隆, 祖父江鎮雄：X-linked hypophosphatemic マウス切歯におけるオステオカルシンの分布．小児歯誌, 39：839-845, 2001.

落合伸行, 斉藤隆裕, 安福美昭, 大嶋　隆, 祖父江鎮雄：小児歯科領域における新しい局所止血糊剤（歯科用TDZ ゲル）の臨床効果．歯界展望, 62：401-404, 1983.

落合伸行, 斉藤隆裕, 安福美昭, 堤　脩郎, 大嶋　隆, 祖父江鎮雄：永久歯のすべてに短根歯を認めた1症例．小児歯誌, 21：272-279, 1983.

加藤一生, 安福美昭, 大土　努, 森崎市治郎, 大嶋　隆, 祖父江鎮雄：大阪大学歯学部小児歯科における障害児の全身麻酔下歯科治療について．小児歯誌, 24：812-818, 1986.

小村隆志, 村上充子, 大嶋　隆, 祖父江鎮雄, 武内健二郎：混合歯列期における上顎側方緩徐拡大が上下顎の各歯間幅径に及ぼす影響．小児歯誌, 30：843-848, 1992.

斉藤隆裕, 落合伸行, 谷口　学, 堤　脩郎, 大嶋　隆, 祖父江鎮雄：エナメル質形成不全を伴った遺伝性乳白色象牙質の一症例．小児歯誌, 21：152-157, 1983.

清水紀子, 仲野和彦, 大嶋　隆　AP-PCR 法を用いた Streptococcus mutans 母子伝播の検討．デンタルダイアモンド, 30(12)：84-87, 2005.

新谷誠康, 金本優香, 大嶋　隆, 祖父江鎮雄：外傷後に歯根嚢胞を発症した幼若永久歯に対して意図的再植術を行った一症例．小児歯誌, 33：163-168, 1995.

新谷誠康, 楽木正実, 唐　栄銀, 大西智之, 小村隆志, 大嶋　隆, 祖父江鎮雄：リン酸四カルシウムを基剤とした根管充填材の根尖周囲組織反応について．小児歯誌, 34：603-611, 1996.

杉山恵子, 泉谷　明, 武井　勉, 大嶋　隆, 祖父江鎮雄：イソマルトースを主要構成成分とする甘味シロップの齲蝕誘発能．小児歯誌, 24：758-764, 1986.

鈴木敦子, 村上充子, 大嶋　隆, 祖父江鎮雄：嚢胞が原因と思われた上顎前歯部異所萌出歯の誘導症例．小児歯誌, 34：705-711, 1996.

鈴木俊行, 大島香澄, 大嶋　隆, 増田典男, 岡本　誠, 下野　勉, 西田百代, 祖父江鎮雄：小児患者の来院理由とその背景．小児歯誌, 12：53-56, 1974.

鈴木俊行, 増田典男, 大嶋　隆, 下野　勉, 西田百代, 祖父江鎮雄：フッ化ジアミン銀の局所塗布による臼歯のう蝕抑制効果に関する臨床および野外実験成績．小児歯誌, 11：165-173, 1973.

墨　典夫, 泉谷　明, 大嶋　隆, 祖父江鎮雄：スクロース誘発齲蝕に及ぼすグルコースの影響．小児歯誌, 23：1001-1007, 1985.

武井　勉, 青野　亘, 美馬典子, 長島　滋, 大嶋　隆, 祖父江鎮雄：ミュータンスレンサ球菌の選択培地としての MSB 寒天培地と TYCSB 寒天培地の比較．小児歯誌, 30：735-740, 1992.

武井　勉, 大嶋　隆, 中田　稔, 神山紀久男, 小野博志, 長坂信夫, 小椋　正ら：中国人小児歯科疾患実態調査——齲蝕活動性について——．小児歯誌, 30：707-714, 1992.

谷口　学, 泉谷　明, 落合伸行, 大嶋　隆, 祖父江鎮雄, 西村英明：$(NH_4)_2MoO_2F_4$ によるラット実験齲蝕抑制効果．小児歯誌, 19：150-158, 1981.

中川優香, 新谷誠康, 林原哲之, 大嶋　隆, 祖父江鎮雄：regional odontodysplasia の1例．小児歯誌, 37：165-169, 1999.

仲野和彦, 大嶋　隆：感染性心内膜炎発症における Streptococcus mutans の病原因子の特定——血清型特異多糖抗原の役割とその欠失変異株同定法の確立——．先端歯科医学の創生, 67-81, 大阪大学出版会, 2005.

仲野和彦, 田村希世子, 大嶋　隆：分子生物学的手法を用いた歯周病原性細菌の検出．小児歯科臨床, 10(9)：

22-30，2005.

仲野和彦，大嶋　隆：口腔細菌による歯科疾患と全身疾患．感染防止：17(6)：21-30，2007.

仲野和彦，野村良太，大嶋　隆：*Streptococcus mutans* の循環器疾患に対する病原因子の解析．生命歯科医学のカッティング・エッジ，79-89，大阪大学出版会，2008.

中川優香，新谷誠康，林原哲之，大嶋　隆，祖父江鎮雄：regional odontodysplasia の1例．小児歯誌，37：165-169，1999.

中川佳昭，金本優香，武井　勉，井上友紀，西原有美，大嶋　隆，祖父江鎮雄：幼若永久歯における中心結節の予後について．小児歯誌，34：1036-1043，1996.

西原有美，小村隆志，武内健二郎，大嶋　隆，祖父江鎮雄：顔面非対称の認められた乳歯列交叉咬合の一症例．小児歯誌，36：715-722，1998.

野村良太，仲野和彦，大嶋　隆：感染性心内膜炎患者のデンタルプラークおよび感染弁検体から分離した *Streptococcus mutans* の性状の分析．阪大歯誌，53：17-23，2008.

橋田恵子，泉谷　明，墨　典夫，楽木正実，大嶋　隆，祖父江鎮雄：コーンシロップの齲蝕誘発能．小児歯誌，23：993-1000，1985.

橋田早苗，三原丞二，橋田恵子，墨　典夫，楽木正実，大嶋　隆，祖父江鎮雄：本学小児歯科患者の実態調査．阪大歯誌，30：336-344，1985.

浜田茂幸，水野　純，大嶋　隆，増田典男，祖父江鎮雄，村山洋二：*Streptococcus mutans* の菌体外グルカンの産生と分解ならびに細胞形態に及ぼすデキストラナーゼの作用．歯基礎誌，17：142-155，1975.

藤原　卓，武井　勉，泉谷　明，大嶋　隆，祖父江鎮雄：動物実験におけるグルコシルオリゴ糖の齲蝕抑制作用．小児歯誌，25：608-613，1987.

藤原　卓，武井　勉，河野仁美，笹田英子，泉谷　明，大嶋　隆，祖父江鎮雄：日本人小児の唾液より分離された *Streptococcus mutans* の諸性状と齲蝕罹患状態との相関について．小児歯誌，26：556-563，1988.

松本道代，南　貴洋，今井和美，山中裕子，藤原　卓，大嶋　隆，祖父江鎮雄：低分子デキストラン標品の齲蝕抑制効果．小児歯誌，34：630-634，1996.

南　貴洋，青野　亘，武井　勉，吉田俊彦，新谷誠康，泉谷　明，大嶋　隆，祖父江鎮雄：パラチノースオリゴ糖の齲蝕誘発能．小児歯誌，29：784-790，1991.

南　貴洋，青野　亘，長島　滋，田村康治，大嶋　隆，祖父江鎮雄：パラチノースオリゴ糖の齲蝕誘発能．小児歯誌，30：964-969，1992.

南　貴洋，星野倫範，藤原　卓，大嶋　隆，祖父江鎮雄，浜田茂幸：高甘味度甘味料スクラロースの *Streptococcus mutans* のビルレンス因子に及ぼす影響．小児歯誌，37：1015-1019，1999.

南　貴洋，三木忠洋，藤原　卓，川端重忠，泉谷　明，大嶋　隆，祖父江鎮雄，浜田茂幸：イソマルト・オリゴ糖の齲蝕誘発能．小児歯誌，27：1010-1017，1989.

美馬典子，鈴木敦子，村上充子，大嶋　隆，祖父江鎮雄：乳歯の萌出障害をもたらした歯牙腫の2症例．小児歯誌，32：574-579，1994.

村上充子，新谷誠康，泉谷　明，大嶋　隆，祖父江鎮雄，石田　武：乳歯の萌出を障害した歯牙腫を伴う石灰化歯原性嚢胞の1例．小児歯誌，29：181-185，1991.

八木孝子，大西智之，大嶋　隆，祖父江鎮雄：Bloch-Sulzberger 症候群の1症例．小児歯誌，36：160-164，1998.

安福美昭，森崎市治郎，大嶋　隆，祖父江鎮雄：Stevens-Johnson 症候群の1症例の歯科的所見．小児歯誌，20：184-187，1982.

吉田俊彦，青野　亘，南　貴洋，武井　勉，泉谷　明，大嶋　隆，祖父江鎮雄：大豆オリゴ糖の齲蝕誘発能．小児歯誌，29：95-101，1991.

吉田美香，鈴木敦子，松木　香，村上充子，岸本佳子，青野　亘，大嶋　隆，祖父江鎮雄：外傷歯の実態とその予後調査．小児歯誌，31：147-155，1993.

（50音順）

Abe K, Masatomi Y, Moriwaki Y, Ooshima T: X-ray diffraction analysis and transmission electron microscopic examination of globular dentin. Calcif Tissue Int, 48: 190-195, 1991.

Abe K, Masatomi Y, Nakajima Y, Shintani S, Moriwaki Y, Sobue S, Ooshima T: The occurrence of interglobular dentin in incisors of hypophosphatemic mice fed a high-calcium and high-phosphate diet. J Dent Res, 71: 478-483, 1992.

Abe K, Ooshima T, Masatomi Y, Sobue S, Moriwaki Y: Microscopic and crystallographic examination of the X-linked hypophosphatemic mouse. J Dent Res, 68:1519-1524, 1989.

Abe K, Ooshima T, Sobue S, Moriwaki Y: The crystallinity of human deciduous teeth in hypo-phosphatemic vitamin D-resistant rickets. Arch Oral Biol, 34: 365-372, 1989.

Alaluusua S, Takei T, Ooshima T, Hamada S: Mutacin activity of strains isolated from children with varying levels of mutans streptococci and caries. Arch Oral Biol, 36: 251-255, 1991.

Amano A, Kishima T, Kimura S, Takiguchi M, Ooshima T, Hamada S, Morisaki I: Periodonto-pathic bacteria harboring in children with Down syndrome. J Periodontol, 71: 250-256, 2000.

Fujita K, Matsumoto-Nakano M, Inagaki S, Ooshima T: Biological function of glucan-binding protein B of *Streptococcus mutans*. Oral Microbiol Immunol, 22: 289-292, 2007.

Fujita K, Nakano K, Okawa R, Nomura R, Nonomura E, Nakanishi M, Ooshima T: A case of supernumeray primary and permanent canines. Ped Dent J, 17: 167-172, 2007.

Fujiwara T, Hoshino T, Ooshima T, Hamada S: Differential and quantitative analyses of mRNA expression of glucosyltransferase from *Streptococcus mutans* MT8148. J Dent Res, 81: 109-113, 2002.

Fujiwara T, Hoshino T, Ooshima T, Sobue S, Hamada S: Glucosyltransferase from *Streptococcus oralis*. Purification, characterization, and molecular analysis of its gene. Infect Immun, 68: 2475-2483, 2000.

Fujiwara T, Nakano K, Sobue S, Ooshima T: Simultaneous occurrence of unusual odonto-dysplasia and oligodontia in the permanent dentition: report of a case. Inter J Paed Dent, 10: 341-347, 2000.

Fujiwara T, Terao Y, Hoshino H, Kawabata S, Ooshima T, Sobue S, Kimura S, Hamada S: Molecular analyses of glucosyltransferase genes among strains of *Streptococcus mutans*. FEMS Microbiol Letter, 161: 331-336, 1998.

Hamada S, Horikoshi T, Minami T, Kawabata S, Hiraoka J, Fujiwara T, Ooshima T: Oral passive immunization against dental caries in rats by use of hen egg yolk anti-bodies specific for cell-associated glucosyltransferase of *Streptococcus mutans*. Infect Immun, 59: 4161-4167, 1991.

Hamada S, Imanishi H, Ooshima T: Isolation and mode of action of a cell-free bacteriocin (mutacin) from serotype *g Streptococcus mutans* MT3791. Zbl Bakt Hyg, A.261: 287-298, 1986.

Hamada S, Kontani M, Hosono H, Ono H,Tanaka T, Ooshima T, Mitsunaga T, Abe I: Peroxidase-catalyzed generation of catechin oligomers that inhibit glucosyltransferase from *Streptococcus sobrinus*. FEMS Microbiol Letter, 143: 35-40, 1996.

Hamada S, Masuda N, Ooshima T, Sobue S, Kotani S: Epidemiological survey of *Streptococcus mutans* among Japanese children. Jpn J Microbiol, 20: 33-44, 1976.

Hamada S, Mizuno J, Murayama Y, Ooshima O, Masuda N, Sobue S: Effect of dextranase on the extracellular polysaccharide synthesis of *Streptococcus mutans* ; Chemical and scanning electron microscopy. Infect Immun,12: 1415-1425, 1975.

Hamada S, Ooshima T: Inhibitory spectrum on a bacteriocin-like substance (mutacin) produced by some strains of *Streptococcus mutans*. J Dent Res, 54: 140-145, 1975.

Hamada S, Ooshima T: Production and properties of bacteriocins (mutacins) from *Streptococcus mutans*. Arch Oral Biol, 20: 641-648, 1975.

Hamada S, Ooshima T, Masuda N, Mizuno J, Sobue S: Inhibition of rat dental caries by dextranase from a strain of *Spicaria violacea*. Jpn J Microbiol, 20: 321-330, 1976.

Hamada S, Ooshima T, Masuda N, Sobue S: Effect of dextranase prepared from *Spicaria violacea* on dental caries in the hamster. J Dent Res, 55: 552, 1976.

Hamada S, Ooshima T, Masuda N, Torii M, Kotani S, Iwata S: Difference in membrane proteins between parent and its mutant of *Streptococcus mutans*. J Osaka Univ Dent Sch, 16: 47-52, 1976.

Hamada S, Ooshima T, Torii M, Imanishi H, Masuda N, Kotani S, Sobue S: Dental caries induction in experimental animals by clinical strains of *Streptococcus mutans* isolated from Japanese children. Microbiol Immunol, 22: 301-314, 1978.

Hashida T, Hiranuma H, Fujishita M, Ooshima T, Fuchihata H: Radicular cyst of primary teeth: Report of two cases. J Clin Ped Dent, 17: 171-173, 1993.

Hashida T, Sasai T, Fuchihata H, Ooshima T: The effect of irradiation-induced hypo-salivation on dental caries induction in rats fed high or low-sucrose diet. Oral Radiol, 10: 109-113, 1994.

Hashida T, Yoshida T, Aono W, Takei T, Izumitani A, Ooshima T, Fuchihata H: The effect of X-ray irradiation -induced hyposalivation on caries induction in SPF rats infected with *Streptococcus mutans*. Oral Radiol, 8: 143-149, 1992.

Hayashibara T, Hiraga T, Suhita A, Wang W, Hata K, Ooshima T, Yoneda T: Regulation of osteoclast differentiation and function by phosphate: potential role ofosteoclasts in the skeletal abnormalities in hypophosphatemic conditions. J Bone Min Res, 22: 1743-1751, 2007.

Hayashibara T, Komura T, Sobue S, Ooshima T: Tooth eruption in a patient with craniometaphyseal dysplasia: a case report. J Oral Pathol Med, 29: 460-462, 2000.

Hayashibara T, Nakano K, Sobue S, Ooshima T: Salivary calculi in children: A study using an energy dispersive X-ray analyser and contact microradiography. Ped Dent J, 14: 41-45, 2004.

Hoshino T, Izumi T, Ooshima T, Fujiwara T: Method for rapid identification of oral streptococci by PCR using 16S-23S ribosomal RNA intergenic spacer gene. Ped Dent J, 15: 185-190, 2005.

Hoshino T, Kawaguchi M, Shimizu N., Hoshino N, Ooshima T, Fujiwara T: PCR detection and identification of oral streptococci in saliva samples using gtf genes. Diag Microbiol Infect Dis, 48: 195-199, 2004.

Inaba H, Nakano K, Kato T, Nomura R, Kawai S, Kuboniwa M, Ishihara K, Ooshima T, Amano A: Heterogenic virulence and related factors among clinical isolates of *Porphyromonas gingivalis* with type II fimbriae. Oral Microbiol Immunol, 23: 29-35, 2008.

Izumitani A, Taniguchi M, Ooshima T, Sobue S: Inhibitory effect of $(NH_4)_2MoO_2F_4$ on the experimental dental caries in rats. J Osaka Univ Dent Sch, 23: 119-125, 1983.

Kato T, Kawai S, Nakano K, Inaba H, Kuboniwa M, Nakagawa I, Tsuda K, Omori H, Ooshima T, Yoshimori T, Amano A. Virulence of *Porphyromonas gingivalis* is altered by substitution of fimbria gene with different genotype. Cell Microbiol, 9: 753-765, 2007.

Kimura S, Ooshima T, Takiguchi M, Sasaki Y, Amano A, Morisaki I, Hamada S: Periodontopathic bacterial infection in childhood. J Periodontol, 73: 20-26, 2002.

Koreeda-Miura M, Onishi T, Ooshima T: Significance of histopathological examination in the diagnosis of dentin defects associated with type IV osteogenesis imperfecta: two case reports. Oral Surg Oral Med Oral Pathol Oral Rad Endodont, 95: 85-89, 2003.

Matsumoto M, Fujita K, Ooshima T: Binding of glucan-binding protein C to GTFD synthesized soluble glucan in sucrose-dependent adhesion of *Streptococcus mutans*. Oral Microbiol Immunol, 21: 42-46, 2006.

Matsumoto M, Fujita K, Ooshima T: Comparison of glucan-binding proteins in cariogenicity of *Streptococcus mutans*.Oral Microbiol Immunol, 21: 30-35, 2007.

Matsumoto M, Hamada S, Ooshima T: Effects of oolong tea polyphenols on glucan binding domain of recombinant glucosyltransferases from *Streptococcus mutans* MT8148. FEMS Microbiol Letter, 228: 73-80, 2003.

Matsumoto M, Minami T, Sasaki H, Sobue S, Hamada S, Ooshima T: Inhibitory effects of oolong tea extract on caries-inducing properties of mutans streptococci. Caries Res, 33: 441-445, 1999.

Matsumoto M, Nakagawa Y, Sobue S, Ooshima T: Simultaneous presence of a congenitally missing premolar and supernumerary incisor in the same jaw: Report of a case and its management. ASDC J Dent Child, 68: 63-66, 2000.

Matsumoto M, Sasaki H, Sobue S, Ooshima T: A case of four lateral incisors in the upper dentition. Ped Dent J, 8: 153-155, 1998.

Matsumoto M, Tsuji M, Okuda J, Sasaki H, Nakano K, Osawa K, Shimura S, Ooshima T: Inhibitory effects of cacao bean husk extraction on plaque formation *in vitro* and *in vivo*. Eur J Oral Sci, 112: 249-252, 2004.

Matsumoto M, Tsuji M, Sasaki H, Fujita K, Nomura R, Nakano K, Shintani S, Ooshima T: Cariogenicity of probiotic bacterium *Lactobacillus salivarius* in rats. Caries Res, 39: 479-483, 2005.

Matsumura M, Izumi T, Matsumoto M, Tsuji M, Fujiwara T, Ooshima T: The role of glucan- binding proteins in the cariogenicity of *Streptococcus mutans*. Microbiol Immunol, 47: 213-215, 2003.

Matsuoka T, Sobue S, Ooshima T: Crown dilaceration of a first premolar caused by extraction of its deciduous predeccessor: A case report. Endod Dent Traumatol, 16: 91-94, 2000.

Minami IY, Kishimoto K, Suzuki A, Fujiwara T, Shintani S, Morisaki I, Sobue S, Miyamoto M, Nagai A, Kurihara H, Murayama Y, Ooshima T: Clinical, microbiological and host defense parameters associated with a case of localized prepubertal periodontitis. J Clin Periodontol, 22: 56-62, 1995.

Minami IY, Suzuki A, Kawabata K, Okamoto A, Nishihara Y, Minami T, Nagashima S, Morisaki I, Ooshima T: Alveolar bone loss in rats infected with a strain of *Prevotella intermedia* and *Fusobacterium nucleatum* isolated from a child with prepubertal periodontitis. J Periodont, 68: 12-17, 1997.

Minami T, Aono W, Takei T, Yoshida T, Izumitani A, Ooshima T, Sobue S: Caries-inducing activity and anti-cariogenicity of palatinose oligomer in *in vitro* and in animal experiments. Dent Jpn, 28: 143-149, 1991.

Minami T, Fujiwara T, Ooshima T, Nakajima Y, Hamada S: Interaction of structural isomers of sucrose in the reaction between sucrose and glucosyltransferases from mutans streptococci. Oral Microbiol Immunol, 5: 189-194, 1990.

Miyamoto E, Nakano K, Nomura R, Fujita K, Okawa R, Ooshima T. Evaluation of transitional changes of periodontitis-related bacterial species in twin patients complicated with gingival fibromatosis. Ped Dent J, 18: 57-63, 2008.

Morisaki I, Kitamura K, Ooshima T, Sobue S: Vertical crown-root fracture of mandibular first molar in one-year-old child. Endod Dent Traumatol, 5: 197-199, 1989.

Murakami A, Kawabata K, Suzuki A, Murakami S, Ooshima T: Eruption of an impacted second premolar after marsupialization of a large dentigerous cyst: Case report. Ped Dent, 17: 372-374, 1995.

Nakagawa I, Inaba H, Yamamura T, Kato T, Kawai S, Ooshima T, Amano A: Invasion of epithelial cells and proteolysis of cellular focal adhesion components by distinct fimbria types of *Porphyromonas gingivalis*. Infect Immun, 74: 3773-3782, 2006.

Nakahara K, Kawabata S, Ono H, Ogura K, Tanaka T, Ooshima T, Hamada S: Inhibitory effect of oolong tea polyphenols on glucosyltransferases of mutans streptococci. Appl Environ Microbiol, 59: 968-973, 1993.

Nakahara K, Kontani M, Ono H, Kodama T, Tanaka T, Ooshima T, Hamada S: Glucosyltransferase from *Streptococcus sobrinus* catalyzes glucosylation of catechin. App Environ Microbiol, 61: 2768-2770, 1995.

Nakano K, Fujita K, Nishimura K, Nomura R, Ooshima T: Contribution of biofilm regulatory protein A of *Streptococcus mutans* to systemic virulence. Microbes Infect, 7: 1246-1255, 2005.

Nakano K, Fujita K, Okawa R, Nomura R, Sasaki H, Ooshima T: Dense bone island in mandible with 8-year follow-up examinations. Ped Dent J, 17: 156-159, 2007.

Nakano K, Hayashibara T, Sobue S, Ooshima T: Unusual pigmentation of the marginal gingiva around an intact permanent tooth. Ped Dent J, 9: 135-137, 1999.

Nakano K, Inaba H, Nomura R, Nemoto H, Takeuchi H, Yoshioka H, Toda K, Taniguchi K, Amano A, Ooshima T: Distribution of *Porphyromonas gingivalis* fimA genotypes in cardiovascular specimens from Japanese patients. Oral Microbiol Immunol, 23: 170-172, 2008.

Nakano K, Inaba H, Nomura R, Nemoto H, Tamura K, Miyamoto E, Yoshioka H, Taniguchi K, Amano A, Ooshima T: Detection and serotype distribution of *Actinobacillus actinomycetumcomitans* in cardiovascular specimens from Japanese patients. Oral Microbiol Immunol, 22: 136–139, 2006.

Nakano, K. Koreeda, M. Sobue, S. Ooshima T: A case of external root resorption of second permanent molars caused by adjacent third molars. Ped Dent J, 13: 113–118, 2003.

Nakano K, Kuboniwa M, Nakagawa I, Yamamura T, Nomura R, Okahashi N, Ooshima T, Amano A: Comparison of inflammatory changes by *Porphylomonas gingivalis* with distinct *fimA* genotypes in a mouse abscess model. Oral Microbiol Immunol, 19: 205–209, 2004.

Nakano K, Lapirattanakul J, Nomura R, Nemoto H. Alaluusua S, Gronroos L, Vaara M, Hamada S, Ooshima T, Nakagawa I: *Streptococcus mutans* exhibits clonal variation as revealed by multilocus sequence typing. J Clin Microbiol, 45: 2616–2625, 2007,

Nakano K, Matsuoka T, Sobue S, Ooshima T: A case of facioscapulohumeral dystrophy; Trial of an appliance for playing a musical instrument. Ped Dent J, 8: 147–151, 1998.

Nakano K, Miyamoto E, Nemoto H, Nomura R, Shintani S, Ooshima T: Clinical and microbiological evaluations of gingival inflammation caused by radicular–gingival groove in mandibular lateral incisor. Ped Dent J, 17: 93–99, 2007.

Nakano K, Miyamoto E, Nemoto H, Nomura R, Ooshima T: Clinical and microbiological evaluations of mandibular–lateral incisor with radicular–gingival groove. Ped Dent J, 17: 93–99, 2007.

Nakano K, Nomura R, Nakagawa I, Hamada S, Ooshima T: Role of glucose side chains with serotype specific polysaccharide in the cariogenicity of *Streptococcus mutans*. Caries Res, 39: 262–268, 2005.

Nakano K, Nomura R, Ooshima T: *Streptococcus mutans* and cardiovascular diseases. Japan Dent Sci Rev, 44: 29–37, 2008.

Nakano K, Ogawa T, Sobue S, Ooshima T: Dense bone island: clinical features and possible complications. Inter J Paed Dent, 12: 433–437, 2002.

Nakano K, Okawa R, Miyamoto E, Fujita K, Nomura R, Ooshima T: Tooth brushing and dietary habits associated with dental caries experience: Analysis of questionnaire given at recall examination. Ped Dent J, 18: 74–77, 2008.

Nakano K, Shimizu, N, Komura T, Ooshima T: Unusual case of internal resorption in cervical region of maxillary left lateral incisor. Ped Dent J, 15: 139–142, 2005.

Nakano K, Shimizu N, Umemura S, Nishio K, Ooshima T: Filling paste extruded from primary root canal remains for extended period: Two case reports. Ped Dent J, 16: 111–114, 2006.

Nakano K, Tamura K, Ogawa T, Kawabata K, Ooshima T: Oral findings and microbiological evaluation in a case of triple–X syndrome. Ped Dent J, 15: 219–225, 2005.

Nakano K, Tsuji M, Nishimura K, Nomura R, Ooshima T: Contribution of cell surface protein antigen PAc of *Streptococcus mutans* to bacteremia. Microbes Infect, 8: 114–121, 2006.

Nishio K, Nakano K, Murakami A, Ooshima T: Delayed eruption of first molars due to immature tooth formation: Report of five cases. Ped Dent J, 16: 184–186, 2006.

Nomura R, Hamada M, Nakano K, Nemoto H, Fujimoto K, Ooshima T: Repeated bacteremia caused by *Streptococcus mutans* in patient complicated with Sjogren syndrome. J Med Microbiol, 56: 988–992, 2007.

Nomura R, Nakano K, Ooshima T: Molecular analysis of the genes involved in the bio–synthesis of serotype specific polysaccharide in the novel serotype *k* strains of *Streptococcus mutans*. Oral Microbiol Immunol, 20: 303–309, 2005.

Ogawa T, Onishi T, Hayashibata T, Sakashita S, Okawa R, Ooshima T: Dentinal defects in Hyp mice not caused by hypophosphatemia alone. Arch Oral Biol, 51: 58–63, 2006.

Okawa R, Nakano K, Fujita K, Nomura R, Miyamoto E, Nonomura E, Ooshima T: Evaluation of recall examination system used in our clinic. Ped Dent J, 17: 176–178, 2007.

Onishi T, Kinoshita A, Shintani S, Sobue S, Ooshima T: Insulin–like growth factor stimulates proliferation and differentiation of canine pulp cells in serum–free culture medium. Arch Oral Biol, 44: 361–371, 1999.

Onishi T, Ogawa T, Hayashibara T, Hoshino T, Okawa R, Ooshima T: Hyper-expression of osteocalcin mRNA in odontoblasts of Hyp mice. J Dent Res, 84: 84-88, 2005.

Onishi T, Okawa, R., Murakami, H., Ogawa, T., Ooshima, T. Wakisaka S: Immuno-localization of carbindin D28k and vitamin D receptor during the root formation of murine molar teeth.Anat Rec, 273A: 700-704, 2003.

Onishi T, Okawa R, Ogawa T, Shintani S, Ooshima T: *Phex* mutation causes the reduction of *Npt2b* mRNA in teeth. J Dent Res, 86: 158-162, 2007.

Onishi T, Ooshima T: Histopathological characteristics of eruption mesentymal calcified hamartoma: two case reports. J Oral Pathol Med, 32: 246-249, 2003.

Onishi T, Ooshima T, Sobue S, El-Sharaby A, Kurisu K, Wakisaka S: Altered expression level of calbindin D28k in the periodontal ligament of rat molar in response to changes in occlusal force. J Periodont Res, 35: 301-309, 2000.

Onishi T, Ooshima T, Sobue S, Tabata MJ, Maeda T, Kurisu K, Wakisaka S: Immunohisto- chemical localization of calbindin D 28 during root formation of rat molar teeth. Cell Tissue Res, 297: 503-512, 1999.

Onishi T, Ooshima T, Sobue S, Tanabe MJ, Maeda T, Kurisu K, Wakisaka S: Calbindin D28K-like immunoreactivity during the formation of the enamel-free area in the rat molar teeth. Anat Rec, 258: 384-390, 2000.

Onishi T, Sobue S, Ooshima T: Oligodontia in primary dentition: A report of four cases. Ped Dent J, 9: 117-123, 1999.

Onishi T, Sobue S, Ooshima T: Oral findings and treatment in incontinentia pigmenti (Bloch – Sulzberger syndrome). Ped Dent J, 12: 119-123, 2002.

Onishi T, Tsubone H, Ooshima T, Sobue S, El-Sharaby A, Wakisaka S: Immunohistochemical localization of heat shock protein 25 (HSP25) during the root formation of rat molar. Anat Rec, 267: 321-329, 2002.

Onishi T, Umemura S, Yanagawa M, Matsumura M, Sasaki Y, Ogasawara T, Ooshima T: Remineralization effects of gum arabic on caries-like enamel lesions. Arch Oral Biol, 53: 99-104, 2008.

Ooshima T, Abe K, Kohno H, Izumitani A, Sobue S: Oral manifestation of Ehlers-Danlos syndrome type VII: Histological examination of a primary tooth. Ped Dent, 12: 106-120, 1990.

Ooshima T, Hashida T, Fuchihata H, Fujiwara T, Yoshida T, Izumitani A, Sobue S, Hamada S: Dental caries induction in hyposalivated rats.Caries Res, 25: 138-142, 1991.

Ooshima T, Imanishi H, Hamada S: Changes in some biological properties of *Streptococcus salivarius* isolates from infected rats. Zbl Bakt Hyg,I Abt Orig A247: 431-439, 1980.

Ooshima T, Ishida R, Mishima K, Sobue S: The prevalence of developmental anomalies of the teeth and their association with tooth size in the primary and permanent dentitions of 1650 Japanese children. Inter J Paed Dent, 6: 87-94, 1996.

Ooshima T, Izumitani A, Minami T, Fujiwara T, Nakajima Y, Hamada S: Trehalulose does not induce dental caries in rats infected with mutans streptococci. Caries Res, 25: 277-282, 1991.

Ooshima T, Izumitani A, Sobue S, Hamada S: Cariostatic effect of palatinose in experimental dental caries in rats. Jpn J Med Sci Biol, 36: 219-223, 1983.

Ooshima T, Izumitani A, Takei T, Fujiwara T, Sobue S: Plaque formation of dietary isomaltulose in humans. Caries Res, 24: 48-51, 1990.

Ooshima T, Kuramitsu HK: Regulation of extracellular slime production by *Actinomyces viscosus*. Infect Immun, 32: 1105-1112, 1981.

Ooshima T, Kuramitsu HK: Minimum nutritional requirements for cellular growth and extracellular slime polysaccharide production by the human dental plaque bacteriaum mutant *Actinomyces viscosus* T14AV. Arch Oral Biol, 27: 847-852, 1982.

Ooshima T, Kuramitsu HK: *Actinomyces viscosus* cell-free synthesis of extracellular slime poly-saccharide.

Microbiol Immunol, 29: 479-485, 1985.

Ooshima T, Matsumura M, Hoshino T, Kawabata S, Sobue S, Fujiwara T: Contributions of three glucosyltransferases to sucrose-dependent adherence of *Streptococcus mutans*. J Dent Res, 80: 1672-1677, 2001.

Ooshima T, Minami T, Aono W, Tamura Y, Hamada S: Reduction of dental plaque deposition in humans by oolong tea extract. Caries Res, 28: 146-149, 1994.

Ooshima T, Minami T, Matsumoto M, Fujiwara T, Sobue S, Hamada S: Comparison of the cariostatic effects between regimens to administer oolong tea polyphenols in SPF rats. Caries Res, 32: 75-80, 1998.

Ooshima T, Nishiyama N, Hou B, Tamura K, Amano A, Kusumoto A, Kimura S: Occurrence of periodontal bacteria in healthy children: A 2-year longitudinal study. Comm Dent Oral Epidemiol, 31: 417-425, 2003.

Ooshima T, Osaka Y, Sasaki H, Osawa K, Yasuda H, Matsumoto M: Cariostatic activity of cacao mass extract. Arch Oral Biol, 45: 805-808, 2000.

Ooshima T, Osaka Y, Sasaki H, Osawa K, Yasuda H, Matsumura M, Sobue S, Matsumoto M: Caries inhibitory activity of cacao bean husk extract in *in vitro* and animal experiments. Arch Oral Biol, 45: 639-645, 2000.

Ooshima T, Sobue S, Hamada S, Kotani S: Susceptibility of rats, hamsters, and mice to carious infection by *Streptococcus mutans* serotype c and d organisms. J Dent Res, 60: 855-859, 1981.

Ooshima T, Yasufuku Y, Izumitani A, Sumi N, Iwanami T: Effect of mutacin administration on *Streptococcus mutans* induced dental caries in rats. Microbiol Immunol, 29: 1163-1173, 1985.

Ooshima T, Yoshida T, Aono W, Takei T, Izumitani A, Sobue S, Hamada S: Changes with time in the oral microflora and dental caries induction in hyposalivated rats fed on sucrose diet.Microbiol Immunol, 36: 1223-1231, 1992.

Ooshima T, Yoshida T, Hamada S: Detection of caries-inducing microorganisms in hypo-salivated rats without infection of mutans streptococci. Microbiol Immunol, 38: 39-45, 1994.

Ooshima T, Yoshida T, Hashida T, Izumitani A, Sobue S, Hamada S: Effect of hypo-salivation on the oral microflora of rats fed sucrose or wheat flour diets. Caries Res, 26: 124-131, 1992.

Osawa K, Miyazaki K, Shimura S, Okuda J, Matsumoto M, Ooshima T: Identification of cariostatic substances in cacao bean husk: their anti-glucosyltransferase and anti-bacterial activity. J Dent Res, 80: 2000-2004, 2001.

Sakurai A, Okahashi N, Nakagawa I, Kawabata S, Amano A, Ooshima T, Hamada S: *Streptococcus pyogenes* infection induces septic arthritis with increased production of the receptor activator of the NFdB ligand. Infect Immun, 71: 6019-6026, 2003.

Sasaki H, Funao J, Morinaga H, Nakano K, Ooshima T: Multiple supernumerary teeth in maxillary canine and mandibular premolar regions: A case in the post-permanent dentition. Int J Paed Dent, 17: 304-308, 2007.

Sasaki H, Matsumoto M, Tanaka T, Maeda M, Nakai M, Hamada S, Ooshima T: Antibacterial activity of polyphenol components in oolong tea extract against *Streptococcus mutans*. Caries Res, 38: 2-8, 2004.

Sasaki H, Matsumura M, Sakashita S, Tsuji M, Matsumoto M, Ooshima T: The effectiveness of a newly designed tooth brush on dental plaque removal in children. Ped Dent J, 14: 37-40, 2004.

Sasaki H, Ogawa T, Kawaguchi M, Sobue S, Ooshima T: Multiple fractures of primary molars caused by injuries to the chin: Report of two cases. Endod Dent Traumatol, 16: 43-46, 2000.

Sasaki H, Ogawa T, Koreeda M, Ozaki T, Sobue S, Ooshima T: Electro-coagulation extends the indication of calcium hydroxide pulpotomy in the primary dentition. J Clin Ped Dent, 26: 275-278, 2002.

Shintani S, Kobata T, Kamakura N, Toyosawa S, Ooshima T: Identification and characterization of matrix metalloproteinase -20 (MMP20; enamelysin) genes in reptile and amphibian.Gene, 392: 89-97, 2007.

Shintani S, Kobata M, Toyosawa S, Fujiara T, Sato A, Ooshima T: Identification and characterization of ameloblastin gene in a reptile. Gene, 283: 245-254, 2002.

Shintani S, Kobata M, Toyosawa S, Ooshima T: Identification and characterization of ameloblastin gene in an amphibian, Xenopus laevis. Gene, 318: 125-136, 2003.

Shintani S, Kobata M, Toyosawa S, Ooshima T: Expression of ameloblastin during enamel formation in a crocodile. J Exper Zool, 306B: 126-133, 2006.

Shintani S, Kobata M, Toyosawa S, Takeuchi C, Ooshima T: Ameloblastin gene polymorphisms in healthy Japanese. Ped Dent J, 15: 58-63, 2005.

Shintani S, Okamoto A, Minami IY, Sobue, S, Ooshima T: Dentin malformation with alveolar bone loss and periapical abcess formation. Ped Dent, 21: 130-134, 1999.

Shintani S, Tsuji M, Toyosawa S, Ooshima T: Intentional replantation of an immature permanent lower incisor because of a refractory peri-apical lesion: case report and 5 year follow up. Inter J Paed Dent, 14: 218-222, 2004.

Takei T, Aono W, Nagashima S, Yoshida T, Hashida T, Sobue S, Ooshima T: Change of salivary IgA secretion and caries development in irradiated rats. J Dent Res, 73: 1503-1508, 1994.

Takei T, Fujiwara T, Morisaki I, Sobue S, Ooshima T: Evaluation of latex agglutination test and cultural estimation of mutans streptococci in dental plaque of Japanese and Chinese children with reference to dental status. Ped Dent J, 7: 1-6, 1997.

Takei T, Ogawa T, Alaluusua S, Fujiwara T, Morisaki I, Ooshima T, Sobue S, Hamada S: Latex agglutination test for detection of mutans streptococci in relation to dental caries in children. Arch Oral Biol, 37: 99-104, 1992.

Takiguchi M, Fujiwara T, Sobue S, Ooshima T: Radicular cyst associated with a primary molar following pulp therapy: Case report. Inter J Paed Dent, 11: 452-455, 2001.

Tamura K, Nakano K, Hayashibara T, Nomura R, Fujita K, Shintani S, Ooshima T: Distribution of 10 periodontal bacteria in saliva samples from Japanese children and their mothers.Arch Oral Biol, 51: 371-377, 2006.

Tamura K, Nakano K, Miyake S, Takada A, Ooshima T: Clinical and microbiological evaluation of acute periodontitis in areas of teeth applied with orthodontic bands. Ped Dent J, 15: 212-218, 2005.

Tamura K, Nakano K, Nomura R, Miyake S, Nakagawa I, Amano A, Ooshima T: Distribution of *Porphyromonas gingivalis* fimA genotypes in Japanese children and adolescents. J Periodont, 76: 674-679, 2005.

Toyosawa S, Fujiwara T, Ooshima T, Shintani S, Sato A, Ogawa Y, Sobue S, Ijyuhin N: Cloning and characterization of the human ameloblastin gene. Gene, 256: 1-11, 2000.

Toyosawa S, Shintani S, Fujiwara T, Ooshima T, Sato A, Ijuuinn N, Komori T: Dentin matrix protein 1 is predominantly expressed in chicken and rat osteocyte,but not osteoblast. J Bone Min Res, 16: 2017-2026, 2001.

（アルファベット順）

索引

和文索引

[あ]

亜脱臼	51, 52, 58, 61, 75, 77
アタッチメントロス	163, 168, 172, 173
アダムスのクラスプ	141, 154, 155, 158
アペキシフィケーション	47, 65, 67, 68, 76, 107, 126, 127
アングルの分類	150
アンドレーゼンの分類	51, 52

[い]

1歳児健診	103
異所萌出	78, 134, 152, 153, 156
遺伝性乳白色象牙質	189
異物挿入性歯周炎	165, 173
インレー	109, 114

[う]

ウイルス性口内炎	165, 167, 168
う蝕活動性	9, 10, 12, 14, 15, 17, 32, 98, 109, 110, 115, 150, 177, 180
う蝕活動性試験	14, 15
う蝕象牙質	16, 107, 108, 110–113, 116, 119, 120, 122, 124, 125, 127
う蝕罹患率	15, 26, 32, 85, 86, 90, 91, 161
ウーロン茶ポリフェノール	96

[え]

エキスパンドスクリュー	154, 155
エスカレーター式交換	153
エックス線診査	13, 36, 40, 44, 56, 58, 59, 62, 66, 69, 70, 110–113, 116, 120–122, 125–128, 148, 160, 185, 188
エナメル質亀裂	57, 64
エナメル質形成不全症	185, 190–192
エナメル質減形成	40, 41, 48, 49, 79, 80, 150
エナメル質着色	79
エナメル質脱灰	93, 94, 96
エプスタイン真珠	34, 35
エリスの分類	51, 57–61, 63–65, 67, 68, 71, 75, 77
炎症性吸収	70
遠心段階型	135

[お]

応急処置	4, 9, 10, 16
小野の回帰方程式	151

[か]

開咬	145, 146, 150, 157, 162, 179, 181, 190–192
外胚葉異形成症	37, 38, 43, 185, 193, 194
過剰歯	33, 37, 38, 45, 128, 134, 147, 148, 159, 179, 185
家族性歯肉線維腫	165, 171
家族性低リン血症性ビタミンD抵抗性クル病	185
可徹式保隙装置	143
カラベリー結節	39, 46
カリエスフリー	27, 85, 103
カリオスタット	14, 15
間食	10, 19, 22–29, 93, 96, 103–105, 179
管状欠損	187
間接覆髄法	118, 123
感染根管治療	16, 122, 123, 126, 127
感染性心内膜炎	20, 195–198, 200
完全脱臼	51, 52, 59, 68–70, 76, 79–81
完全無歯症	36
陥入	40, 51, 52, 54, 56, 61, 62, 76, 77, 79–81
顔貌診査	149

[き]

キシリトール	99–102
球間象牙質	187
機能性臼歯部交叉咬合	136, 137

機能性不正咬合	133, 134	咬合誘導	10, 17, 133, 147, 149, 156, 162
機能性前歯部交叉咬合	137, 138	咬合診査	13, 149
逆生埋伏過剰歯	149	咬合痛	20, 118
吸指癖	145, 146, 181	咬合調整	82, 83, 110, 112, 114, 137, 138, 139
臼歯部交叉咬合	137, 146, 181	交叉咬合	13, 82, 133, 136–139, 156–158, 179, 181
急性壊死性潰瘍性歯肉炎	165, 167	咬唇	17
急性歯周炎	163, 165, 172	合成甘味料	99, 100
急性歯髄炎	118	甲状腺機能低下症	36, 42
臼傍結節	39, 45	抗生物質	16, 41, 49, 62, 122, 123, 128, 131, 167, 168, 169, 172, 195, 196, 200
矯正的挺出法	72, 73	5歳児健診	104
巨大歯	38, 45, 150	固定	60–62, 69, 70, 73–78, 143, 146
局所侵襲型若年性歯周炎	169, 170	骨格性不正咬合	139
局所麻酔	1–3, 16, 110–114, 116, 120–122, 125, 127, 129, 131	骨形成不全症	188
菌血症	195, 196	骨癒着	56
近心段階型	134, 135	コミュニケーション	1, 5, 7
		根尖閉鎖術	47, 126, 127
[く]		コンポジットレジン	109, 112, 118
クラウンフォーム	112, 113, 118	婚約教室	103
クラウンループ	114, 140, 143, 144		
グラスアイオノマーセメント	108–110, 116, 117, 121–123, 125, 126, 128	**[さ]**	
グルカン	20, 21, 93–96, 99, 102, 197	再植	59, 68–71, 76, 78
グルカン合成酵素（グルコシルトランスフェラーゼ）	20, 93, 96, 102, 197	再石灰化	88, 96, 97, 108, 110, 118, 123, 124
グルカン合成阻害剤	96	鎖骨頭蓋異骨症	185
		残遺先天歯	34
[け]		暫間的間接覆髄法	124
外科的挺出法	73	3歳児健診	104
血清型	196, 197, 199, 200		
血清型特異多糖	196, 197	**[し]**	
		歯科疾患実態調査	85, 86, 90, 91
[こ]		歯牙腫様異形成	79
口蓋裂	31, 32	歯冠亀裂	52, 57, 64
口腔習癖	10, 149	歯冠近遠心幅径	152
口腔レンサ球菌	102, 195, 196, 199, 200	歯間空隙	13, 134, 135, 142, 190
咬合エックス線	148	歯冠高径	109, 117, 163
		歯冠重複	79, 80

歯冠幅径	38, 44, 45, 109, 151, 155, 156
シクロスポリン	171
歯垢染色剤	12, 28, 179
歯根外部吸収	77
歯根形成停止	81
歯根重複	79
歯根破折	52, 53, 56, 60, 69-74, 77, 78, 128
歯根分割抜歯	129
歯根膜炎	122
歯根彎曲	79, 81
歯軸エックス線	148
歯周炎	163-165, 168, 169, 173-175, 182
歯周病原性細菌	198-200
思春期性歯肉炎	165, 167
歯髄壊疽	16, 122
歯髄壊死	57-59, 61-64, 67, 68, 71, 74, 76, 77, 122
歯髄炎	16, 118
歯髄狭窄	74, 77, 78
歯髄増殖	65
歯性感染	20
歯石	166, 173, 179, 182, 183
歯槽骨吸収	168, 169, 183
歯槽膿瘍	16, 127
歯内歯	40
歯肉炎	29, 150, 165, 166, 167, 170, 179, 182, 183
歯肉溝	77, 163, 164, 166, 170, 172
歯肉切除法	72
歯肉退縮	165, 170
歯肉増殖	165, 170, 171
歯肉膿瘍	16, 47, 59, 123, 178, 185-188
歯年齢	44
自発痛	16, 20, 55, 118, 121
若年性歯周炎	164, 165, 183
周期性好中球減少症	174
受動的咬合誘導	133, 143
修復象牙質	46, 108, 116, 118, 123, 124
授乳	10, 26, 27, 28, 33, 89, 103, 104
循環器疾患	198-200
床型保隙装置	143, 144
上顎歯列狭窄	146
上顎正中過剰歯	45
上唇小帯異常	159
食事指導	10, 16, 19, 25, 26, 28, 29, 32, 103-105, 177, 179
食事カード	24-26, 177, 179
上皮真珠	34, 35
歯列弓周長	151, 156
歯列診査	13
唇顎口蓋裂	31, 32
人工弁置換術	196, 198, 200
浸潤麻酔	2, 3
新生歯	33
心臓弁膜症	198, 199
震盪	52, 61, 75

[す]

垂直型	134, 135
水酸化カルシウム製剤	66, 107, 108, 118, 119, 124, 125
水酸化カルシウム断髄	119
水道水フッ素化	24, 97, 98
スクロース	15, 20-24, 26-28, 85, 88, 89, 93-97, 99-104, 179-182
スクロース構造異性体	101
スクロース摂取制限	180
スケーリング	96, 169, 179, 195, 196
スプリント	70
スペースロス	20, 139
スペース分析	134, 151
スペースリゲイナー	154
スポーツドリンク	89

[せ]

生活歯髄切断法	119, 125

正常咬合	134, 135, 150
正中過剰歯	148, 158
正中偏位	141
正中離開	148, 158, 159
整復	60-62, 73-77
切歯結節	39, 40, 46
切歯斜面板	157
舌側傾斜	25, 141, 145, 151, 157
舌側弧線装置（リンガルアーチ）	145
前思春期性歯周炎	164, 165, 168, 169
線状エナメル質減形成	40, 41, 48
先天欠如	31, 36, 37, 39, 43-45, 134, 146, 147, 158, 177, 179, 183, 185, 193
先天歯	33, 34
先天性心疾患	195, 196, 198, 200
先天性梅毒	41, 48

[そ]

総義歯	193
早期接触	13, 136-139
早期喪失	141-145, 151, 154, 161
象牙質橋	66, 67, 126
象牙質形成不全症	185, 188, 189
側方歯群	43, 141, 142, 151, 152, 154-156, 182
側方転位	51, 52, 56, 61, 62, 74, 75
疎水性結合	93
ソフトドリンク	89
ソルビトール	99-102

[た]

第一大臼歯	13, 14, 24, 28, 29, 31, 42-46, 48, 83, 90, 91, 103-105, 117, 118, 130, 135, 142, 144, 145, 150-157, 161, 162, 169, 181, 182
第一大臼歯先天欠如	44
第一大臼歯用歯ブラシ	105
大動脈瘤	199

代用糖	23, 96, 99, 100
タウロドント	192
ダウン症候群	38, 42
唾液中ミュータンス菌数	15
唾液分泌障害	203
断髄	65-67, 107, 119, 120, 125, 126
ターミナルプレーン	134, 135
ターナーの歯	48
単純性歯肉炎	165, 166

[ち]

知覚異常	56
置換性吸収	70
中心結節	31, 40, 46, 47, 127
長胴歯	40
直接覆髄法	119, 124

[て]

低位歯	71
挺出	51, 52, 56, 60, 61, 71-77, 79, 130, 162
ディスタルシュー	144
ディスクレパンシー	162
低フォスファターゼ症	169, 174, 175
低リン血症	185-188
テトラサイクリン	41, 48, 49
電気歯髄診	67
点検磨き	23, 28, 29
デンタルエックス線	183

[と]

動揺	16, 33, 47, 52, 55, 60, 61, 71, 73, 75, 77, 79, 118, 121, 169
糖アルコール	99, 101
糖質摂取制限	97

[な]

内部吸収	77, 78, 120

[に]

肉芽組織	71, 77
2歳児健診	104
ニフェジピン	171
入学時健診	104
乳臼歯隣接面う蝕	104
乳酸桿菌	89
乳酸菌飲料	88, 89
乳歯インレー	113
乳歯う蝕	20, 85, 86, 87, 114, 139
乳歯う蝕発症パターン	86
乳歯う蝕罹患率	85
乳歯既成冠	116
乳歯正常咬合	134
乳歯早期喪失	141
妊婦教室	103

[の]

脳下垂体機能低下症	36, 42
能動的咬合誘導	133
脳出血	200

[は]

ハイドロキシアパタイト	97
抜歯	5, 25, 33, 37, 45, 51, 57, 58, 60–63, 76, 78, 107, 123, 128–131, 139–142, 144, 147–149, 151, 154, 156, 159–162, 168, 169, 173, 195, 196
抜髄法	121
発育空隙	134, 136, 155
パノラマエックス線写真	9, 13, 44, 148, 149, 177, 179
母親教室	10, 19, 20, 24, 103
パラチノース	99–102
ハンドオーバーマウス法	7
バンドループ	143

[ひ]

表面麻酔	2, 3
ピンクスポット	58, 65, 78

[ふ]

フィシャーシーラント	29, 32, 91, 98, 104, 105, 110, 117, 179, 181–183
風疹	31, 41, 48
フェニトイン	171
不潔性歯肉炎	166
フッ化カルシウム	97
フッ化ジアンミン銀	16, 17, 111, 180, 181
フッ化物局所塗布	24
フッ素	11, 24, 27–29, 32, 41, 48, 49, 91, 97, 98, 103–105, 110, 117, 154, 179–182
フッ素過剰摂取	41, 48
フッ素含有歯磨剤	24, 97, 180
フッ素洗口	98
部分断髄	65–67, 125
部分歯髄切断法	125
部分無歯症	36
不溶性グルカン	96, 102
プラーク	12, 14, 15, 20, 28, 93–97, 166, 167, 170, 171, 179, 197, 199
プラーク指数	12
ブラッシング	26–28, 95, 96, 165
ブロック治療	16
フロッシング	96
プロトステリド	39, 46
フロロアパタイト	97
分割抜歯	130

[へ]

閉鎖型	134, 135
ヘミセクション	147
ペリクル	93
辺縁封鎖性	111, 113
偏位咬合	139, 140

偏食 20, 26

[ほ]

母子手帳 11
萌出性嚢胞 34, 35
萌出性血腫 34, 35
萌出性歯肉炎 166
萌出順序
  36, 43, 133, 134, 152, 156, 177, 179, 182
萌出時期 24, 34-36, 42, 134, 152, 178
萌出不全 159, 160, 161, 183, 192
保隙装置
  114, 116, 139-145, 151, 155, 178, 182
発疹性疾患 41, 48
哺乳う蝕 22, 28, 85, 86, 88, 89, 103, 104
哺乳ビンう蝕 88, 89
母乳 10, 89, 103
ホールディングアーチ 143-145
ホルムクレゾール 119
ボーンの結節 34, 35

[ま]

埋伏過剰歯 148, 149, 159
マウスガード 82
マルチトール 99-102

[み]

みにくいアヒルの子の時代 159
ミュータンスレンサ球菌
  12, 14, 20-22, 85, 95, 101

[む]

無歯症 36

[や]

薬物誘発性歯肉肥大 165, 171
ヤングの分類 153

[ゆ]

有隙型 134, 135
ゆうぜい 196
癒合歯 38, 40, 47

[よ]

溶血性貧血 41, 48
幼児虐待 53, 54
幼若永久歯 51, 66, 67, 71, 90, 91, 99, 107
  108, 114, 116, 117, 123, 126, 127, 130
幼若永久歯う蝕 90
予防処置 4, 10, 32, 188

[ら]

ラバーダム 1-4, 99, 109-114, 116
  117, 120, 122, 125, 127

[り]

リーウエイスペース 43, 152
リガ・フェーデ病 33
リコール 177, 178, 180
リンガルアーチ 143-145, 161
リン酸カルシウム 97
隣接面う蝕 28, 29, 86, 87, 89, 113, 180, 181

[れ]

霊長空隙 134, 135, 155
レジン冠 109, 112, 118, 181, 194
レジン修復 63, 109, 111, 117, 127
連続抜去法 156

[ろ]

露髄 46, 51, 52, 55, 58, 63, 65, 66, 77, 108
  109, 117, 119, 120, 122, 124, 125, 188, 189

[わ]

矮小歯 38, 39, 45, 150, 158

欧文索引

Accidentally induced periodontitis	165, 173
Acute necrotizing ulcerative gingivitis	165, 167
Acute periodontitis	165, 172
Aggregatibacter actinomycetemcomitans	169
Amelogenesis imperfecta	190
Anodontia	36, 37, 43, 193
Andreasen's classification	52
Ankylosis	55, 71
Apexification	47, 65, 126, 127
Basal tubercle	39, 46
Bohn nodule	34
Carabelli tubercle	39, 46
Central cusp	40, 46
Child abuse	53
Cleft lip and Cleft palate	31
Closed type	135
Concussion	52, 61
DMFT	14, 22
Dens in dente	40
Dentin bridge	67, 126
Dentin Sialophosphoprotein（DSPP）	188
Dentinogenesis imperfecta	188
Denture guidance	133
Developmental space	136
Direct pulp capping	65, 118, 119, 123, 124
Distal step type	135
Drug-induced gingival overgrowth	171
Ectopic eruption	152
Ectodermal dysplasia	37, 185, 192
Ellis-van Creveld syndrome	33
Ellis's classification	51
Epstein pearl	34
Eruption cyst	34
Eruption hematoma	34
Extrusion	61
Familial gingival fibromatosis	165, 171
Familial and cyclic neutropenia	174
FC	119
Focal infection	20
Fused teeth	40, 47
Glucosyltransferase（GTF）	20
Gingival recession	165, 170
Gingival overgrowth	165, 170, 171
Gingivitis	165–167
Hallermann-Streff syndrome	33
Hand over mouth technique	7
Hopewood House study	22
Hyp mouse	201
Hypodontia	36–38, 43
Hypophosphatasia	169, 174
Indirect pulp capping	118, 123, 124
Infective endocarditis	195
Inflammatory resorption	71
Intrusion	61
Lateral luxation	52, 61
Leeway space	152
Linear enamel hypoplasia	40, 48
Localized juvenile periodontitis	169
Macrodontia	38, 45
Mesial step type	135
Microdontia	38, 45
Natal tooth	33, 34
Neonatal tooth	33
Nursing bottle caries	88
Nursing caries	88, 89
Oligodontia	36–38, 43, 44
Odontohypophosphatasia	174
Osteogenesis imperfects	188
Over bite	135
Over jet	135
Paramolar cusp	39, 45

Paresthesia	56	Space regainer	154
Partial anodontia	36	Streptococcus mutans	20
Partial pulpotomy	65, 125	Subluxation	52, 61
PHEX	185	Supernurmerary tooth	37, 45
Periodontitis	165, 168, 169, 172, 173	Surface resorption	71
Prepubertal periodontitis	165, 168, 169	Taurodont	40, 192
Primate space	135	Tell Show Do method	6
Protostylid	39, 46	Terminal plane	135
Pubertal gingivitis	165, 167	Tooth ankylosis	56
Pulp polyp	65	Total anodontia	36, 193
Pulpectomy	121	Turk sugar study	22
Pulpotomy	65, 119, 125	Turner tooth	20, 48
Residual natal tooth	33, 34	Ugly duckling stage	158
Replacement resorption	71	Vegetation	196
Shield type	188	Vertical type	135
Simple gingivitis	165, 166	Vipeholm study	22
Spaced type	135	X-linked hypophosphatemic Vitamin D -resistant rickets	185
Space maintainer	142		

大嶋　隆（おおしま　たかし）

昭和22年11月29日生まれ.
大阪大学名誉教授，関西女子短期大学学長．日本小児歯科学会名誉会員，歯学博士．
専門は，小児歯科学，臨床う蝕学．
昭和47年大阪大学歯学部卒業，大阪大学歯学部附属病院小児歯科講師，ノースウエスタン大学歯学部（アメリカ・シカゴ，う蝕の細菌学に関する研究のため2年間留学），大阪大学歯学部小児歯科学講座助教授などを経て，平成14年8月から大阪大学大学院歯学研究科教授，平成20年4月から大阪大学歯学部附属病院長，平成21年5月第47回日本小児歯科学会大会長，平成24年4月大阪大学名誉教授，関西女子短期大学歯科衛生学科長，平成24年5月日本小児歯科学会名誉会員，平成28年4月関西女子短期大学学長，現在に至る．
主な著書に，『新・う蝕の科学』（共著，2006，医歯薬出版），『先端歯科医学の創生』（共著，2005，大阪大学出版会），『う蝕予防のための食品科学―甘味糖質から酵素阻害剤まで』（共著，1996，医歯薬出版）など．

小児の歯科治療
シンプルなベストを求めて

2009年5月8日　初版第1刷発行
2016年8月31日　初版第2刷発行

　著　者　大嶋　隆
　発行所　大阪大学出版会
　　　　　代表者　三成　賢次

　　　〒565-0871　吹田市山田丘2-7
　　　　大阪大学ウエストフロント
　　　　電話・FAX：06-6877-1614
　　　　URL：http://www.osaka-up.or.jp
　印刷所　株式会社　遊文舎

ⓒ Ooshima Takashi 2009　　　　　　　　Printed in Japan
ISBN978-4-87259-251-1 C3047

Ⓡ〈日本複製権センター委託出版物〉
本書を無断で複写複製（コピー）することは，著作権法上の例外を除き，禁じられています．本書をコピーされる場合は，事前に日本複製権センター（JRRC）の許諾を受けて下さい．